ALEXANDER
BATTHYÁNY

DAS LICHT DER LETZTEN TAGE

Das Phänomen der Geistesklarheit am Ende des Lebens

Aus dem Englischen
von Horst Kappen

O.W. BARTH

Die amerikanische Originalausgabe erschien 2023 unter dem Titel
»Threshold« bei St. Martin's Publishing Group, New York, USA.

Besuchen Sie uns im Internet:
www.ow-barth.de

MIX
Papier | Fördert gute Waldnutzung
FSC® C014496

Deutsche Erstausgabe Oktober 2024

Ein Imprint der Verlagsgruppe Droemer Knaur GmbH & Co. KG, München
Published by arrangement with St. Martin's Publishing Group.

Dieses Werk wurde im Auftrag von St. Martin's Publishing Group
durch die Literarische Agentur Thomas Schlück GmbH,
30161 Hannover, vermittelt.

Covergestaltung: Alexandra Dohse / www.grafikkiosk.de
Coverabbildung: Alexandra Dohse
Satz und Layout: Adobe InDesign im Verlag
Druck und Bindung: GGP Media GmbH, Pößneck
ISBN 978-3-426-44641-6

2 4 5 3

Für Juliane, Leonie und Larissa,
im Gedenken an Sir John C. Eccles

INHALT

Teil I: Ein Ich sein

1 Sterblich sein

2 Verlust und Übergang

3 Die Wiederkehr des Ichs

Teil III: Das Ich an der Schwelle

8 Deutungen

9 Das Ich im Tod

10 Das Erleben des eigenen Todes: Studienergebnisse

11 Sterben von innen und von außen gesehen

12 Geist

Teil IV: Was es bedeutet, ein Ich zu sein

TEIL I

Ein Ich sein

Die Schwerkraft des Geistes lässt uns nach oben fallen.

Simone Weil

1.

Sterblich sein

Terminale Geistesklarheit

Ein Mensch stirbt. Sein Atem wird ruhiger, sein Puls schwächer, der Herzschlag unregelmäßig. Ein letztes Ausatmen, und dann ist alles fort, was zuletzt noch Leben war. Einem Sprichwort zufolge stirbt mit dem Tod eines Menschen eine ganze Welt. So zumindest scheint es. Sehr viel mehr kann man von außen meist nicht sehen.

Ganz gelegentlich aber tritt im Umfeld des Sterbens etwas Unerwartetes zutage. Von diesem Unerwarteten – und den Fragen, die es aufwirft – handelt dieser Bericht.

Dieses Buch ist das Zeugnis der Begegnungen mit Menschen, die im Zusammenhang mit dem Sterben und Tod eines Angehörigen Bemerkenswertes beobachtet oder erlebt haben. Vor allem im dritten und vierten Kapitel dieses Buchs gebe ich zahlreiche Berichte dieser Zeugen wieder. Viele kontaktierten mich, nachdem sie aus den Medien über mein Forschungsinteresse an der Psychologie des Sterbens, und insbesondere des Erlebens des Todes, erfahren hatten. Sie berichteten mir von Menschen, deren Sterben in vielerlei Hinsicht unerwartet, gelegentlich sogar unerwartet schön gewesen sei – und zugleich aus wissenschaftlicher Perspektive rätselhaft, tatsächlich sogar äußerst rätselhaft.

Denn die meisten dieser Sterbenden waren bis zum Zeitpunkt ihres Todes psychisch und kognitiv stark beeinträchtigt.

Sie litten an einer Demenzerkrankung oder ähnlich schweren neurologischen Störungen. Sie waren verwirrt, hatten weite Strecken ihres früheren Lebens vergessen; einige von ihnen kannten nicht einmal mehr ihren eigenen Namen. Lange vor ihrem Tod war ihnen krankheitsbedingt ihre eigene Welt, vielleicht sogar ihre Identität entglitten.

Nun würde man angesichts ihrer Diagnose und des oft jahrelangen kognitiven Verfalls vermutlich nicht erwarten, dass ausgerechnet vom Sterben dieser Menschen etwas in vielerlei Hinsicht so ausgesprochen Tröstendes ausginge. Weshalb aber beschrieben dann die meisten derjenigen, die beim Sterben dieser Menschen zugegen waren, ihr Sterben als etwas »Schönes«, als ein »Geschenk«? Und warum sprechen diese Zeugen angesichts dessen, was sie erlebten, von einer Bestätigung, wenn nicht gar einem Beweis dafür, dass etwas an und in uns – unser Wesenskern, unser Ich – unversehrt und behütet bleibt – und zwar auch noch angesichts von Krankheit und Hinfälligkeit, und selbst noch angesichts des eigenen Todes?

Die Antwort lautet, dass beim Sterben dieser Menschen etwas beobachtet wurde, das man in der Sterbeforschung seit Kurzem als »terminale Geistesklarheit«, beziehungsweise »terminale Luzidität« oder »Geistesklarheit vor dem Tod« bezeichnet. Diese Begriffe beschreiben ein nunmehr gut dokumentiertes Phänomen: Menschen, die unter schweren neurologischen Erkrankungen – und damit einhergehend unter starken kognitiven Ausfällen – leiden, erleben gelegentlich in Todesnähe eine unerwartete und spontane Rückkehr kognitiver Klarheit: Sie gewinnen ihr Erinnerungs- und Kommunikationsvermögen wieder, wenngleich man aufgrund ihrer Erkrankung eigentlich davon ausgehen musste, dass sie all dies dauerhaft und unumkehrbar eingebüßt haben.[1]

Wir beobachten (und erforschen) dieses Phänomen etwa bei fortgeschrittenen Alzheimer- oder anderen Demenzerkrankungen, nach Schlaganfällen und ähnlich massiven Hirnschädigungen, bei Menschen, die über lange Zeit bewusstlos und/oder nicht ansprechbar waren, sowie bei Menschen, die durch chronische psychiatrische Erkrankungen oft jahre- oder jahrzehntelang schwerst beeinträchtigt gewesen sind, vielleicht auch jeglichen Kontakt zu ihrer Umgebung und Umwelt verloren hatten. Bei vielen, vielleicht den meisten, hatten Ärzte, Angehörige und Freunde die Hoffnung auf Besserung, geschweige denn Heilung, ihres Zustands bereits aufgegeben – die Demenzerkrankungen und vergleichbare massive neurologische Störungen gelten in der Regel als irreversibel. Eine Spontanheilung oder die Wiederkehr der früheren, prämorbiden Persönlichkeit und kognitiven Funktionen muss im Grunde ausgeschlossen werden; sie wird in den Lehrbüchern daher auch nicht erwähnt. Und dennoch geschieht mit einigen dieser Menschen in ihrer Todesstunde etwas ausgesprochen Ungewöhnliches – etwas, das ein Freund und Kollege, der Psychologe und Pionier der Nahtodforschung Kenneth Ring, als »wundersame Wiederkehr« bezeichnet.[2]

Das Phänomen selbst ist allerdings keineswegs neu; es wurde schon vor Jahrhunderten beschrieben. Verstanden aber wurde und wird es letzten Endes auch heute noch nicht: Was sagt es uns etwa über die Beziehung zwischen Ich und Gehirn, wenn Menschen mit einem krankheitsbedingt hochgradig dysfunktionalen Gehirn auf einmal – und zwar kurz vor ihrem Tod – wieder in der Lage sind, klar zu denken? Wie ist es möglich, dass sie ihre Umgebung erkennen, mit anderen kommunizieren, über ein mitunter erstaunlich gutes Gedächtnis verfügen – just zu einem Zeitpunkt, zu dem man nach allen Regeln der Kunst annehmen sollte, dass sie gerade dazu angesichts der krankheitsbedingten Zerstörung von Hirngewebe nicht mehr in der Lage sind, auch nie mehr sein werden? Und was kann uns diese unerwartete Rückkehr des Ichs im Sterbevorgang über unser Wesen und unseren Tod sagen?

Hinter das Sichtbare sehen

Obwohl hier offenkundig etwas Außergewöhnliches geschieht, ist das Phänomen der terminalen Geistesklarheit nach einer langen Phase der Vernachlässigung erst seit wenigen Jahren wieder ins Blickfeld der Sterbeforschung geraten. Tatsächlich gab es bis vor Kurzem noch nicht einmal einen einheitlich verwendeten Namen für das Phänomen, geschweige denn systematische Versuche, die terminale Geistesklarheit zu verstehen.

Zwar finden sich gelegentlich vereinzelte Berichte über terminale Geistesklarheit auch in der neueren Fachliteratur. Jedoch galt sie bis vor nicht allzu langer Zeit als medizinische Kuriosität: eine jener klinischen Beobachtungen, die als zu unwahrscheinlich und auch rätselhaft erachtet werden, um je ernstlich ins Blickfeld der zeitgenössischen Forschung zu geraten. Jeder, der in der Forschung und/oder klinisch tätig ist, weiß, dass gelegentlich unerwartete, unwahrscheinliche oder schlichtweg seltsame Dinge geschehen. Derartige Beobachtungen werden meist entweder als ungewöhnliche (wenn auch manchmal ungewöhnlich schöne) Einzelfälle verbucht, oder sie werden vergessen – oder sie werden zu Anekdoten. Vielleicht erwähnt man sie in den Pausengesprächen wissenschaftlicher Tagungen, oder man erzählt der Ehepartnerin, dem Ehepartner oder einem Freund, dass man Zeuge von etwas wurde, auf das man sich mit dem derzeitigen Wissenslexikon einfach keinen Reim machen kann; es kommt darin schlicht und ergreifend nicht vor.

Manchmal aber hält man angesichts solcher Beobachtungen inne: Hier ist tatsächlich etwas äußerst Ungewöhnliches geschehen. Es will verstanden werden; man selbst will es verstehen. Man kann und will nicht einfach daran vorbeigehen, kann es weder »ungesehen« noch ungeschehen machen. Vielleicht hört man sich um und stellt überrascht fest, dass das Phänomen gar nicht so selten ist, wie man bisher angenommen hat. Jetzt läuft es einem gleichsam nach: Andere berichten einem davon, man liest darüber, Patienten oder Kollegen erzählen von einem Erlebnis, das sie noch kaum jemandem anvertraut haben, sie stellen Fragen, sie fordern Erklärungen. Man hat keine; aber man weiß, dass man dem Phänomen nun nicht mehr so leicht davonkommen wird.

Ganze Forscherkarrieren, meine eigene eingeschlossen (davon noch ausführlicher in diesem Bericht), können in dieser Weise durch eine zufällige Begegnung mit dem Unwahrscheinlichen oder Ungewöhnlichen in neue Bahnen gelenkt werden.

Bei meinem Kollegen (und meinem Co-Autor einer der ersten systematischen Studien über zeitgenössische Fälle von terminaler Geistesklarheit), dem Psychiatrie-Professor und Pionier der Nahtodforschung Bruce Greyson, etwa war es die Begegnung mit einer Patientin – Holly –, die ihn auf einen Spaghettisoßenfleck auf seiner Krawatte ansprach. Nicht der Fleck war es, der Bruce so beunruhigte. Vielmehr war es die Tatsache, dass Holly ihn »gesehen« hatte, während sie sich auf einer, wie sie es beschrieb, ausgedehnten Reise »außerhalb ihres Körpers« befand. Für die behandelnden Ärzte (darunter auch Bruce) allerdings war sie zu diesem Zeitpunkt bereits längst nicht mehr ansprechbar. Tatsächlich lag sie infolge einer massiven Überdosis Schlaftabletten bewusstlos auf der Intensivstation des städtischen Krankenhauses, während das Notfallteam um ihr Leben kämpfte. Es war dieser Fleck, dem Greyson sein lebenslanges Forschungsinteresse an der (mit der terminalen Geistesklarheit vermutlich nah verwandten) Todesnäheerfahrung schuldet: »Seit einem halben Jahrhundert versuche ich zu verstehen, wie Holly von diesem Spaghettisoßenfleck wissen konnte«, schreibt er in seiner kürzlich erschienenen Autobiografie.[3]

In der Regel jedoch bleiben solche Ausnahme- und Grenzerlebnisse ebendies: Ausnahmefälle, Ausbrüche aus einer natürlichen Ordnung, die Derartiges nur selten zuzulassen oder sichtbar werden zu lassen scheint. Wenn sich solche Beobachtungen aber in bestimmten Zusammenhängen häufen, zeichnet sich bisweilen ein Muster ab. Jetzt scheint es zunehmend, als geschähen hier nicht einfach beliebige Ausbrüche aus der natürlichen Ordnung; vielmehr wird eine bestimmte Systematik sowohl im Auftreten als auch in der Gestalt des Phänomens erkennbar – und damit wird einem erst recht deutlich, dass man es sich nicht länger leisten kann oder will, daran vorbeizugehen.

Tatsächlich haben erst in jüngster Zeit mehrere Forschungsinitiativen begonnen, das Phänomen der terminalen Geistesklarheit systematisch zu untersuchen – so etwa Michael Nahm[4] in Freiburg, Jason Karwalish am Penn Memory Center der University of Pennsylvania, George A. Mashour am Michigan Neuroscience Center der University of Michigan, Sandy Macleod am Nurse-Maude-Hospiz im neuseeländischen Christchurch, das internationale Forschungskonsortium um Joan M. Griffin am Kern Center der Mayoklinik in Rochester sowie meine eigene Arbeitsgruppe an meinem Forschungsinstitut an der Pázmány-Universität in Budapest, vormals am kognitionswissenschaftlichen Seminar der Universität Wien.

Seit etwas mehr als fünfzehn Jahren nun widme ich einen größeren Teil meiner Forschungs- und Lehrtätigkeit der Psychologie des Sterbeerlebens, und insbesondere der terminalen Geistesklarheit. Meine Fallsammlung umfasst einige Hundert mittlerweile detailliert analysierter und ausgewerteter Fälle – davon werde ich in späteren Kapiteln dieses Buchs berichten.

Doch auch wenn wir bereits zahlreiche Fallberichte untersucht haben, bleibt etwas in rein quantitativen Maßgaben kaum Fassbares an der terminalen Geistesklarheit. Der Blick nur auf die Zahlen will dem Phänomen schon deswegen nicht gerecht werden, weil die terminale Geistesklarheit (wie auch die Nahtoderfahrung) teils existenzielle, mitunter auch metaphysische Fragen über die Natur, das Wesen und die Zukunft des Ichs, über Leben und Tod aufwirft. Etwa die Frage, ob und in welcher Weise das Ich im Laufe seines Lebenswegs, vor allem in Zeiten der Krankheit und des kognitiven Verfalls und schließlich an der Schwelle des Todes, »ganz ist«; ob es als etwas im Kern Bewahrtes bestehen oder fortbestehen kann oder nicht.

Wir betreten mit diesen Fragen auf den folgenden Seiten ein Gebiet, das über lange Zeit als eine Art Niemandsland der Forschung galt. Sehr langsam tragen wir und andere Forschergruppen vereinzelte Hinweise zusammen; etwas zeichnet sich ab. Aber noch ist es wenig. Vieles ist noch zu tun, vieles noch zu erforschen, noch mehr entzieht sich derzeit unserem Verstehen. Noch haben wir also weit mehr Fragen als Antworten. Dennoch scheint mir das wenige, das wir heute über die terminale Geistesklarheit und ihre Implikationen zusammengetragen haben, bereits jetzt schon wert, erzählt und gehört zu werden.

Diesseits und jenseits der Statistik

Wie ich bereits andeutete, lässt sich vieles von dem, was wir in den folgenden Kapiteln behandeln werden, nicht alleine an Daten und Statistiken festmachen; vielmehr entfaltet es sich erst im Gespräch mit den Zeugen, bzw. auch im Dialog mit dem, was sie bezeugen können. Martin Buber hat mit Blick auf das Erkennen des Menschen einmal festgestellt, dass »dieses brüchige Leben zwischen Geburt und Tod eine Erfüllung sein kann, wenn es eine Zwiesprache ist« – und der österreichische Psychiater Viktor Frankl sagte, er sei erst ab dem Zeitpunkt ein »richtiger« Psychiater geworden, als er begann, alles zu vergessen, was ihn seine Lehrer, Sigmund Freud und Alfred Adler (er hatte unter beiden studiert), gelehrt hatten, und stattdessen seine Patienten als seine Lehrer zu erkennen.

Ähnliches gilt auch für den Bereich der Sterbeforschung und ihre methodischen Grenzen. Die Forschung handelt mit und auf Grundlage von geordneter Beobachtung, systematischer Analyse und Auswertung von Daten, aber das Leben selbst entfaltet sich bis zuletzt in Begegnungen – zum Beispiel Begegnungen wie dieser: Vor einigen Jahren besuchte ich im Rahmen meiner Gastprofessur am Moskauer Universitätsinstitut für Psychoanalyse ein Hospiz in Moskau. Wir – eine Gruppe von Psychologen, Psychotherapeuten, Seelsorgern und Ärzten – machten unsere Visite auf der Station. An einem bestimmten Punkt verstummten wir. Jeder von uns machte sich Gedanken darüber, was wir den beiden Patienten in dem Zweibettzimmer, das wir als Nächstes betreten würden, sagen sollten, wie wir ihnen begegnen könnten. Denn in diesem Zweibettzimmer lagen zwei alte Männer, beide Mitte achtzig, beide mit Bauchspeicheldrüsenkrebs im Endstadium. Beide hatten vor Jahren ihre Frau verloren, waren kinderlos, hatten auch sonst keine lebenden Verwandten, und die meisten ihrer Freunde waren entweder tot oder selbst zu schwach, krank oder alt, um sie zu besuchen. Keiner der beiden hatte, seit sie in das Hospiz verlegt wurden, einen Anruf oder auch nur eine Postkarte, geschweige denn Besuch, erhalten, und wir wussten – und sie wussten auch – um ihre Prognose. Es würde sich nur noch um Tage handeln, vielleicht um Wochen. Was also sagen?

Schweigend betreten wir ihr Zimmer – und sehen, wie der eine am Bett des anderen kniet, seine Hand hält, ihn tröstet, während dieser aufmerksam zuhört. Wir »Fachleute« blicken einander kurz an, nicken uns zu und verlassen leise den Raum – nicht sicher, ob die beiden uns überhaupt bemerkt haben. Was hätten wir auch sagen können und sollen? Diese kurze Begegnung – auch wenn sie zunächst noch gar nichts mit der terminalen Geistesklarheit zu tun hatte – barg eine Lektion, der man in diesem Arbeits- und Forschungsbereich, auch in diesem Bericht, immer wieder aufs Neue begegnet: Sie berührt die Frage, in welcher Weise wir uns dem Sterben im Allgemeinen und einem Phänomen wie der terminalen Geistesklarheit im Besonderen annähern, wie wir es erfassen können und sollen.

Denn es ist *eine* Sache, in einem Fallbericht beispielsweise festzuhalten, dass bei einer 86-jährigen, an fortgeschrittener Alzheimerdemenz leidenden Patientin im unmittelbaren Vorfeld ihres Todes eine Episode terminaler Geistesklarheit aufgetreten ist. In einer Tabelle beschreibt das genau vier Datenpunkte: Alter, Geschlecht und Diagnose der Patientin; und ein unerwartetes Ereignis (terminale Geistesklarheit). Eine ganz *andere* Sache ist es jedoch, den Bericht ihrer Familienmitglieder über das zu lesen, was tatsächlich geschah, als die Patientin im Sterben lag:

> Meine Großmutter litt seit mehreren Jahren an Alzheimer-Demenz. Sie in die Obhut eines Pflegeheims zu geben war für uns alle eine schwere Entscheidung, vor allem für ihren Mann, mit dem sie seit mehr als sechzig Jahren verheiratet war – aber irgendwann überstieg die häusliche Pflege einfach die Kräfte dieses alten Mannes, so treu er seiner Frau ergeben war. Im letzten Stadium ihrer Krankheit schien nicht mehr viel von der Großmutter übrig zu sein, die ich kannte und liebte. Es begann damit, dass sie uns nicht mehr erkannte. Schließlich hörte sie ganz auf zu sprechen und musste gefüttert werden, denn sie war nicht mehr in der Lage, ohne Hilfe zu essen. Mein Großvater besuchte sie dennoch Tag für Tag, an jedem Morgen und an jedem Nachmittag. Der Rest der Familie besuchte meine Großmutter jeden Sonntag. Um ehrlich zu sein, galten diese sonntäglichen Besuche weniger meiner Großmutter als vielmehr der Unterstützung meines Großvaters. An dem Tag, als »das Wunder« geschah, traten wir vor ihre Tür,

klopften an, betraten den Raum – und sahen, wie mein Großvater liebevoll die Hand meiner Großmutter hielt und, ja, mit ihr sprach! Zuerst haben wir unseren Augen und Ohren nicht getraut. Aber dann sah uns meine Großmutter einen nach dem anderen an (uns alle fünf). Ihre großen, schönen Augen waren vollkommen klar. Der Schleier der Abwesenheit, der Apathie, der »leere Blick« war einem Ausdruck strahlender Vitalität gewichen. Wie klares Wasser. Ich kann mir kein besseres Bild dafür denken. Sie, die uns ein Jahr lang nicht erkannt, die nicht einmal reagiert hatte, wenn wir sie besuchten, und die reflexhaft ihre Hand zurückzog, als wir sie halten wollten, sprach nun jeden von uns mit Namen an. Und an diesem Tag sagte meine Großmutter klar und vernehmlich, dass sie froh sei, »wieder da zu sein« und uns zu sehen.

Dann wandte sie ihren Blick liebevoll ihrem Mann zu, meinem Großvater, und bat uns, uns gut um ihn zu kümmern. Sie sagte, es sei nicht gut, dass er allein in dem großen Haus lebe (mein Großvater wohnte damals in dem geräumigen Elternhaus meiner Mutter), und dass er eine Haushaltshilfe benötige. Als wir entgegneten, er habe vor Kurzem eine Haushälterin eingestellt, sagte sie nur: »Ja, aber das hättet ihr mir doch sagen können!« (Natürlich hatten wir das nicht getan, denn noch einen Tag zuvor wäre diese Mitteilung sinnlos und gar ein Austausch darüber undenkbar gewesen.) Aber nun verstand sie offensichtlich und war beruhigt. Sie nahm seine Hand. Ich sah das Gesicht meines Großvaters – große Tränen liefen ihm über die Wangen. Schluchzend brachte er ein »Ich liebe dich« hervor. Und sie antwortete ihm: »Ich liebe dich!« Und dann ihr Blick … Ich selbst habe Tränen in den Augen, während ich dies niederschreibe, denn ich habe die Klarheit, die Intensität und die Liebe, die an jenem Tag in ihrem Blick zum Ausdruck kamen, noch so deutlich in Erinnerung, als säße sie jetzt vor mir.

Diese Unterhaltung mochte zwanzig oder dreißig Minuten gedauert haben. Dann lehnte sich meine Großmutter zurück und schlief bald darauf ein. Wir saßen noch etwa eine halbe Stunde an ihrem Bett, bis zum Ende der Besuchszeit. Niemand von uns sprach ein Wort, als wir gingen. Mein Großvater hakte sich im Hinausgehen bei mir unter, ließ meinen Arm aber nach ein paar Schritten wieder los und machte im Flur des Pflegeheims kehrt, um seine Frau noch einmal zu küssen. Es sollte das letzte Mal sein. Als am nächsten Morgen das Telefon klingelte, wusste ich bereits, bevor ich abhob, was die Stationsschwester uns mitteilen würde. Meine Großmutter war im Alter von 86 Jahren friedlich im Schlaf gestorben. Unser Abschiedsbesuch bei ihr gehört zum Schönsten, Wundersamsten und Bewegendsten, das ich je erlebt habe.

Dieser Fall trägt die Kennnummer CH34 (Schweizer Fall, Nr. 34). Der hier wiedergegebene Bericht lag einem ausgefüllten standardisierten Fragebogen bei, den ich im Rahmen unserer ersten Pilotstudie an mehrere Hundert Betreuerinnen und Familienangehörige von Demenz- und anderweitig neurologisch Erkrankten versandt hatte. Die Eckdaten von Fall CH34 gingen ein in eine größere Datenbank, deren Auswertung ich schließlich im Jahr 2019 gemeinsam mit Bruce Greyson veröffentlichte. Aber um wie viel mehr erschließt sich und wie viel klarer wird das Bild, wenn wir nicht nur auf die bloßen Daten von Fall CH34 blicken, sondern auch auf die erlebte Erfahrung hinter diesen Datenpunkten? Wenn wir die konkrete Gestalt der letzten bewussten Begegnung der Sterbenden mit ihren Familienangehörigen ansehen und zu verstehen und zu würdigen versuchen?

Die Enkeltochter, die mir diesen Bericht zugesandt hat, fügte ihm noch eine kurze Notiz bei: »Ich dachte«, schrieb sie, »dass Sie wissen sollten, was sich wirklich zugetragen hat. Die

Angaben im Fragebogen wären dem nicht gerecht geworden.«

Zu Beginn meiner Forschungsarbeit zur terminalen Geistesklarheit äußerten sich zahlreiche der Befragten in diesem Sinne; bald waren es so viele, dass wir einsehen mussten, dass der zuvor von meiner Arbeitsgruppe und mir gewählte vorrangig datengeleitete Ansatz das Eigentliche – also das, was »sich wirklich zugetragen hat« – weitgehend aus den Augen verlor. Wir hätten mit anderen Worten um Haaresbreite an wesentlichen Aspekten des Phänomens selbst vorbeigeforscht, hätten uns unsere Studienteilnehmer nicht gerade in der Pilotphase unserer Arbeit immer wieder darauf hingewiesen, dass hier mehr geschah, als sich in einer bloßen Tabelle abbilden und erfassen ließ. Unser Netz war, das zeichnete sich zunehmend ab, zu grobmaschig, um ein nur annähernd adäquates Bild dessen zu gewinnen, was in den von uns untersuchten ungewöhnlichen Episoden von Geistesklarheit in Todesnähe tatsächlich vor sich ging.

Einige Monate nach dem Abschluss der zunächst rein quantitativ ausgerichteten Pilotstudie zur terminalen Geistesklarheit ging ich daher dazu über, die Teilnehmenden zu bitten, mir neben unseren standardisierten Fragebögen auch ihre in eigenen Worten formulierten Berichte über das, was sie erlebt und wahrgenommen hatten, zuzusenden.

Ein Großteil dieses Buchs ist diesen persönlichen Berichten und Fallbeschreibungen gewidmet und der Frage, was diese Berichte (und natürlich auch die Daten) uns über das Grenzgebiet zwischen Leben und Tod – und über uns selbst – mitteilen. Im Folgenden werde ich den Versuch unternehmen, beiden Herangehensweisen an das Thema gleichermaßen gerecht zu werden: der qualitativen und der quantitativen. Denn wie sich zeigt, decken beide Perspektiven auf das Phänomen Bereiche ab, welche die jeweils andere nicht, oder zumindest nicht vollständig, abzudecken vermag.

Ein weiterer Teil dieses Buchs – insbesondere die ersten Kapitel – stellt allgemeiner die Frage, was all dies uns über das Wesen des Menschen, über die Beziehung zwischen Gehirn und Geist, über Leben und Tod sagen kann. Hier geht es unter anderem darum, darzulegen, dass und weshalb die terminale Geistesklarheit (vor allem im Verbund mit einigen verwandten Phänomenen) auch weitergehende Folgen für unsere Selbst- und Weltsicht haben kann. Ungeduldige Leserinnen und Leser, die sich (vorerst) mit diesen Fragen nicht befassen und sich gleich unsere Studienergebnisse und Berichte der terminalen Geistesklarheit ansehen wollen, mögen daher nach Abschluss dieses Kapitels auch direkt zu Teil II übergehen – und sich vielleicht im Anschluss daran im Interesse einer verstehenden Gesamtschau den ersten Kapiteln zuwenden.

Zum Verhältnis von Nahtoderfahrung und terminaler Geistesklarheit

Im weiteren Verlauf dieses Buchs werde ich zudem ergänzend einige unserer Forschungsergebnisse über verwandte Phänomene aus dem benachbarten Gebiet der Todesnäheforschung vorstellen und mich mit den möglichen Einsichten auseinandersetzen, die wir durch die Analyse auch dieser Phänomene für unser Verständnis unseres Ichs und seines Schicksals angesichts von Krankheit, Tod und Sterben gewinnen können.

Weil hier vermutlich einige Schnittpunkte zu finden sind, sei an dieser Stelle ein klärendes Wort zum Verhältnis der noch relativ weniger bekannten terminalen Geistesklarheit zu der einer weitaus größeren Leserschaft vertrauten Nahtoderfahrung vorangestellt: Wenngleich beide auch in eine ähnliche Richtung zu weisen scheinen, handelt es sich bei der terminalen Geistesklarheit und der Nahtoderfahrung doch um grundlegend verschiedene Phänomene. Erstere geschieht meist im

Vorfeld des Sterbens (jemand liegt im Sterben), Letztere scheint bis zu einem gewissen Grad ein integraler Bestandteil des Sterbens selbst zu sein (jemand stirbt). Auch unterscheiden sie sich mit Blick auf ihr Erscheinungsbild und »Ziel«. Die terminale Geistesklarheit zeichnet sich durch eine Wiederbegegnung mit dem in dieser Welt Erlebten aus: Menschen, die aufgrund einer neurologischen Erkrankung mitunter jahrelang kaum Notiz genommen haben von ihrer Erlebniswelt, »erwachen« wieder zu Erinnerung, Wahrnehmung und Dialog mit ihrer Umgebung. Sie treten wieder kurz ins Leben ein, ehe sie sterben.

Die Nahtoderfahrung dagegen wird von den Betroffenen gemeinhin als eine Erfahrung nicht der Wiederkehr in die Welt, sondern als Abkehr von derselben beschrieben – Menschen berichten, dass sie während einer solchen Erfahrung gleichsam fortgetragen werden in Erlebnisweisen oder -welten, die ihnen bis dahin noch gänzlich unbekannt waren. Sie treten aus dem Leben aus, zumindest beinahe und kurzfristig.

Wenn wir uns mit beiden Erfahrungstypen befassen, begegnen uns daher auch unterschiedliche Erlebnisinhalte und sammeln wir folglich grundlegend andere Daten; auch müssen wir methodisch anders vorgehen: Von der terminalen Geistesklarheit berichten uns jene, die bei einer solchen Episode als Zeugen anwesend waren; die Hauptpersonen selbst sind bereits verstorben. Von der Nahtoderfahrung hingegen können uns nur jene berichten, die selbst eine solche Erfahrung durchlebt haben und zurückkehrten. Sie sind die einzigen direkten Augenzeugen ihres Erlebens; bis auf einige wenige später beschriebene Ausnahmefälle kann derjenige, der eine Nahtoderfahrung erlebte, keine externen Zeugen beibringen, die bestätigen könnten, was ihm widerfahren ist.

Aber trotz dieser Unterschiede weisen die Ergebnisse beider Forschungsbereiche doch in eine ähnliche Richtung. Vielleicht ist es sogar dieselbe; es gibt kaum Bruchlinien, dafür aber zahlreiche sinnvolle Zusammenhänge und Übereinstimmungen zwischen beiden Gebieten. Genau genommen gibt es, wie wir sehen werden, gute Gründe zu vermuten, dass beide Gebiete in Wirklichkeit gar nicht getrennt oder auch nur trennbar sind. Vielmehr deutet einiges darauf hin, dass sie ein und dasselbe, jedoch aus unterschiedlichen Richtungen betretene bzw. betrachtete Terrain beschreiben. Doch dazu später mehr.

Lebenslauf und Lebensende

In diesem Buch geht es zugleich insgesamt um mehr als nur um Berichte und Betrachtungen über das Sterben anderer Menschen. Es geht auch darum, was wir aus der Forschungsarbeit im und am Niemandsland zwischen Leben und Tod über uns selbst, unser Leben und Sterben, lernen und gewinnen können. Denn je weiter wir in dieses noch junge Forschungsfeld vordringen, desto deutlicher zeichnet sich ab, dass das von uns gesammelte Material womöglich einige entscheidende Hinweise darauf enthält, was und wer wir sind, und nicht zuletzt: worauf wir hoffen können.

Das spiegelt sich auch in unseren Befragungen wider: In beinahe jedem Austausch mit unseren Studienteilnehmern kam der Moment, ab dem sie nicht mehr nur über ihre Erfahrung selbst, sondern auch darüber reden wollten, wie sich ihre Erlebnisse in Todesnähe bzw. die Zeugenschaft der terminalen Geistesklarheit eines Familienangehörigen und Bekannten auf ihr Selbst- und Weltbild auswirkten. Menschen, die vielleicht schon lange jeglichen bewussten Bezug zur Transzendenz verloren hatten, sprachen auf einmal von der Wirklichkeit des Geistigen oder Seelischen. Und sie sprachen oft auch von einer Hoffnung, die ihnen so unerschütterlich und wohlbegründet scheint, dass sie in vielerlei Hinsicht stärker ist als sogar Krankheit und Tod.

Darüber hinaus sagen uns sowohl die klinische Forschung als auch das persönliche Zeugnis derer, die mit sterbenden Menschen umgehen, dass die letzten Tage oft einmalige Gelegenheiten zu tieferem Verstehen des einst Erlebten darstellen. Vielleicht werden in der Rückschau bislang verborgen gebliebene Zusammenhänge sichtbar; vielleicht offenbart sich jetzt erst, am Sterbebett, rückwirkend der Sinn des einen oder anderen lange unverstandenen Kapitels einer Lebensgeschichte; gelegentlich erfüllt er sich auch noch in den letzten Tagen. All dies ist möglich, buchstäblich bis zum letzten Atemzug. Im Laufe meiner eigenen Arbeit ist mir dergleichen so oft selbst begegnet oder berichtet worden, dass man sich manchmal fragen muss, warum wir im Alltagsdiskurs nur so selten davon hören. Warum wir einander nicht viel öfter Zeugnis geben und ermutigen in dem Wissen und der Erfahrung, dass das Sterben auch dann, wenn wir noch gar nicht über Nahtoderlebnisse und terminale Geistesklarheit sprechen, für die Sterbenden selbst ein friedliches und zutiefst sinnerfülltes Ereignis und für die Angehörigen und Pfleger ein Ort der Erkenntnis und des inneren Wachstums sein kann. Natürlich ist es das nicht immer – so realistisch müssen wir bleiben. Aber zum realistischen Bild des Sterbens gehört auch diese andere, oft verschwiegene Seite, die ein so ganz anderes Gegenbild zeichnet zum Sterben als dem schlechthin Beängstigenden und Bedrohlichen.

Was hier gespielt wird, ist eigentlich nicht schwer zu verstehen: Solange wir etwas im Dunkeln belassen und davor zurückscheuen, uns mit dem im Dunkeln Gelassenen zu konfrontieren – das heißt meist: einfach nur hinzusehen und hinzuhören –, wird uns dieses Dunkle nur noch dunkler scheinen und bald als Projektionsfläche aller möglichen Ängste und Befürchtungen dienen, die womöglich viel mehr mit dem Leben selbst als mit dem Tod zu tun haben.

Nur fürchten wir dann eigentlich nicht das, was wir im

Dunkeln gelassen haben; wir fürchten vielmehr die eigenen Schreckensbilder, die wir selbst in dieses Dunkel hineingezeichnet haben. Sollte das aber stimmen, dann rührt die gelegentlich beklagte Sprachlosigkeit angesichts des Todes vielleicht nicht so sehr vom Tod selbst her als von seinem Verdrängtsein. Menschen verdrängen den Tod unter diesem Blickwinkel also nicht alleine deswegen, weil sie ihn fürchten; sie fürchten ihn auch, weil sie ihn verdrängen und somit gar nicht zu sich vordringen lassen, was er ihnen alles mitteilen könnte.[5]

Vorab aber sind es diejenigen, die sich tagein, tagaus um die Sterbenden kümmern, die uns davon berichten, dass an der Schwelle des Todes so viel mehr geschehen kann; dass Sterben nicht einfach bedeutet, dass die Vitalfunktionen nachlassen und Leben erlischt. Und zwar auch dann noch, wenn schon zu Lebzeiten das große Vergessen eingetreten ist – und wider Erwarten im Sterben der Wiedererinnerung weicht.

Natürlich ist auch das noch ein erst vorläufiges Resultat; und eigentlich ist es nicht einmal das – es ist eine einzige große Frage, die in diesen Zusammenhängen immer wieder aufs Neue aufgeworfen wird. Unsere Forschung an der Schwelle zwischen Leben und Tod erzählt also von einer Geschichte, die noch lange nicht fertig geschrieben ist; vieles ist noch unvollständig, manches wird noch folgen. Wir sind wie gesagt erst einige wenige Meter vorgedrungen – gerade genug, um zu ahnen, dass sich hinter dem, was wir vorgefunden haben, noch viel größere Zusammenhänge verbergen, deren wirkliche Ausmaße wir derzeit wohl nur erahnen können. Aber wie wir in diesem Buch sehen werden, sind womöglich *alle* unsere individuellen Geschichten, die sich innerhalb einer einzigen Lebensspanne entfalten, unvollendete Geschichten, die weit über das hinausreichen, was wir jetzt begreifen können oder uns auch nur vorzustellen vermögen. Es bleibt uns für den Moment daher nicht viel mehr übrig, als auf das hinzuhören, was diejenigen, die durch ihre Lebens- oder Sterbeumstände schon etwas weiter vorgedrungen sind, uns sagen können oder wollen.

Tatsächlich besteht eine der ersten und zentralen Aufgaben unserer Forschung aus wenig anderem als aus Fragen und Zuhören. Das klingt nun vermutlich zunächst nicht spektakulär – und doch geschieht dabei gelegentlich etwas Außergewöhnliches. Hört man hin – hört man Menschen wirklich zu, wenn sie von ihrer eigenen Begegnung mit dem Tod oder auch dem Sterben ihrer Angehörigen berichten und davon, was sie dabei gesehen und erlebt haben, stellt sich bisweilen eine tiefe innere Vertrautheit ein. Diese Menschen haben etwas Besonderes erlebt; und nun sind sie bereit, sich über dieses Erlebnis mitzuteilen. Manche ringen dabei um Worte – unser Alltagsvokabular ist ja durchaus nicht primär für die Schilderung außergewöhnlicher Geschehnisse in Todesnähe geschaffen.

Außerdem haben viele dieser Menschen lange warten müssen, ehe sie jemandem begegneten, mit dem sie über das Erlebte reden oder korrespondieren können. Nun will alles gleichzeitig gesagt werden; all die Erinnerungen, all die Fragen, alles, mit anderen Worten, was jemanden bewegt, der etwas Nichtalltägliches erlebt hat und ahnt, dass die Erinnerung an dieses Ereignis sich in der einen oder anderen Form auf seinen künftigen Lebensweg auswirken wird.

Wenn unsere Studienteilnehmer von ihren Erinnerungen an die terminale Geistesklarheit eines Familienangehörigen berichten, tauchen aber auch allgemeinere Fragen auf. Wir hören von Erinnerungen an Menschen, die aufgrund einer Demenz und anderer stark kognitiv beeinträchtigenden Krankheiten über einen langen Zeitraum Zugang zu ihrem eigenen Erinnerungs-Ich verloren hatten und dieses wider Erwarten kurz vor ihrem Tod wiedergewinnen. Die Vielschichtigkeit dieser Konstellation aus Vergessen, Wiedererinnern und Sterben entgeht auch einigen unserer Studienteilnehmer nicht. Sie soll uns an dieser Stelle hinführen zum eigentlichen Thema. Denn um die terminale Geistesklarheit als solche würdigen zu können und um sich dem anzunähern, was es mit diesem Phänomen auf sich hat, ist es zunächst sinnvoll, sich dem Vergessen und dem Eingeschränktsein zuzuwenden, das der terminalen Geistesklarheit vorausgeht – und allgemeiner noch den menschenbildlichen Fragen, die von der Demenz und ähnlichen Erkrankungen aufgeworfen werden. Ganz ähnliche Fragen werden nämlich auch von der terminalen Geistesklarheit aufgeworfen – wenn auch, wie es scheint, in einer gänzlich anderen Tonart.

2.

Verlust und Übergang

Vergessen, Demenz und Person

Zwar nimmt im Allgemeinen die Gedächtnisleistung für neu erworbene Informationen mit dem Alter ab; aber das Wissen um unsere Identität und die identitätsstiftenden, länger zurückliegenden Erinnerungen bleibt uns meist auch noch bis ins hohe Alter erhalten. Die Altersforschung sagt uns, dass für viele ältere Menschen diese private Welt der Erinnerungen eine Art Rückzugsgebiet ihres eigenen Lebens ist. Unsere Lebensgeschichte, Entscheidungen und Handlungen verdichten sich so zu dem, was wir geworden sind: Was mit unserer Geburt als Möglichkeit ins Leben trat, wird zuletzt als biografisch gewordene Wirklichkeit aus diesem Leben treten. Das bleibt für die meisten bis zum Ende: Wir sterben als jemand, nicht als etwas.

Nicht wenige von uns kennen aber auch Fälle, in denen Menschen aufgrund einer Demenz- oder anderweitigen neurologischen Erkrankung schon zu Lebzeiten ihre eigene private Welt der Erinnerung, manchmal sogar ihre bisherige Wesensart, gleichsam wegbricht: Der Kunsthistoriker etwa, der noch vor wenigen Jahren viel beachtete Bücher über die italienische Renaissancemalerei verfasst hat, vergisst aufgrund eines schnell wachsenden Gehirntumors alles, was er je über dieses Thema wusste. Bald wird er auch seine eigene Frau und seine Kinder nicht mehr erkennen. Die Mutter und Großmutter, die ihre Familie stets mit ihrer Liebe und Wärme umsorgt hat, verliert mit fortschreitender Demenz allmählich das Interesse an ihren Kindern und Enkelkindern, kann sich bald nicht mehr an deren Namen erinnern und vergisst schließlich, dass sie überhaupt Kinder und Enkelkinder hat:

> »Papi, ich bin's, Scotty … dein jüngster Sohn.«
> Ich hätte nie gedacht, dass ich diese Worte einmal würde aussprechen müssen – Worte, die von Schmerz und Traurigkeit erfüllt sind. Ich musste noch lernen, die Tatsache zu akzeptieren, dass mein Vater mich nicht mehr erkannte. Er hatte mein Gesicht vergessen. Er hatte meinen Namen vergessen. Und dieses Vergessen war für mich viel schwieriger, als ich erwartet hätte. […] Nichts hatte mich auf dieses neue Kapitel in meinem Leben vorbereitet, in dem es hieß, einen Vater lieben und für ihn sorgen zu lernen, der sich nicht mehr an seinen eigenen Sohn erinnern konnte.[6]

Angehörige und im Frühstadium der Erkrankung auch die Betroffenen selbst sehen sich angesichts dieses Krankheitseinbruchs oft einem doppelten Leidensdruck ausgesetzt: Alles ändert sich, Alltag und Existenz.

Zum einen muss das alltägliche Leben mit den und für die Betroffenen bewältigt werden. Das ist belastend genug. Aber die eigentlichen Fragen beginnen dann, wenn man zur Ruhe kommt, wenn das Tagwerk erledigt ist. Die ersehnte Entspannung will sich nicht recht einstellen; die Gedanken kreisen, die Unruhe wächst. Man sieht ja dem tagtäglichen Verfall eines geliebten Menschen zu; das ist schmerzhaft genug. Aber eigentlich sieht man noch viel mehr: Man sieht, wie anfällig und hinfällig menschliches Leben insgesamt sein kann. Das wirft Fragen auf, und diese Fragen gehen weit über die Bewältigung des Alltags hinaus. All das Reden vom Sterben als Ort menschlicher Würde und Sinnhaftigkeit, all die Hoffnungen, von denen etwa unsere Religionen und Weisheitstraditionen sprechen, erscheinen zunehmend fragwürdig, wenn doch das große Vergessen alles rauben zu können scheint, was der Mensch einst geworden und gewesen ist. Genau genommen erscheint damit alles fragwürdig: »Ist das alles, was von uns bleibt?«, fragen die Angehörigen. »Und wenn das wirklich alles sein sollte, welchen Sinn kann dann irgendetwas von dem, was vorher war, noch haben, je gehabt haben?«

Manche sagen uns, dass mit diesen (unbeantworteten) Fragen auch die letzten verbleibenden Quellen des Trostes zu versiegen drohen – ihr Glaube an eine Seele, ihre religiösen oder metaphysischen Hoffnungen auf eine menschliche Bestimmung, die größer und umfassender ist und von den Auswirkungen der Demenz und ähnlicher Erkrankungen unberührt bleibt: »Aber wie kann ich Trost im Glauben an eine Dimension des Geistes finden, wenn mir die Erkrankung meines Angehörigen so deutlich vor Augen führt, dass diese Dimension vielleicht gar nicht existiert? Wenn ich täglich mitansehen muss, wie zerbrechlich diese vermeintlich geistige Dimension angesichts der Übermacht einer körperlichen Erkrankung letztlich ist?«, fragen sie.

Um Leben und Tod

Greifen wir diese Fragen auf. Wir müssen dafür etwas ausholen; denn es geht hier bei näherem Hinsehen nicht mehr nur allein um das konkrete Schicksal der Demenzkranken. Die Demenz ist so gesehen nur ein Test- oder der Ernstfall unseres Menschenbilds. Die dahinterliegende Frage berührt uns alle: Wenn etwa die Unversehrtheit des Ichs der Demenzkranken so sehr von der Unversehrtheit ihrer Gehirnfunktionen abzuhängen scheint, muss man dann nicht folgerichtig annehmen, dass auch das Ich, der Geist, die Persönlichkeit der Nichterkrankten letztlich ebenso abhängig – vielleicht gar nur ein

Produkt – von intakter Gehirnaktivität sind? Dass folglich jede Vorstellung einer »Seele« und jegliches Nachdenken über die Möglichkeit eines künftigen Schicksals dieser Seele jenseits des Körperlichen, wie sie etwa von religiösen Traditionen in den Raum gestellt wird, tatsächlich hoffnungslos antiquiert und naiv sind? Mit einem Mal, so scheint es, steht damit nicht nur das Erlebte und Erinnerte, das zuletzt die Krankheit raubte, infrage, sondern auch der Erlebende selbst. Was also sagt uns all dies über das Schicksal des Ichs, insbesondere im Hinblick auf Tod und Sterben?

Eine nüchterne Bilanzierung dessen, was uns die Auswirkungen der Demenzerkrankungen über unser Wesen zunächst mitteilen, scheint auf den ersten Blick tatsächlich nicht viel Raum für etwas eigenständiges Seelisches zu lassen. Damit aber wird auch etliches fragwürdig, was viele von uns gemeinhin in Bezug auf das Wesen des Ichs annehmen oder glauben oder hoffen, glauben zu können: dass unser Ich mehr ist als nur ein Produkt oder eine Fiktion der komplexen Maschinerie unseres Gehirns. Dass etwas an uns geborgen ist, auch wenn der Organismus uns nicht mehr tragen kann. Dass wir nicht Funktion von etwas sind, sondern nach wie vor jemand – auch lange noch, nachdem sich alle Funktion eingestellt hat.

Das Sterben des Sokrates

Die meisten spirituellen und religiösen Traditionen – und damit jene Traditionen, die über lange Zeit in hohem Maße unsere Kulturgeschichte und mit ihr unser Selbst- und Weltverständnis geprägt haben – gehen davon aus, dass wir etwas Unzerstörbares, in manchmal nur geahnte Sinnzusammenhänge Eingebundenes, Ewiges und Wahres in uns tragen und bewahren, das über Krankheit und womöglich auch über den Tod hinaus Bestand hat – unsere gewohnte Sprache sagt: die

Seele. Wir erfahren sowohl die überwältigende Mannigfaltigkeit und Schönheit der Natur als auch ihre Gefahren: Sie erschafft und sie trägt unser Leben und bedroht es zugleich auf vielfältigste Weise. So hofften wir und glaubten oft daran, dass es außerhalb von Zeit und Raum eine andere, sicherere, uns in Geborgenheit haltende Welt gibt, aus der wir kommen und in die wir schließlich zurückkehren werden. Religionsgeschichte und -psychologie sagen uns, dass dieser Glaube früher nahezu allgegenwärtig gewesen ist. Er gab uns die Hoffnung, dass das Ich letzten Endes und im eigentlichen Wesenskern unverlierbar, dass es behütet ist – dass es nicht vollständig Alter, Krankheit und Tod unterworfen ist.

Eines der bekanntesten und wohl berührendsten, auch schönsten und heroischsten Zeugnisse dieser Hoffnung verdanken wir Sokrates. Sokrates – einer der ersten Menschen in der Geschichte, von dem berichtet wird, er sei seiner kompromisslos vertretenen Weisheit wegen zum Tode verurteilt worden – bereitet seine Schüler auf sein Ende vor. Sich selbst muss er, so scheint es, nicht mehr darauf einstimmen: Wer so spricht, begegnet dem eigenen Tod auf Augenhöhe:

> Und so ist denn dieses, ihr Männer, wohl wert, bemerkt zu werden, dass wenn die Seele unsterblich ist, sie auch der Sorgfalt bedarf nicht für diese Zeit allein, welche wir das Leben nennen, sondern für die ganze Zeit, und das Wagnis zeigt sich nun eben erst recht furchtbar, wenn jemand sie vernachlässigen wollte. Denn wenn der Tod eine Erledigung von allem wäre: so wäre es ein Fund für die Schlechten, wenn sie sterben, ihren Leib loszuwerden, aber auch ihre Schlechtigkeit mit der Seele zugleich. Nun aber diese sich als unsterblich zeigt, kann es ja für sie keine Sicherheit vor dem Übel geben und kein Heil, als nur wenn sie so gut und vernünftig geworden ist als möglich. Denn nichts anderes kann sie doch mit sich haben, wenn sie in die Unter-

welt kommt, als nur ihre Bildung und Nahrung, die ihr ja auch, wie man sagt, gleich so, wie sie gestorben ist, den größten Nutzen oder Schaden bringt, gleich am Anfang der Wanderung dorthin.[7]

Daraufhin beginnt Sokrates mit den Vorbereitungen auf seine eigene Hinrichtung. In Athen war es Tradition, dass der zum Tode Verurteilte den »Schierlingsbecher« leerte, mit einem giftigen Gebräu aus dem Gefleckten Schierling. Doch bevor er aus dem Giftbecher trinkt, badet Sokrates. Er will den Hinterbliebenen die Mühen ersparen, seinen Leichnam zu waschen. Menschenwürde bis zuletzt.

Kurz vor der Vollstreckung des Todesurteils fragt sein Freund Kriton: »Auf welche Weise sollen wir dich begraben?« Aber Sokrates zeigt nicht auch nur das geringste Interesse an dieser Frage. Vielmehr wendet er sich der letzten Unterweisung seiner Schüler und seiner künftigen Bestimmung zu. Er sieht ihr sogar freudig entgegen, und diese Erwartung überwiegt offenbar bei Weitem das Wissen um die Todesqualen, die ihm bevorstehen: »Ich werde nicht mehr unter euch sein, sondern fortgehen zu den Freuden der Seligen.«

Aber auf welche Weise sollen wir dich begraben? [fragte Kriton] – Wie ihr wollt, sprach er, wenn ihr mich nur wirklich haben werdet und ich euch nicht entwischt bin. Dabei lächelte er ganz ruhig und sagte, indem er uns ansah: Diesen Kriton, ihr Männer, überzeuge ich nicht, dass ich der Sokrates bin, dieser, der jetzt mit euch redet und euch das Gesagte einzeln vorlegt, sondern er glaubt, ich sei jener, den er nun bald tot sehen wird, und fragt mich deshalb, wie er mich begraben soll. Dass ich aber schon so lange eine große Rede darüber gehalten habe, dass wenn ich den Trank genommen habe, ich dann nicht länger bei euch bleiben, sondern fortgehen werde zu irgendwelchen Herrlichkeiten der

Seligen, das, meint er wohl, sage ich alles nur so, um euch zu beruhigen und mich mit.[8]

Grenzen des Materialismus

Man kann sich in solchen Erzählungen wiederfinden; auch dafür sind sie niedergeschrieben worden. Aber auf welcher Seite des Dialogs finden wir uns wieder? Im Allgemeinen gleicht der Mensch heute eher dem zweifelnden Kriton. In den vergangenen zwei Jahrhunderten – im Gefolge der wissenschaftlichen Revolution, zumal im Anschluss an die »Dekade des Gehirns«[9] in den 1990er-Jahren – hat sich das Selbstverständnis der Menschheit und damit auch unsere Auffassung von Leben und Tod radikal gewandelt. Von der Autonomie, der Wirklichkeit, geschweige denn einer künftigen Bestimmung der Seele – von der Existenz der menschlichen Seele überhaupt – ist nur mehr selten die Rede. Vielmehr sprechen wir, wenn wir heute über das Ich und die Person nachdenken, meist vom Gehirn.

Wir sehen die Auswirkungen dieses neuen Selbstverständnisses nicht nur im wissenschaftlichen Diskurs – es durchdringt auch unsere Alltagssprache, wenn etwa beschrieben wird, wie und warum wir auf eine bestimmte Weise erleben, fühlen, denken und entscheiden. Zum Beispiel reden wir weit seltener über Traurigkeit als noch nur eine Generation vor uns. Stattdessen sprechen wir von Depression. Googelt man »Traurigkeit«, erhält man rund 7,3 Millionen Treffer; googelt man hingegen (im deutschsprachigen Google) »Depression«, so vervierfacht sich die Zahl auf rund 28 Millionen Treffer. Damit wird ein grundlegend menschliches Gefühl schrittweise und oft nur implizit in ein materielles, biologisches Konzept verwandelt: Depressionen werden gemeinhin einem Serotoninmangel zugeschrieben, und folglich ist Traurigkeit in dieser Zuspitzung Depression, und Depression letzten Endes nicht mehr als die subjektive Erlebnisseite eines Serotoninmangels.

Aber abgesehen von spezifischen Formen der klinischen Depression, die tatsächlich mit einem (allerdings weitaus komplexeren) chemischen Ungleichgewicht einhergehen: Verlieren wir hier nicht gerade womöglich etwas ganz wesentlich Menschliches aus den Augen? Könnten Menschen nicht auch gelegentlich einfach angesichts gewisser Lebenstatsachen traurig sein? Es gibt neben Ursachen ja auch Gründe: Vielleicht revoltieren ihr Gewissen und ihr Mitgefühl gegen die Ungerechtigkeit in der Welt und das Leid, das wir einander zufügen? Was ist zum Beispiel mit der Traurigkeit, die einen befällt, wenn man sich vor Augen führt, dass jedes Jahr etwa 9 Millionen Menschen an Hunger sterben – 24000 an jedem einzelnen Tag des Jahres –, mehr als die Summe der jährlichen Todesopfer von Aids, Malaria und Tuberkulose?

Oder wie steht es um die Trauer? Auch sie hat nicht nur biologische Ursachen, sondern vor allem einen Grund. Ihrem Wesen nach ist die Trauer daher auch mehr als ein bloßes Gefühl. Sie ist vielmehr das Wissen um ein verlorenes Gut, Ausdruck der Tatsache, dass wir etwas oder jemanden vermissen, das oder den wir lieben und verloren haben.

Kurz: Etwas fehlt. Genauer: Das Entscheidende fehlt, und nicht nur in der Trauer – das Beziehungswesen der Trauer macht die Misere der Reduktion des menschlichen Erlebens auf das Biologische (Materialismus) lediglich besonders deutlich sicht- und erkennbar.

Und doch blickt die neurobiologische Perspektive auf unser Erleben, Denken, Fühlen, Lieben und Hoffen auf etwas anderes – nicht auf die Gründe unseres Erlebens, sondern auf seine mutmaßlichen oder wirklichen biologischen Ursachen:

Wenn Sie sich für neue Entwicklungen in den Wissenschaften interessieren, dann sind Sie wahrscheinlich auch fasziniert vom Brain Imaging, jener Technik also, die farbige Bilder von »aufleuchtenden« Gehirnen erzeugt, die zeigen, welche Regionen hinter welchen Verhaltensweisen, Gedanken und Gefühlen stecken. Dann erinnern Sie sich vielleicht auch an diese neuesten Entdeckungen: welche Hirnareale auf zornig erhobene Stimmen reagieren; welche Regionen aktiv sind, wenn Frauen das Ende einer Liebesbeziehung betrauern; welche Hirnaktivitäten darauf hindeuten, dass Kokainabhängige Probleme damit haben, auf Belohnungsreize zu reagieren; dass soziale Zurückweisung die Aktivität in denselben Hirnregionen erhöht wie körperlicher Schmerz; dass Männer und Frauen unterschiedliche Aktivierungsmuster im Gehirn bei der Vorstellung zeigen, dass ihr*e Partner*in sie betrügt (bei Männern sind Regionen, die an sexuellem und aggressivem Verhalten beteiligt sind, wie die Amygdala und der Hypothalamus, stärker aktiviert) – beziehungsweise auf der emotionalen Ebene: welche Hirnregionen aktiver sind, wenn Arachnophobiker an Spinnen denken, oder welche Areale aktiviert werden, wenn man sich zum ersten Mal unsterblich verliebt.[10]

Und wie steht es um das Seelische, mag man sich an dieser Stelle fragen. Wie wir gesehen haben, wird diese Frage oft auch von denjenigen gestellt, die Demenzkranke und andere kognitiv beeinträchtigte Patientinnen betreuen. Nur bleibt es für sie nicht nur eine theoretische oder philosophische Frage, und es ist für sie auch nicht bloß eine Frage der Worte, die wir verwenden, um zu beschreiben, was in unserem Inneren vor sich geht. Immer wieder erlebte ich es während unserer Forschungsarbeiten zu Demenz und Psyche: Angehörige von Demenzkranken *müssen* und sie *wollen* wissen, »wohin« der geliebte, einst so vertraute und nun so unkenntlich und fremd gewordene Mensch gegangen ist, wohin er gehen wird. Für sie ist dies eine Frage, bei der es buchstäblich um das Leben oder den Tod des Ichs geht. Nur: Was antworten wir – und was antwortet unser zeitgenössisches Menschenbild? Wie wir gesehen haben, herrscht seit der wissenschaftlichen Revolution und dem Bedeutungsverlust religiöser Traditionen vor allem im Westen die Auffassung vor, dass unsere Gefühle, unsere Gedanken – der Geist und das Ich – letzten Endes nicht viel mehr als Produkte oder Funktionen der Gehirntätigkeit sind.

Nun wird diese Sichtweise im Allgemeinen nicht nur anhand dessen begründet, was uns die Demenz und andere schwere neurologische Störungen über die Abhängigkeit unseres Geistes von einer intakten Gehirnfunktion mitzuteilen scheinen. Sie stützt sich auch auf eine beachtliche Anzahl wissenschaftlicher Arbeiten, die nahelegen, dass *jedes* mentale Ereignis von einem entsprechenden Vorgang im Gehirn begleitet wird, wir unter normalen Umständen also jedem bewussten Erleben ein neuronales Korrelat zuweisen können: Wann immer sich eine Veränderung unseres Erlebens vollzieht, vollzieht sich auch eine Veränderung unseres neuronalen Zustands; und umgekehrt. Es ist von dieser Beobachtung aus nur mehr ein kleiner und zumindest dem ersten Anschein nach höchst nachvollziehbarer Schritt zum generalisierenden philosophischen Modell des Materialismus, demzufolge es jenseits des Biologischen keinerlei zusätzlicher Erklärung für unser Ich und unser Innenleben bedarf; dass da in Wirklichkeit nichts wesenhaft anderes ist, wo wir früher – ehe wir die Funktionsweisen unserer Gehirne besser zu verstehen begannen – Geist und Seele vermuteten.

Und dennoch – etwas Wesentliches, so scheint es, fehlt noch immer. Etwas bleibt unausgesprochen und scheint durch das grobmaschige Netz des Materialismus zu fallen. Der estnisch-russische Philosoph Valentin Tomberg beschreibt es wie folgt:

> Der Materialismus tut in Bezug auf die Welt etwas, was in Bezug auf ein Kunstwerk absurd wäre, nämlich es anhand der qualitativen – und quantitativen – Eigenschaften der Materialien zu erklären, aus denen es besteht, und nicht anhand des Stils, des Bedeutungszusammenhangs und der Intention, die aus dem Kunstwerk spricht. Wäre es nicht absurd, zum Beispiel ein Gedicht von Victor Hugo verstehen zu wollen, indem man die Tinte, mit der es geschrieben wurde, und das Papier, auf dem es steht, chemisch analysiert oder indem man die Anzahl der Wörter und Buchstaben zählt?[11]

Nun mag man sich aber auch fragen: Würde ein moderner Sokrates – wäre er über das heutige wissenschaftliche und philosophische Denken ebenso im Bilde wie über das seiner Zeit – immer noch guten Gewissens behaupten können, dass »die Seele unsterblich« sei; würde er überhaupt noch von »Seelen« sprechen?

Es ist natürlich möglich – sogar wahrscheinlich –, dass Sokrates darauf hingewiesen hätte, dass der Materialismus nicht eigentlich eine wissenschaftlich begründete Position sei: Denn um empirisch festzustellen, woraus die Welt und der Mensch im Eigentlichen bestehen, müsste man aus der Welt und dem Menschsein gleichsam aussteigen und das Untersuchungsobjekt von außen betrachten und messen. Wir müssten unser Subjektsein aufgeben und Objekte werden, um uns anzusehen, ob wir noch Subjektives im Objekt finden. Das ist sehr offenkundig ein in nahezu jeder Hinsicht hoffnungsloses Unterfangen. Vielleicht würde Sokrates also einwenden, dass der Materialismus auf der vorab getroffenen (philosophischen) Entscheidung beruht, nur das Materielle (wie etwa Vorgänge im Gehirn) als real und relevant anzuerkennen und sich daher mit materiellen Messinstrumenten auf die Suche nach dem Ich zu begeben – und dass er mit materiellen Messinstrumenten allerdings nur in der Lage sein kann, ausschließlich materielle Objekte und Beziehungen zu finden. Was in Folge bedeutete, dass das Problem nicht so sehr in dem liegt, was man im Rahmen neurobiologischer Forschung findet und misst, sondern in der Entscheidung, eine nur sehr begrenzte Auswahl an Datenpunkten auf Kosten einer weitaus größeren Datenvielfalt als erklärungsrelevant zu erachten.

Wenn man etwa nur die roten Objekte in einem vielfarbigen Gemälde auflistet, wird die Beschreibung dieses Bilds nur rote Motive enthalten; und die Erklärung seines Zustandekommens würde, wenn man dieses Vorgehen nur ernsthaft genug durchzieht, einem selbst auch relativ vollständig erscheinen, wenn man etwa sagte, dass dem Maler wohl nur rote Motive zur Verfügung gestanden hätten. Natürlich aber wäre sowohl die Beschreibung des Bilds als auch in Folge die Erklärung seiner Farbgebung absurd mangelhaft. Wenn man mit anderen Worten aufgrund einer ihrerseits nicht empirisch begründeten (oder auch nur empirisch begründbaren) Vorabentscheidung nur einen Phänomenbereich eines in Wirklichkeit womöglich viel größeren Spektrums an Gegebenheiten und Zusammenhängen anerkennt und misst und alles womöglich Nichtmaterielle a priori ausklammert, ist es offenkundig voreilig, zu behaupten, die Ergebnisse der eigenen Vermessungen würden beweisen, es existiere nur das bzw. es sei nur das relevant, was man gemessen hat (d. h. Materielles bzw. die neuronalen Korrelate des Bewusstseins). So gesehen dreht sich der Materialismus in gewisser Weise methodisch tatsächlich im Kreis, zumal die Reduktion des Seelischen auf das Neuronale oder die Gleichsetzung von beidem genau genommen das Seelische auch nicht eigentlich erklärt, sondern lediglich umbenennt.

Man kann aber auch abseits der methodischen Frage darauf hinweisen, dass zum Beispiel mit Blick auf das Argument der Abhängigkeit eines intakten Ichs (»Seele«) von einem intakten

Gehirn der Unterschied zwischen Bedingung und Ursache zu berücksichtigen wäre. Man braucht etwa einen Stift, um ein Gedicht niederzuschreiben (das ist eine Bedingung), aber kaum jemand würde behaupten, daraus folge, dass Stifte Gedichte schreiben (nur dann wäre der Stift nicht bloß Bedingung, sondern auch Ursache des niedergeschriebenen Gedichts). In späteren Kapiteln dieses Buchs werde ich auf diese Fragen noch einmal kurz zurückkommen, nachdem wir uns einige Befunde und Forschungsergebnisse angesehen haben, die nahelegen, dass der Materialismus tatsächlich ein noch höchst unvollständiges Menschen- und Weltbild skizziert.

Bislang jedoch steht der moderne Mensch angesichts der selten infrage gestellten Deutungshoheit und Geltung des populären Materialismus mehr denn je vor der Herausforderung, sich selbst, sein Wesen und auch seinen eigenen Tod zu begreifen. In Anbetracht des zunehmenden Niedergangs eines allgemeinen religiösen Konsenses über die Gegenwart und Zukunft der Seele ist das allerdings keine leichte Aufgabe. Vorbilder eines gelungenen Lebens und würdevollen Sterbens wären – so scheint es – dringend vonnöten. Wir sehnen uns danach, das hören wir immer wieder oder erleben diesen Mangel vielleicht selbst. Doch wo können wir heutzutage noch Vorbilder wie etwa den sterbenden Sokrates finden? Und würden wir, in einer Zeit, in der wir das Sterben in der Regel in spezielle Krankenhausabteilungen »auslagern«, solche Vorbilder überhaupt noch aufsuchen, ihnen zuhören? Und könnte es womöglich einen sinnvollen, gar ursächlichen Zusammenhang geben zwischen dem Erstarken des Materialismus auf der einen Seite und dem Schwinden unserer Bereitschaft, dem Tod – und vor allem den Sterbenden – offen zu begegnen, auf der anderen Seite?

Sollte dem so sein, wäre die Frage nach unserem Menschsein und unserer Sterblichkeit allerdings umso brisanter. Nur: Mit welchen Theorien und Fakten konfrontiert uns die Gegenwart? Und wie können religiös oder anderweitig metaphysisch motivierte bzw. informierte Hoffnungen und Anliegen mit ihnen Schritt halten? Können sie es überhaupt?

Der verzauberte Webstuhl

Eine mögliche Antwort von vielen – sie steht allerdings auch in hohem Maße in Einklang mit dem folgenden Bericht unserer Forschungsergebnisse – kommt bemerkenswerterweise nicht aus der Philosophie, sondern von einem der Pioniere der modernen Hirnforschung – dem australischen Neurophysiologen Sir John C. Eccles, der 1951 gemeinsam mit Sir Alan Lloyd Hodgkin und Andrew Fielding Huxley für seine Entdeckung des Mechanismus der postsynaptischen Hemmung mit dem Medizinnobelpreis ausgezeichnet wurde. Neben seinen Beiträgen zur Neurophysiologie widmete sich Eccles zeit seines Lebens der Frage nach der Beziehung zwischen Geist und Gehirn; diese Forschung gipfelte in der gemeinsamen Arbeit mit Sir Karl Popper an dem Buch *The Self and Its Brain* (1977; *Das Ich und sein Gehirn,* 1982)[12].

Im Jahr 1996 – Eccles war 93 Jahre alt (im Jahr darauf starb er) und hatte gerade gemeinsam mit dem Darmstädter Physiker Friedrich Beck sein letztes und vielleicht wichtigstes Werk mit dem vielsagenden Titel *How the Self Controls Its Brain (Wie das Selbst sein Gehirn steuert)* veröffentlicht[13] – schrieb ich als Student an der Universität Wien eine akademische Abschlussarbeit über dieses Buch. Über diese Arbeit kam ich mit Eccles auch in persönlichen Kontakt, und er gewährte mir freundlicherweise Zeit für ein ausgiebiges Telefonat, das ich mit seiner Erlaubnis auf Tonband mitschnitt.

Am Ende unseres langen Gesprächs – ich hatte alle meine Fragen zu seiner und Becks jüngsten Arbeit über das Wechselwirkungsproblem aus dualistischer Perspektive gestellt und meinte, unser Telefonat wäre nun eigentlich längst an sein natürliches Ende gekommen – geschah etwas Unerwartetes. Ich dankte Eccles dafür, dass er sich Zeit für meine Fragen und Anliegen genommen hatte, als er einen Moment lang innehielt und sich seinerseits für meine Fragen bedankte. Und obwohl er nach dem langen Gespräch zusehends müder geworden war, war es ihm ein Anliegen, mir noch Einsichten auf meinen weiteren akademischen Lebensweg mitzugeben, die sich im Nachhinein lesen wie das intellektuelle und geistige Vermächtnis eines der wohl bedeutendsten Pioniere der modernen Neurowissenschaften des vergangenen Jahrhunderts:

> Ich möchte hinzufügen, dass für mich nur noch eines wichtig ist: das Geheimnis unseres bewussten Selbst. Wie kommt es zustande? Was ist seine künftige Bestimmung? In dem Buch, das ich zusammen mit Sir Karl [Popper] geschrieben habe, bringe ich meine Skepsis gegenüber der Vorstellung zum Ausdruck, dass das Selbst ein bloßes Produkt biologischer Prozesse und der Gehirntätigkeit ist. Ich denke, wir müssen einfach anerkennen, dass unserer Existenz ein Geheimnis innewohnt, das jede biologische oder materialistische Logik übersteigt. Es gibt also zwei a priori unwahrscheinliche Ereignisse, die auf etwas hinweisen, das über das Biologische hinausgeht, und die gleichsam »Einbruchsstellen« des Metaphysischen darstellen. Das erste Ereignis ist meine Geburt. Ich finde mich in diesem Leben wieder, existiere als ein bewusstes Selbst, mit diesem Körper und diesem Gehirn. Ist mein Gehirn der Schöpfer des Selbst? Diese Annahme erscheint mir immer unwahrscheinlicher. Was wir im Gehirn vorfinden, sind einzelne Prozesse, aber kein einheitliches Selbst. Das Gehirn ist, um meinen Lehrer in Oxford, Sir Charles [Sherrington], zu zitieren, ein verzauberter Webstuhl, aber ohne das Selbst gibt es keinen Weber, in dessen Händen die Fäden sich zusammenfügen.

> Das zweite Ereignis ist mein Tod. Kann ich wirklich glauben, dass das wunderbare Geschenk meiner bewussten Existenz keine Zukunft hat? Nein, das kann ich nicht. Dieser erstaunliche Geist, mit dem wir ausgestattet sind, steht auf geheimnisvolle Weise mit dem Gehirn in Verbindung und ist in der Lage, menschliche Liebe und Freundschaft, die überwältigende Schönheit der Natur sowie den intellektuellen Genuss zu empfinden, den uns die Erfahrung und das Verständnis unseres kulturellen Erbes bescheren. Dieses Leben ist ein aufregendes Abenteuer, dessen Sinn entdeckt werden will. Und es ist eingebettet in diese beiden Ereignisse, Geburt und Tod, die – und davon bin ich mehr denn je überzeugt – sowohl über den Bereich des Biologischen als auch über dieses wunderbare Instrument, das Gehirn, hinausweisen.

Als Eccles von den beiden maßgeblichen Ereignissen unseres Lebens – Geburt und Tod – als den »Einbruchsstellen des Metaphysischen« sprach, ging es ihm offenkundig nicht in erster Linie um das Werden, das Wachstum, den Niedergang und schließlich den Verfall des Körpers; vielmehr deutete er auf ein Ich hin, das seinem Verständnis nach biologische Prozesse oder Strukturen transzendiere, wenngleich es in der Spanne zwischen Geburt und Tod mit diesen Strukturen aufs Engste verbunden sei, sie sich teils auch erst noch zu eigen und zum Instrument machen müsse.

So intuitiv vertraut Eccles' Beschreibung des Ichs als eigenständig Seiendes nun aber auch klingen mag, es bleibt dennoch die Frage, wie sich die Idee eines transzendenten Ichs mit seiner biologischen Verwundbarkeit in Einklang bringen lässt. Seine offensichtliche Abhängigkeit von der Unversehrtheit des Gehirns bleibt ein grundlegendes Problem, auch und gerade für jedweden Dualismus von Geist (»Seele«) und Gehirn, wie er von Eccles und Popper (und weiteren Forschern wie etwa

Richard Swinburne und John Foster in Oxford, Charles Taliaferro [St. Olaf College], Daniel N. Robinson in Georgetown, William Hasker und Geoffrey Madell [beide Univ. Edinburgh], Uwe Meixner [Univ. Regensburg], Mark C. Baker und Dean Zimmermann [beide Rutgers Univ.]) vertreten wird: Wie kann das menschliche Ich, wenn es wirklich mehr ist als nur eine Funktion neurobiologischer Vorgänge, durch oft mikroskopisch kleine biochemische Veränderungen des Gehirns so stark beeinträchtigt und in Mitleidenschaft gezogen werden? Wie erklärt der Dualismus zum Beispiel den Abbauprozess bei der Demenz oder augenfällige, aber gleichermaßen überzeugende Beispiele für die Abhängigkeit des Geistes vom Gehirn wie das folgende?

Das Ich in der Materie

Ann Klinestiver war eine angesehene Lehrerin in ihrer Gemeinde in Milton, West Virginia, und als fromme Christin lehnte sie Glücksspiele rigoros ab – im Übrigen war sie auch nicht im Geringsten daran interessiert. Als sie jedoch an Parkinson erkrankte, wurde sie mit dem häufig eingesetzten pharmazeutischen Wirkstoff Ropinirol behandelt. Diese Substanz ahmt die Wirkung von Dopamin im Gehirn nach, insbesondere in Hinblick auf die Bewegungssteuerung. Das Medikament hatte jedoch eine ungewöhnliche Nebenwirkung. Ann begann sich mit einem Mal für Glücksspiele zu interessieren. Und nicht nur zu interessieren – bald war sie buchstäblich besessen davon:

> Sie begann mit dem Glücksspiel, sobald die Spielhalle um sieben Uhr morgens öffnete, und spielte an den Automaten bis um halb vier am nächsten Morgen, bis sie vom Sicherheitspersonal hinausgeworfen wurde. »Dann bin ich nach

> Hause gegangen und habe im Internet weitergespielt.« […] Nach einem Jahr der Spielsucht hatte Ann mehr als 250 000 Dollar verloren. Sie hatte ihre Ersparnisse aufgebraucht und ihre Altersvorsorge verspielt. […] »Ich habe alles verkauft, was sich verkaufen ließ. […] Ich habe sogar meinen Enkelkindern das Kleingeld gestohlen. Ich habe alles verloren, was mir wichtig war.«[14]

Als ihre Ärzte angesichts dieser Nebenwirkung empfahlen, das Medikament abzusetzen, kehrte das Leitsymptom des Parkinson-Tremors zwar zurück, aber Ann Klinestiver verlor auch fast augenblicklich wieder ihr Interesse am Glücksspiel. Das ist kein exotischer Einzelfall. Tatsächlich entwickelt mehr als einer von zehn Patienten, die Medikamente aus der Gruppe der Dopaminagonisten einnehmen, eine zwanghafte Spielsucht – bis sie ihr Medikament wieder absetzen. Und in diesem Fall ist der neurologische Mechanismus auch relativ gut erforscht: Dopamin spielt nicht nur eine Rolle in der Bewegungssteuerung; es ist auch eine Hauptkomponente im Regelkreis des Antizipations- und Belohnungssystems, weshalb unter der Wirkung der Dopaminagonisten das Glücksspiel als äußerst reizvolle, nahezu unwiderstehliche Aktivität wahrgenommen wird, die daher bald süchtig machen kann.

Wie bereits dargelegt, zeigen Fälle wie diese (in der neurologischen Fachliteratur finden sich zahllose weitere Beispiele) in scheinbar überwältigender Weise, in welch hohem Ausmaß Ich und Geist vom biologischen Schicksal des Gehirns beeinflusst werden. Es bleibt also die Frage: Wie kann man in Anbetracht der zahlreichen Hinweise auf die Abhängigkeit des Ichs vom Gehirn vernünftigerweise – und nicht nur als Ausdruck frommen Wunschdenkens – an der Vorstellung einer Seele (und damit auch an der Hoffnung auf ihre Zukunft) festhalten, wenn selbst die kleinsten Veränderungen der Hirnaktivität – ausgelöst von nur wenigen Milligramm eines Dopaminagonisten oder anderer Substanzen – derart massive Auswirkungen auf unser Ich und sein Erleben und Verhalten haben? Wie lassen sich diese Beobachtungen mit Eccles' Überzeugung der Existenz eines das Gehirn transzendierenden Ichs vereinbaren? Oder mit dem heroischen Tod des Sokrates? Sokrates bewahrte sich seine Geistesgegenwart und seinen unerschütterlichen Glauben an das Fortbestehen der Seele bis zuletzt, selbst angesichts seines bevorstehenden physischen Todes. Zum Schluss bedeckte er sein Gesicht mit einem Tuch, um seinen Schülern den Anblick seiner von Krämpfen verzerrten Züge zu ersparen: Die Vollstrecker seines Todesurteils konnten ihm das Leben nehmen, nicht aber seine Würde.

Aber wenn der Abschied des Sokrates von seinen Schülern und dieser Welt von einem unabhängigen Ich – seiner »Seele« – zu zeugen vermochte: Was ist dann mit jenen Fällen von Demenz, die sich genau in die entgegengesetzte Richtung entwickeln? Wenn nicht ein unversehrtes Ich das allmähliche Schwinden der Körperfunktionen wahrnimmt, sondern umgekehrt Geist und Ich eines Menschen allmählich in die Umnachtung entgleiten, während die Körperfunktionen noch Jahre oder Jahrzehnte relativ unbeschadet fortbestehen können? Man spricht von diesen Erkrankungen daher auch gelegentlich als von einem »Tod zu Lebzeiten«. Nur: Was kann das bedeuten für das Ich in seiner Beziehung zum Gehirn? Oder für die Frage nach seinem künftigen Schicksal nach dem Ende jeglicher Hirnaktivität?

Der australische Philosoph J. J. C. Smart weist angesichts des schieren Gewichts der Daten und Beobachtungen, die die Abhängigkeit des Ichs von neuronalen Prozessen untermauern, auf ihre scheinbar unausweichlichen Implikationen gerade mit Blick auf diese Fragestellungen hin:

> Bei Sauerstoffmangel oder unter dem Einfluss von Narkose- oder Schlafmitteln verlieren wir schnell das Bewusstsein.

> Andererseits lässt sich der Bewusstseinszustand durch entsprechende Substanzen oder die mechanische Stimulation verschiedener Hirnregionen auf eindrucksvolle Weise beeinflussen. Angesichts der vielen Belege, welche die moderne neurologische Forschung zusammengetragen hat, ist es schwer vorstellbar, dass es nach dem Zerfall des Gehirns überhaupt noch Gedanken oder bewusste Erfahrungen geben kann.[15]

Vielleicht gibt es also gar keinen Weber, sondern nur den verzauberten Webstuhl; und vielleicht ist der Webstuhl auch gar nicht verzaubert, sondern schlicht eine wunderbar komplexe neuronale Maschine. Aber denken wir das abseits der unmittelbaren menschenbildlichen Folgen einmal konsequent weiter, denken wir es zu Ende – andere haben es schon vor uns getan: Auch eine wunderbar konstruierte, komplexe biologische Maschine ist letztlich nur eine Maschine, und irreparabel funktionsunfähige Maschinen zieht man aus dem Verkehr. Sie werden entsorgt. In diesem Zusammenhang werden somit auch Fragen der Menschenwürde aufgeworfen, insbesondere der Würde gebrechlicher und kranker Menschen. Es ist immerhin weniger als achtzig Jahre her, dass in der Stadt, in der ich diese Zeilen schreibe, in Wien, unzählige Menschen dem »Euthanasie«-Programm der Nationalsozialisten zum Opfer gefallen sind, in Österreich und Deutschland zusammengenommen mindestens 300 000. Was hatten diese Menschen getan? Nichts. Das über sie verhängte Todesurteil rührte nicht her von dem, was sie *getan* hatten, sondern von dem, was sie *waren*: krank, gebrechlich, auf die Hilfe, das Mitgefühl und die Barmherzigkeit anderer angewiesen (und wer ist das nicht?). Ihr bloßes So-Sein reichte schon aus, um ihnen das Lebensrecht abzusprechen.

Man sprach von »lebensunwertem Leben«, das folglich »zu vernichten« sei – davon, dass Menschen, deren kognitive Fähigkeiten oder psychologischen Profile in irgendeiner Weise eingeschränkt oder beeinträchtigt (oder auch nur irgendwie ungewöhnlich und von der Norm abweichend) waren, ihr Recht auf Leben allein durch diesen Umstand verwirkt hatten. Selten lassen reduktionistische Menschenbilder Hoffnung für den Einzelnen, gar noch den irgendwie aus der Norm Fallenden gelten: die Hoffnung etwa, dass hinter der sichtbaren Fassade der Krankheit im Inneren dieses Menschen noch etwas Kostbares, Wahres und Schutz- und Behütenswürdiges vor sich geht, das dem Blick derer entgeht, die nur nach der Funktionstüchtigkeit oder dem Leistungsnutzen des Menschen fragen.

Spätestens hier, mit der Frage, wie wir mit Kranken und Schwachen umgehen, wie und als was wir sie sehen und erkennen, wird deutlich, worum es geht: Es steht alles Menschliche zur Frage – nicht nur das Menschliche der Kranken, sondern auch der Gesunden. Es geht um alles; um unseren Umgang miteinander, um unser Selbst- und Menschenbild, um unsere Hoffnungen. Um uns.

»Zuerst streiche man die Seele«

Der österreichisch-amerikanische Philosoph Paul Edwards veranschaulicht das Problem am Beispiel von Mrs D., einer älteren Dame aus seinem Bekanntenkreis. Mrs D. war eine wohlhabende Frau aus Virginia, die Witwe eines Bankiers. Edwards beschreibt sie als außergewöhnlich elegant, kultiviert, wohltätig, großzügig und liebenswürdig und fährt fort: »Ich weiß nicht, welche Einstellung sie zu behinderten Menschen hatte, aber ich nehme an, dass sie sicher Mitgefühl mit ihnen hatte und ganz sicher kein Verlangen, auf sie loszugehen.« Als Mrs D. an Alzheimer erkrankte und sich ihr Zustand zusehends verschlechterte, wurde sie in ein Pflegeheim verlegt. Sie teilte ihr Zimmer mit einer älteren Frau, die aufgrund einer halbseitigen Lähmung auf den Rollstuhl angewiesen war. Während des ersten Jahres im Pflegeheim blieb Mrs D. ruhig (wenn auch vergesslich und verwirrt), wurde dann aber zunehmend aggressiv und gewalttätig: »Dann fing sie an, die Pflegerinnen zu schlagen. Etwa zu diesem Zeitpunkt erkannte sie ihre Tochter nicht mehr und schlug zwei oder drei Mal auf die gelähmte Frau ein«,[16] woraufhin sie auf eine »Sonderstation« für gewalttätige Patientinnen verlegt werden musste.

Edwards führt diesen Fall nicht bloß an, um das Drama der Demenz in allen Details zu schildern. Vielmehr geht es ihm um etwas ganz anderes – nämlich darum, dass es ihm zufolge angesichts dessen, was uns die Demenz und vergleichbare Erkrankungen über die Abhängigkeit des Geistes vom Gehirn vor Augen führen, schlicht nicht mehr möglich sei, an einem Alternativmodell zum Materialismus – etwa dem Dualismus – festzuhalten.

Edwards zieht vielmehr eine ebenso einfache wie ernüchternde Schlussfolgerung: Das auffällig veränderte Verhalten von Mrs D. war zweifelsohne auf ihre fortschreitende Demenzerkrankung zurückzuführen. Aus dualistischer Sicht müsste man hingegen geltend machen, dass ihre wahre individuelle Identität – ihr Ich bzw. ihre »Seele« – noch immer die liebenswürdige, freundliche und rücksichtsvolle Mrs D. sei. Allerdings wäre der Dualist dann auch, so Edwards, gezwungen, die fraglos recht unplausible Position einzunehmen, derzufolge Mrs D. »irgendwo in ihrem Innersten« ihre Tochter erkannte, aber durch ihre Krankheit daran gehindert wurde, dies auch zum Ausdruck zu bringen – und dass sie tatsächlich nicht die geringste Absicht hatte, die Pflegerinnen, geschweige denn ihre gelähmte Zimmergenossin zu schlagen. Warum sie es dann aber dennoch tat, muss der Dualist offenlassen.

Edwards kommt zu einer dem ersten Anschein nach wesentlich realistischeren Schlussfolgerung: Mrs D. verhielt sich liebenswürdig, wohlwollend, vernünftig und normal, nicht nur solange, sondern vor allem *weil* ihr Gehirn »normal funktionierte«. Erst im weiteren Krankheitsverlauf wurde ihr Verhalten immer untypischer; und als die Hirnschädigung noch weiter voranschritt, verschwand die alte Persönlichkeit Mrs D.'s vollständig. Es geht Edwards somit weniger darum, zu zeigen, dass das erkrankte Gehirn das untypische Verhalten von Mrs D. verursachte – das dürfte so weit unstrittig sein. Es geht ihm vielmehr darum, dass im Umkehrschluss auch das prämorbide Verhalten von Mrs D. durch das intakte Funktionieren ihres Gehirns verursacht wurde. Es wäre mit anderen Worten Edwards zufolge absurd, anzunehmen, das krankheitsbedingte Verhalten von Mrs D. sei neuronalen Fehlfunktionen geschuldet, ihr vor ihrer Erkrankung an den Tag gelegtes »normales« Verhalten dagegen nicht ebenso neuronal bedingt bzw. verursacht. Für eine »Seele« bleiben in dieser Darstellung tatsächlich kaum mehr Funktionen übrig, die sich nicht viel naheliegender neuronal erklären ließen; warum aber dann noch länger an der Idee einer Seele festhalten, wenn diese augenscheinlich gar nicht mehr benötigt wird, um unser Erleben und Verhalten zu erklären?

Darüber hinaus weist, wie wir gesehen haben, das Spektrum neurologischer Erkrankungen eine Fülle von kleineren und begrenzteren Fehlfunktionen und Störungen der Hirnleistung auf, die zwar weitaus spezifischere funktionelle Beeinträchtigungen nach sich ziehen, aber dennoch grundlegende und oft dramatische Auswirkungen auf das Ich-Bewusstsein, das Erleben und das Verhalten der Betroffenen haben:

> Wenn es eine »Seele« gäbe, könnte eine Schädigung des Gehirns nicht auch unsere Gefühlswelt beeinträchtigen, was aber der Fall ist. […] Wenn Gedächtnis, Verhalten und Emotionen durch das physische Gehirn gesteuert werden, wozu dann eine Seele? […] Die moderne Wissenschaft lie-

fert den Beweis, dass die Vorstellung von einer Seele abwegig ist. Alles ist biologisch.[17]

Und um den britischen Molekularbiologen und Mitentdecker der DNA-Doppelhelix, Francis Crick, zu zitieren:

> Sie, Ihre Freuden und Ihre Sorgen, Ihre Erinnerungen und Ihre Bestrebungen, Ihr Identitätsgefühl und Ihr freier Wille sind in Wirklichkeit nichts anderes als das Verhalten einer riesigen Ansammlung von Nervenzellen und der mit ihnen verbundenen Moleküle.[18]

Zugleich liegt nahe, dass eine derart grundlegende materialistische Neudeutung unseres Ichs nicht isoliert bleiben kann und wird. Tatsächlich steht hier noch wesentlich mehr auf dem Spiel als das Wesen unseres Ichs; auch das Gesamte der Welt stellt sich nun anders dar. Der amerikanische Biologe und Wissenschaftshistoriker William Provine hat die philosophischen und existenziellen Konsequenzen des »Endes der Seele« in einem Vortrag wie folgt zu Ende dekliniert:

> Es ist wirklich sehr einfach. Als Erstes streicht man die Seele. Das muss man. In der Wissenschaft gibt es keinen Platz für Seelen. Sobald man aber die Seele abgeschafft hat, fallen auch der freie Wille und die Hoffnung auf ein Leben nach dem Tod weg.
> Sind diese beiden einmal aus dem Weg, ergibt sich der Rest von allein: Es gibt keine letzte Grundlage für die Ethik, und es gibt keinen großartigen Sinn des Lebens. Weder gibt es Götter noch andere auf ein Ziel gerichtete Kräfte im Universum. Man wird geboren, man lebt, und man stirbt. Man ist nicht mehr da. Wenn ich sterbe, kann ich mir absolut sicher sein, dass ich tot sein werde. Das ist mein Ende. Es gibt absolut keine Hoffnung auf irgendeinen letzten Sinn,

> aber daran ist auch nichts zu bedauern. Nicht einen Augenblick.[19]

Der britische Psychologe Louie Savva formulierte in einem offenen Brief an die Psychologin Susan Blackmore eine etwas persönlichere Darstellung der philosophischen Implikationen eines solchen Menschen- und Weltbilds. Sein Brief ist im Grunde genommen wenig anderes als ein Klagelied auf den Nihilismus, der mit einem konsequent zu Ende gedachten philosophischen Materialismus einhergeht:

> Das Bewusstsein wird uns durch die Gehirnfunktion verliehen. Wir alle sind ein Produkt [unserer Biologie] und ich glaube nicht, dass ich im Universum eine Rolle spiele [...]. Es gibt drei Tatsachen, die ich jetzt als die wichtigsten erachte. Das Leben hat keinen Sinn. Es gibt kein Leben nach dem Tod. Eines Tages wird das ganze Universum untergehen. Mit diesem Wissen erlebe ich mein Leben nun fast als freudlos. Warum dann noch Wissen erwerben? Denn eines Tages wird es weg sein. Warum Geld verdienen, um damit nutzlose Dinge zu kaufen, an denen ich ohnehin kein Interesse mehr habe?[20]

Sehen, was dem Auge verborgen bleibt

Spätestens hier aber sehen wir: Jetzt geht es an die Substanz des Ich- und Personseins, hier geht es um die Frage nach dem Menschen insgesamt. Vermutlich aus ebendiesem Grund sehen sich Angehörige und Freunde von Demenzkranken und ihre Betreuerinnen auch so häufig mit existenziellen Sinnkrisen konfrontiert. Angehörige von dementen und anderweitig neurologisch Erkrankten berichten tatsächlich immer wieder, dass es im Wesentlichen drei Dinge sind, die sie im Umgang mit dem »einst vertrauten Menschen« existenziell verunsichern: Da ist zum einen das Ausmaß an Abbau und Veränderung der Persönlichkeit des Erkrankten. Und da ist zum anderen die Dauer dieses Zustands (und die Prognose, die meist wenig Zweifel offenlässt über seinen noch zu erwartenden Verlauf) und drittens die Undurchdringlichkeit der Welt des Dementen oder anderweitig neurologisch Erkrankten.

Vermutlich bezieht das Beispiel von Paul Edwards nicht zuletzt aus der Tatsache eine gewisse intuitive Überzeugungskraft, dass bei der Demenz und anderen schweren neurologischen Erkrankungen die Erfahrung einer Rückkehr zur Normalität (wie etwa nach einer Narkose oder einem Drogenrausch – auch dies Beispiele für die Abhängigkeit des Seelischen von der Materie) fehlt. Da die Erkrankung als irreversibel gilt und früher oder später im Tod des Patienten oder der Patientin enden wird, scheint die Vorstellung und Hoffnung, dass er oder sie (sein oder ihr »altes Ich«) irgendwie noch erhalten ist und sich lediglich hinter der Krankheit verbirgt, zunehmend unplausibel.

Wie oft hören wir etwa diese oder ähnliche Worte: »Das ist nicht mehr der Mensch, den ich geheiratet habe; dieser Mensch ist tot.« Das sind nun mehr als nur Zustandsbeschreibungen (»er ist im Drogenrausch«); es sind Wesensbeschreibungen (»er ist nicht mehr der, der er war«) – und sie stehen vordergründig, wie Paul Edwards scheinbar so überzeugend darlegt, auch in Einklang mit dem, was der Materialismus uns über unser Ich und unsere Persönlichkeit nahezulegen scheint: Das Ich sei eine Funktion des Gehirns; und ebenso fragil, störbar, hinfällig und vergänglich wie alles Organische.

Nur sehr vereinzelt gab es in der jüngeren Medizingeschichte Gegenstimmen gegen die hier vorgedachte Reduktion des Ichs auf seine neurologischen Grundlagen und das Bild des organisch bedingten Persönlichkeitstodes zu Lebzeiten: Die Vordenker und Autoren der katholischen Tradition der Pastoralmedizin, auch die Pioniere der anthroposophischen Medizin und Seelenpflege im Europa des frühen 20. Jahrhunderts etwa vertraten die Ansicht, dass für das bloße Auge ohnedies das meiste von dem, was den Menschen im Wesentlichen ausmacht, nicht sichtbar sei. Einzig der Blick der Zuwendung, so diese Traditionen, sei in der Lage, die nicht von außen einsehbaren Aspekte auch des verloren geglaubten Menschen zu offenbaren: seine Person, sein Ich, sein eigentliches Wesen hinter der Erkrankung, sein Schicksal, sein Eingebundensein in vielleicht auch ihm selbst noch teils verborgene Sinnzusammenhänge. In den Worten des deutschen Arztes Georg von Arnim:

> Denn nur in der unmittelbaren Begegnung kann eben erfahren werden, dass nicht in der Bezogenheit auf die Norm das Humane zu finden ist, sondern einzig und allein in der Persönlichkeit und ihrem Ich-Sein selbst, wie immer verhüllt es sein mag. Es liegt nur an uns, ob wir es wahrnehmen.

Man mag sich kaum vorstellen, dass diese Perspektive auf den Menschen oft im engsten zeitlichen Umfeld des Massenmords sogenannter Geisteskranker in Europa vertreten wurde und auch viele von denen, die sich für den Schutz der Gebrechlichen und Kranken eingesetzt hatten, selbst als aus der »neuen Norm« Fallende in Schutzhaft oder ins Konzentrationslager deportiert wurden.

Simone Weil fasst die Haltung dieser Vordenker des Humanen in den Worten zuammen, »die Liebe sehe das Unsichtbare«. Aber: Das, was durch den »anderen Blick« der Zuwendung gesehen wird, beruht auf Hoffnung, nicht auf intersubjektiven Beobachtungstatsachen. Noch stützen es keine Daten und keine Statistik. Und doch ist es, wie wir im nächsten Kapitel sehen werden, nicht alleine die Zuwendung, die den Blick freigeben kann auf den ganzen inneren Menschen, auch wenn dieser innere Mensch aufgrund einer Erkrankung dem bloßen Auge verborgen ist.

Vielmehr scheint es, als mache neben der Zuwendung ausgerechnet auch der Tod in einigen Fällen das verloren geglaubte Ich wieder sichtbar. Und in diesem Fall tritt das bzw. der oder die verloren Geglaubte nicht allein dem zugewandt Schauenden, sondern tatsächlich *allen* Anwesenden gegenüber in Erscheinung.

3.

Die Wiederkehr des Ichs

»Bis etwas Unerwartetes geschah«

Damit kehren wir zurück zu Paul Edwards' Mrs D. und der Frage, wie ihre Geschichte sich entwickeln wird. Ein weiteres Jahr ist vergangen: In diesem Jahr hat sich ihr Zustand weiter verschlechtert. Sie ist nur noch ein Schatten ihres früheren Selbst. Und seit einer Woche hat sie zumal körperlich rapide abgebaut. Ihre Ärzte gehen davon aus, dass sie sehr bald sterben wird – es ist eine Frage von Tagen, vielleicht von Stunden. Wie in solchen Fällen üblich, informieren sie ihre Familie – und die Angehörigen kommen. Natürlich sind sie sich darüber im Klaren, dass Mrs D. aufgrund ihrer fortgeschrittenen Demenz keinen von ihnen mehr erkennen wird. Sie sind auch nicht gekommen, um von ihr erkannt zu werden. Sie versammeln sich um sie, um sich zu verabschieden.

Als sie aber ihr Zimmer betreten, bemerken sie etwas Unerwartetes. Man kann es nicht besser ausdrücken als: Mrs D. ist »wieder da«. In ihren vormals abwesenden, apathischen Blick ist Leben zurückgekehrt; tatsächlich sieht sie aus wie jemand, der aus einem sehr langen und tiefen Schlaf erwacht ist. Doch nun begrüßt sie jedes ihrer Familienmitglieder, nennt sie beim Namen; spricht sanft, ruhig, klar und orientiert. Ihre Stimme ist leise und schwach. Aber sie spricht *zu* ihnen, sie spricht *mit* ihnen, von gemeinsamen Erinnerungen, von dem, was sein wird, wenn sie nicht mehr da ist. Und so nimmt sie Abschied von ihrer Familie. Kurz: Die Person, die sie *vor* dem Ausbruch ihrer Krankheit war, »taucht wieder auf«. Wenn auch nur für kurze Zeit, kommt ebenjenes Ich wieder zum Vorschein, von dem Edwards erklärte, es sei aufgrund und im Verlauf ihrer neurologischen Erkrankung ausgelöscht worden, zu Lebzeiten gestorben.

Ihre Angehörigen fragen sich: Was hat es mit diesem Wiedererwachen auf sich, was hat es zu bedeuten? Wie oder wodurch kam es zustande? Wird sie bei uns bleiben? Von all diesen Fragen findet zumindest die letzte bald eine Antwort. Bereits am nächsten Morgen erhält die Tochter einen Anruf aus dem Pflegeheim. Mrs D. ist in den frühen Morgenstunden verstorben. Doch was genau geschah an Mrs D's letztem Tag? Wie konnten ihre Erinnerungen, ihr Sprachvermögen, ihre sanfte Herzlichkeit, ihr Sinn für Humor, ihr »altes Ich« zurückkehren, wenn doch zugleich keine Veränderung ihres neurologischen Befundes anzunehmen war? Tatsächlich ist in der Medizingeschichte nicht ein einziger Fall einer Spontanremission von Alzheimer im fortgeschrittenen Stadium bekannt (das wäre in etwa vergleichbar mit der Vorstellung, man könne ein gekochtes Ei wieder in seinen Rohzustand zurückversetzen). Mehr noch: Wir wissen heute, dass solche paradox-luziden Episoden (terminale Geistesklarheit) nicht nur bei Alzheimerpatienten zu beobachten sind, sondern auch im Zusammenhang mit einer Vielzahl weiterer neurodegenerativer und anderer Demenzerkrankungen sowie solcher, die mit chronifizierten neurologischen Schädigungen einhergehen, wie etwa u. a. bei Hirntumoren oder Hirnmetastasen anderer Primärtumore, Hirnabszessen und Schlaganfällen sowie chronischen psychiatrischen Störungen.[21]

In gewisser Weise scheinen solche Fälle also fast allem zu widersprechen, was wir über die Abhängigkeit des Ichs bzw. Geistes von intakten Hirnfunktionen zu wissen glauben: Sie scheinen die materialistische Arbeitshypothese grundlegend infrage zu stellen. Dieser Umstand entging auch jenen Medizinern des frühen 19. und 20. Jahrhunderts nicht, die sich teils noch ausgiebig mit der terminalen Geistesklarheit auseinandersetzten. Im Jahre 1903 etwa schrieb Oscar Bloch, Professor für Chirurgie an der medizinischen Fakultät der Universität Kopenhagen, in einem Bericht:

> Man wusste längst, dass Geisteskranke Perioden haben können, in denen sie ganz gesund sind. [...] Wenn solch Geisteskranker in seiner klaren Periode stirbt, so stirbt er ganz so wie ein Geistesgesunder. Hierin liegt ja nichts besonders Überraschendes; wenn aber der, welcher seit Jahren geisteskrank war, der teilnahmslos dasaß, als ob die Welt für ihn nicht vorhanden sei, der mehr wie ein Tier als wie ein Mensch lebte, ja, der nicht einmal in Bezug auf Intelligenz so hoch wie ein Tier stand, wenn der plötzlich Zeichen von Vernunft zeigt – und dies geschieht kurze Zeit, ehe er stirbt –, muss man mit Recht sehr staunen.[22]

Am National Institute on Aging

Nun hat es mit dem von Bloch ins Treffen geführten »Zu-Recht-Staunen« im wissenschaftlichen Kontext eine besondere Bewandtnis: Unser Staunen besagt, dass uns Phänomene begegnen, die unseren Vorhersagen widersprechen – Vorhersagen, die wir zuvor auf Grundlage erstens unseres Hintergrundwissens, zweitens der Kenntnis der Ausgangsbedingungen einer gegebenen Situation und drittens unserer wissenschaftlichen Theorien oder Modelle getroffen haben. Derartige Beobachtungen – sollten sie uns tatsächlich »zu Recht« in Erstaunen versetzen, das heißt real und verlässlich sein – legen daher nahe, dass eine bestehende Theorie höchstwahrscheinlich mangelhaft und erweiterungs- oder korrekturbedürftig ist, vielleicht sich gar als grundlegend falsch herausstellen könnte. Der Prozess der Theorieprüfung durch das Aufspüren und Begutachten von Ausnahme- und Grenzfällen wird als Falsifikation bezeichnet und gilt im Allgemeinen als Goldstandard für die Prüfung und Beurteilung des Wahrheitswertes einer Theorie: Eine gute Theorie muss die Wirklichkeit so beschreiben, wie sie ist – und sollte die beobachtbare Wirklichkeit dieser Beschreibung bzw. unseren Vorhersagen widersprechen, ist unsere Beschreibung und Theorie ganz offenkundig reparaturbedürftig.

Offensichtlich geschieht hier also etwas Außerordentliches. Und dennoch sind, wie eingangs bereits angesprochen, seit Blochs Überlegungen mehr als einhundert Jahre vergangen, ehe sich die Forschung langsam wieder dem Phänomen der terminalen Luzidität (oder terminalen Geistesklarheit) zuzuwenden begann. Im Juni 2018 etwa lud das National Institute on Aging der National Institutes of Health in Bethesda, MD, zu einem Forschungsworkshop zur terminalen Geistesklarheit ein (NIA Workshop on Paradoxical Lucidity in Late-Stage Dementia). Unsere kleine Gruppe von neun Forschern aus den Fachgebieten Neurologie, Psycholinguistik, Pflegewissenschaften, Psychiatrie und Psychologie unternahm damals den ersten konkreten Versuch, sich diesem Phänomen unter interdisziplinären Gesichtspunkten anzunähern und Strategien und Methoden seiner weiteren Erforschung auszuloten: Womit haben wir es bei der terminalen Geistesklarheit zu tun? Besteht unter Umständen die Möglichkeit einer klinischen Anwendung – etwa, indem man einen derzeit noch unbekannten Auslöser terminal-luzider Episoden für die Behandlung von Demenzerkrankungen und anderen schweren neurologischen Störungen einsetzen könnte? Und vor allem: Was eigentlich *ist* terminale bzw. paradoxe Luzidität?

Zuvorderst galt es, auf die letztgenannte Frage eine Antwort zu finden. Unsere Hauptaufgabe bestand mit anderen Worten darin, in einem Positionspapier (einem sogenannten White

Paper) eine erste formale Definition der paradoxen, bzw. terminalen Luzidität vorzulegen:

> Eine unerwartet und spontan auftretende Episode wacher (luzider) Ansprechbarkeit oder sinnvoller und gezielter Kommunikation bei Patienten, von denen man annimmt, dass sie aufgrund eines pathophysiologischen Prozesses fortschreitender Demenz die Fähigkeit zu zusammenhängender verbaler oder im Verhalten sichtbarer Interaktion dauerhaft eingebüßt haben.[23]

Etwas prosaischer ausgedrückt: Es gibt scheinbar hoffnungslose Fälle neurokognitiver Störungen, die uns überraschend eines Besseren belehren – sowohl mit Blick auf die Irreversibilität als auch mit Blick auf die Frage des Schicksals der Person oder des Ichs, wenn die Hirntätigkeit empfindlich eingeschränkt ist oder aber in Todesnähe bald ganz zum Erliegen kommen wird. Denn diese Fälle scheinen uns zu sagen: Nicht nur kann das Ich eines kognitiv schwer beeinträchtigten Menschen gelegentlich für und durch »den anderen Blick der Zuwendung« sichtbar werden. Es kann sich auch – und zwar mit unverkennbarer Deutlichkeit – im Vorfeld des Sterbens dieser Patienten von sich aus neu offenbaren. Es kann also zurückkehren – in manchen Fällen, nachdem es seit Jahren verloren oder erloschen schien. Und nicht nur scheint es dann wieder Zugang zu den Erinnerungen an seinen eigenen Lebensweg zu haben, sondern sich auch der Tatsache bewusst zu sein, dass seine Rückkehr nur von kurzer Dauer sein wird; dass sie in den letzten Tagen oder Stunden seines Lebens geschieht. Dass das Ich wiederkehrt, um Abschied zu nehmen.

Im Folgenden soll anhand einiger exemplarischer Fallgeschichten aus einer Anzahl unterschiedlicher und voneinander unabhängiger Quellen ein erstes Bild dieses Phänomens gezeichnet werden. Diese Beispiele stammen aus einem Zeitraum von mehr als 180 Jahren und wurden in verschiedenen Ländern von Fachleuten verschiedener Disziplinen (Onkologie, Psychiatrie, Neurologie, Biologie, Seelsorge) im Zusammenhang mit zudem teils sehr unterschiedlichen neurologischen Grunderkrankungen aufgezeichnet.

Der Fall Laurenz

Der folgende frühe Fallbericht des Berliner Arztes Rudolf Leubuscher stammt aus der historischen Fallsammlung des deutschen Biologen Michael Nahm.[24] In seinem 1848 in der *Medicinischen Zeitung von dem Verein für Heilkunde in Preussen* erschienenen Artikel »Wiederkehr des Bewußtseins vor dem Tode einer Blödsinnigen«[25] beschreibt Leubuscher den Fall einer 44-jährigen stationär aufgenommenen Patientin (Frau Laurenz). Die Patientin war hochgradig desorientiert und hatte anhaltende und ausgeprägte Wahnvorstellungen. Während ihrer stationären Behandlung verschlimmerte sich ihr Zustand kontinuierlich – sie litt unter starken Schwindelgefühlen und Gedächtnisstörungen und war äußerst verwirrt. Sie vermeinte, 22 Jahre alt zu sein, nie eine Familie gehabt zu haben (in Wirklichkeit war die 44-Jährige die verwitwete Mutter von fünf Kindern), und war davon überzeugt, dass ihre Mutter seit fünfzig Jahren tot sei.

Einige Monate nach ihrer stationären Aufnahme stellten die Anstaltsärzte eine leichte Verbesserung ihres Schwindels und ihrer Ohnmachtsanfälle fest, allerdings zeigte sich keine Änderung der psychiatrischen Symptomatik (Desorientierung und Wahnideen). Bald darauf verschlechterte sich ihr Zustand allerdings wieder; auch ihre Schwindel- und Ohnmachtsanfälle nahmen zu. Nach einer weiteren Zuspitzung Ende September 1845 war die Patientin über einen Zeitraum von etwa vier Monaten hochgradig verwirrt. Auch ging es ihr körperlich zusehends schlechter. In seinem Fallbericht vermerkt Leubuscher aber, dass die Patientin, je näher ihr Tod rückte, unerwarteterweise zu »freiem und hellem Bewusstsein erwachte«:

> […] sie kennt wieder ihre ganze Vergangenheit, verwechselt, wie dies früher geschehen, nicht mehr ihre Umgebung, zeigt eine tiefe und innige Anerkenntnis der ihr geschenkten Teilnahme, bittet um Verzeihung, dass sie durch ihre Unreinlichkeit so sehr zur Last falle, und stirbt mit dem vollkommenen Bewusstsein, dass ein so elendes und sieches Dasein der Welt nichts mehr nützen könne.[26]

Die Obduktion des Gehirns von Frau Laurenz zeigte eine massive und ausgedehnte Hirnschädigung: Ein scharfkantiger Knochensplitter von ein bis zwei Zentimetern Länge hatte an der Innenseite des Schädels eine chronische Hirnhautentzündung und eine zystenartige Erweichung der Hirnhaut hervorgerufen. Außerdem wurden blasenförmige Ablagerungen in mehreren Hirnarealen sowie Ödeme in den Hirnventrikeln festgestellt. In Leubuschers Notizen zu diesem Fall heißt es:

> Wir finden eine Gehirnkrankheit, die nach sonstigen pathologischen Erfahrungen die Denktätigkeit aufhebt, die dieses Resultat wirklich jahrelang gehabt hat mit geringen Schwankungen der geistigen Tätigkeit […] und wir finden unter Fortdauer derselben organischen Bedingungen, die wenigstens nach dem rein anatomischen Befunde die Annahme einer besonderen Rückbildung nicht gestatten, die Denktätigkeit zu ihrer früheren Integrität wieder zurückkehren.[27]

Der Fall Anna Katharina Ehmer[28]

Einer der bekannteren Fälle von terminaler Geistesklarheit (ebenfalls aus der Fallsammlung von Michael Nahm) handelt von einer jungen Frau namens Anna Katharina Ehmer, in der Literatur meist schlicht Käthe genannt. Das am 30. Mai 1895 geborene Mädchen litt bereits im Alter von sechs Wochen an anhaltenden Krampfanfällen und ausgeprägten Entwicklungsverzögerungen (sie erlernte erst im Alter von zweieinhalb Jahren das Gehen). Im Alter von sechs Jahren, am 17. Juni 1901, wurde Käthe in die psychiatrische Abteilung der diakonischen Einrichtung Hephata im hessischen Treysa eingewiesen, wo sie den Rest ihres Lebens bis zu ihrem Tod am 1. März 1922 verbrachte. Hier ein Auszug aus ihrer Krankenakte:

> Sie war von Geburt an völlig verblödet und hat nie ein Wort zu sprechen gelernt. Stumpf vegetierte Käthe dahin. Stundenlang starrte sie auf einen Punkt, dann zappelte sie wieder stundenlang ohne Unterbrechung. Sie schlang Nahrung hinunter, schied das Aufgenommene wieder aus, stieß einmal einen tierischen Laut aus und schlief. Andere Lebensregungen haben wir in den langen Jahren an ihr nie wahrgenommen. Nie haben wir gemerkt, dass sie auch nur eine Sekunde an dem Leben ihrer Umgebung teilnahm. Auch körperlich wurde das Mädchen immer elender; ein Bein musste ihm abgenommen werden, und das Siechtum wurde immer stärker.[29]

Am Morgen des 1. März 1922, Käthes Todestag, teilte die Krankenschwester dem behandelnden Arzt mit, »es werde wohl bald mit Käthe vorbei sein, sie singe schon eine Zeit lang vor sich hin«.[30] Der pädagogische Leiter der Anstalt, Richard Happich, schrieb über Käthes Sterben den folgenden Bericht:

Als wir gemeinsam das Sterbezimmer betraten, trauten wir unseren Augen und Ohren nicht: Die von Geburt an völlig verblödete Käthe, die nie ein Wort gesprochen hatte, sang sich selbst die Sterbelieder. Vor allem sang sie immer wieder: »Wo findet die Seele die Heimat, die Ruh? Ruh, Ruh, himmlische Ruh!« Eine halbe Stunde lang sang Käthe. Das bis dahin so verblödete Gesicht war durchgeistigt und verklärt. Dann schlief sie still ein. – Immer wieder sagte der Arzt, dem ebenso wie der pflegenden Schwester und mir Tränen in den Augen standen: »Medizinisch stehe ich völlig vor einem Rätsel. Durch eine Sektion kann ich, wenn es verlangt wird, nachweisen, dass Käthes Hirnrinde restlos zerstört und anatomisch Denkfähigkeit nicht mehr möglich war.«

Käthe hatte also nur scheinbar an alle dem, was in der Umgebung vor sich ging, nicht teilgenommen. In Wirklichkeit hatte sie aber sichtlich gar manches in sich aufgenommen. Denn woher hatte sie Text und Melodie des Liedes, wenn nicht aus der Umgebung? Und sie hatte den Inhalt des Liedes richtig verstanden und wandte ihn in der entscheidenden Stunde ihres Lebens an. Das war schon wie ein Wunder. Noch größer aber erschien uns das Wunder, dass die bis dahin völlig stumme Käthe plötzlich klar und deutlich Wörter des Liedes wiedergeben konnte, obwohl durch zahlreiche Hirnhautentzündungen solche anatomische Veränderungen in der Hirnrinde vor sich gegangen sind, dass es dem Verstand nicht begreiflich ist, dass das sterbende Mädchen plötzlich klar und deutlich und mit Verständnis singen kann.[31]

Im Rahmen ihrer umfangreichen Literaturrecherche haben Nahm und Greyson in der älteren medizinischen Literatur der letzten 250 Jahre mehr als achtzig vergleichbare Fallgeschichten gefunden.[32] Die Mehrzahl dieser Fälle wurde noch vor dem Ende des 19. Jahrhunderts beschrieben – ab diesem Zeitpunkt tauchen nur noch wenige Berichte auf (dazu gleich mehr).

Wie Sandy Macleod in einem kurzen geschichtlichen Überblick zeigt, finden wir Hinweise auf die terminale Geistesklarheit aber nicht nur in medizinischen Aufzeichnungen; sie fand auch Eingang in die Chroniken der Kunst- und Kulturgeschichte – etwa der Fall der dänischen Königin Dagmar von Böhmen (13. Jahrhundert), die bereits im Koma lag, jedoch auf ihrem Sterbebett für eine kurze Weile erwachte, als ihr geliebter Ehemann, König Waldemar, von einem Jagdausflug zurückkehrte. Diese Geschichte inspirierte den schwedischen Künstler Georg von Rosen zu dem berühmten, 1898 fertiggestellten Gemälde »Dagmar von Böhmen erwacht aus dem Todesschlaf«.[33] Und als der russische Dichter Puschkin an den Folgen einer Blutvergiftung starb, die er sich bei einem Pistolenduell zugezogen hatte, erlebte er nach Aussage des behandelnden Arztes kurz vor seinem Tod »eine jener bei tödlichen Krankheiten so trügerischen plötzlichen Wendungen zum Besseren«.[34]

Zeitgenössische Fälle

Es ist wahrscheinlich kein Zufall, dass vor allem in der älteren Literatur zur terminalen Geistesklarheit bisweilen Überschneidungen zwischen künstlerischen und medizinischen Fallbeschreibungen festzustellen sind – in den frühen Jahren der modernen Medizin verfassten Ärzte über einzelne Patienten oder bestimmte Krankheitsbilder oft noch detaillierte Berichte von bisweilen fast literarischer Qualität. Heutzutage hingegen klingen medizinische Fallberichte vergleichsweise nüchterner, da Leitlinien und fachliche Standards festlegen, was in eine Krankenakte gehört und was nicht.

Es steht jedenfalls fest, dass sich Sprache, Gestalt und Inhalte medizinischer Fallberichte in den vergangenen hundert Jahren grundlegend gewandelt haben, was mit einer der Gründe dafür sein mag, dass in der seither erschienenen medizinischen Literatur vergleichsweise seltener über terminale Geistesklarheit berichtet wird. Dieser Umstand könnte allerdings auch möglicherweise zur Annahme verleiten, dass es sich bei der terminalen Geistesklarheit um ein historisches Artefakt handle, das einerseits auf Fehldiagnosen, andererseits auf romantisierendes oder anderweitig religiös gefärbtes Wunschdenken zurückzuführen sei. Dagegen spricht mittlerweile aber einiges: Seitdem etwa mein Interesse an diesem Forschungsgebiet einer größeren Öffentlichkeit bekannt wurde, kontaktieren mich regelmäßig Ärzte oder Pflegekräfte, die auch heute bzw. in den letzten Jahren Zeugen von terminal-luziden Episoden wurden – ohne dies jedoch in ihren Patientenberichten festgehalten zu haben.

Ihr Dilemma ist nachvollziehbar: Sie wurden Zeugen eines bemerkenswerten Phänomens, waren zugleich aber um Worte und Deutungszusammenhänge verlegen, dieses Ereignis im allgemein üblichen Gestus und der Terminologie eines Fallberichts zu formulieren: »Und dann geschah etwas äußerst Ungewöhnliches, für das es leider keinen Fachbegriff gibt und das noch in keinem unserer Lehrbücher beschrieben wurde und auch in keiner Leitlinie erwähnt wird: Die Patientin erlangte ihr Gedächtnis zurück; es kam zu einer bewegenden letzten Begegnung mit ihren Angehörigen, kurz bevor sie verstarb. Niemand verstand, was geschah.« Man mag es bedauern; aber solche und ähnliche Zeilen werden wir kaum mehr in zeitgenössischen Krankenakten lesen und vielleicht täte man gut daran, sich gelegentlich in Erinnerung zu rufen, was das bedeutet: Jedenfalls nicht, dass in unseren Kranken- und Sterbezimmern seit der Standardisierung von Patientenberichten nur noch Dinge geschehen, die sich in die gängige medizinische Terminologie fassen lassen. Eher deutet manches darauf hin, dass die Frage, was denn wesentlich und festzuhalten sei in der Krankheits- und Sterbegeschichte eines Menschen, angesichts etwa eines Phänomens wie der terminalen Geistesklarheit (und einiger verwandter, in späteren Kapiteln besprochener Beobachtungen) gelegentlich zu überdenken wäre.

Heute wissen wir jedenfalls dank aktueller Arbeiten, dass das Phänomen der terminalen Geistesklarheit weder auf bestimmte historische Epochen beschränkt ist noch auf einen bestimmten geografischen Raum oder einen kulturell bedingten medizinischen Kontext: Inzwischen liegen meiner Forschungsgruppe aktuelle (und inhaltlich trotz der kulturellen Unterschiede bemerkenswert übereinstimmende) Berichte aus den meisten europäischen Ländern sowie den Vereinigten Staaten, der Russischen Föderation, Indien, Südkorea, Japan, Neuseeland, Nigeria, China und dem Iran vor.

Hier ein Beispiel aus meiner eigenen Sammlung, das sich Anfang 2019 in Deutschland ereignete. Es wurde mir von der Tochter einer älteren, an Alzheimer erkrankten Dame zugesandt:

> Meine Mutter litt an fortgeschrittenem Alzheimer. Sie erkannte uns nicht mehr, und es schien sie nicht einmal zu interessieren, wer diese »fremden Leute« waren, die sie ein- oder zweimal pro Woche besuchten. Am Tag vor ihrem Tod jedoch war alles anders. Sie erkannte uns nicht nur – sie wollte wissen, wie es jedem von uns im Laufe des Jahres ergangen war, freute sich über gute Nachrichten und vergoss die eine oder andere Träne über schlechte (so wie es diese liebevolle, mütterliche Frau vor ihrer Demenz immer getan hatte). Ihre Kommentare waren so klug und fürsorglich […] Als sie hörte, dass meine jüngere Tochter kürzlich ihre Verlobung gelöst hatte und darüber in eine tiefe Depression verfallen war, bat sie sie, anschließend noch eine Weile bei

> ihr zu bleiben, weil sie mit ihr unter vier Augen sprechen wollte. Meine Tochter hat mir zwar nie erzählt, was sie mit meiner Mutter besprochen hat, aber für sie war es der Wendepunkt. Als wir gingen, wussten wir nicht, was uns als Nächstes erwarten würde: War sie auf wundersame Weise von ihrer Demenz geheilt worden? Rückblickend glaube ich jedoch, dass meinen Geschwistern und mir klar war, dass sie genau wusste, dass sie nicht mehr lange zu leben hatte. Sie verabschiedete sich von jedem von uns, hielt unsere Hände und streichelte sie mit ihrem Daumen (so wie sie es immer getan hatte, als wir Kinder waren). Sie war – ich weiß nicht, wie ich es anders ausdrücken soll – einfach wieder die Alte. Leider sollte es nicht von Dauer sein. Sie starb noch in derselben Nacht.

Nahm et al. (2012) berichten über einen weiteren aktuellen Fall eines Hirntumorpatienten mittleren Alters:

> In einem Fall, der uns vor Kurzem gemeldet wurde, erlitt ein 42-jähriger Investmentmanager eines Nachts »aus heiterem Himmel« einen tonisch-klonischen (Grand-Mal-)Anfall. Obwohl sein EEG eine allgemeine Verlangsamung der Gehirnströme zeigte, waren wiederholte MRT-Untersuchungen unauffällig. Zwei Monate später zeigte ein erneutes MRT jedoch ein pflaumengroßes Glioblastom. Als er zwei Wochen später operiert wurde, hatte sich die Größe des Tumors verdoppelt und ein zweiter Tumor hatte sich im Sprachzentrum gebildet. Nach zwei chirurgischen Exzisionen, Gamma-Knife-Bestrahlung, intrathekaler Chemotherapie und Kortisonbehandlung konnte er wieder in Teilzeit arbeiten. Das Tumorwachstum setzte jedoch bald darauf wieder ein, und nach einem fehlgeschlagenen Versuch mit einer experimentellen oralen Chemotherapie lehnte er eine weitere Behandlung ab und begab sich in die häusliche Hos-

> pizpflege. Er wurde schnell bettlägerig, erblindete auf einem Auge, wurde inkontinent, büßte immer mehr die Fähigkeit zu sinnvoller sprachlicher Mitteilung ein und legte ein zunehmend bizarres Verhalten an den Tag. Er schien außerstande zu sein, seine Umgebung noch bewusst wahrzunehmen, und wenn seine Angehörigen ihn berührten, schlug er in ihre Richtung wie nach einem Insekt. Schließlich schlief er nicht mehr und redete während der ganzen Nacht im Delirium vor sich hin. Nachdem dieser Zustand mehrere Wochen angehalten hatte, kam er eines Nachts plötzlich zur Ruhe, begann verständlich zu sprechen und schlief dann friedlich ein. Auch am nächsten Morgen war er klar und unterhielt sich mit seiner Frau, mit der er nun zum ersten Mal über seinen bevorstehenden Tod sprach. Im Laufe desselben Tages hörte er jedoch auf zu sprechen und lag dann, ohne zu essen oder zu trinken, noch zwei Wochen reglos im Bett, bevor er nach einem mehrstündigen Status epilepticus verstarb.[35]

Wie häufig aber sind derartige Fälle heute? Derzeit verfügen wir über noch keine verlässlichen und ausreichend belastbaren Daten, aber in einer Studie des britischen Psychiaters Peter Fenwick gaben nicht weniger als sieben von zehn Hospizmitarbeitern an, Zeugen von Episoden terminaler Luzidität geworden zu sein.[36] Im Jahr 2009 publizierte Sandy Macleod die weltweit erste prospektive Studie zur Inzidenz der terminalen Geistesklarheit: In einem neuseeländischen Hospiz dokumentierte er einhundert aufeinanderfolgende Sterbefälle; bei sechs Patienten kam es zu Episoden terminaler Geistesklarheit, die ihrem Tod um bis zu 48 Stunden vorausgingen. In drei dieser Fälle lag eine kognitiv beeinträchtigende neurologische Störung vor, vier Personen befanden sich im akuten Delirium, und eine Person benötigte eine hoch dosierte Opioidtherapie – mit anderen Worten, der Großteil dieser Patienten war aufgrund von Krankheit oder (oft gleich mehreren) anderen physiologischen Faktoren bzw. medizinischen Eingriffen kognitiv beeinträchtigt:

> Ein 72 Jahre alter Elektriker im Ruhestand stellte sich im Jahr zuvor mit anhaltendem Husten vor. Beim Röntgen der Brust wurde eine Lungenläsion festgestellt, die sich als nicht-kleinzelliges Karzinom erwies. Sechs Monate nach einer Lobektomie erlitt er einen epileptischen Anfall. Eine Ganzhirnbestrahlung linderte die Symptome der zerebralen Metastasen für weitere sechs Monate, bis eine Serie unkontrollierbarer schwerer Anfälle auftrat und er eine linksseitige Schwäche der oberen Gliedmaßen entwickelte. Mit der Gabe von Kortikosteroiden und Antikonvulsiva ließen die zerebralen Symptome und Auffälligkeiten rasch nach, doch innerhalb weniger Wochen verschlechterte sich sein neurologischer Befund. Bei der Aufnahme im Hospiz war er aphasisch, doppelt inkontinent, wies eine ausgeprägte halbseitige Lähmung auf und hatte in der Nacht zuvor einen Anfall erlitten. Er war nicht mehr in der Lage, seine orale Medikation einzuhalten. Es wurde eine parenterale [subkutane] Therapie mit Midazolam (45 mg s.c./24h) als Ersatz für orales Phenytoin, Morphin (20 mg s.c./24h) gegen Brustschmerzen sowie Dexamethason (4 mg s.c./24h) und Haloperidol (3 mg/24h) gegen Übelkeit eingeführt. Sein klinischer Zustand stabilisierte sich für 36 Stunden, obwohl die neurologische Symptomatik nur teilweise nachließ. Dann erlangte er bemerkenswerterweise die Sprache wieder, war bei wachem Bewusstsein und reagierte verbal auf seine Familie. Innerhalb von zwölf Stunden fiel er in ein Koma und verstarb friedlich am darauffolgenden Tag.[37]

4.

Erkundungen im Niemandsland

Auf der Suche nach einem Phänomen

Fast ein Jahrhundert lang wurde das Thema »terminale Geistesklarheit« kaum mehr von der Forschung zur Kenntnis genommen. Im Herbst 2009 aber erschienen aber auf einmal gleich drei Fallsammlungen – im *Journal of Nervous and Mental Disease*, in der Zeitschrift *Palliative & Supportive Care* sowie im *Journal of Near-Death Studies*.

Die Reaktionen der wissenschaftlichen und medizinischen Fachwelt auf diese ersten Arbeiten waren allerdings gleichermaßen von verhaltener Neugier, Zurückhaltung und gelegentlich auch ausgesprochener Skepsis geprägt. Das ist keineswegs überraschend – denn angesichts dessen, was wir gegenwärtig über Demenzerkrankungen im Besonderen und über die Abhängigkeitsbeziehung zwischen Ich und Gehirn im Allgemeinen zu wissen glauben, ist das Phänomen der terminalen Geistesklarheit tatsächlich a priori äußerst unwahrscheinlich. Die meisten Demenzerkrankungen gelten als irreversibel; Spontanheilungen der neuronalen Ursachen der Demenz sind, wie bereits eingangs angesprochen, auszuschließen.

Dennoch legt die terminale Luzidität von ihrem Erscheinungsbild her – so sie organische Ursachen hat – in den meisten Fällen genau das nahe. Und nicht nur das; eine solche Spontanheilung würde zudem voraussetzen, dass sich große Neuronenverbände irgendwie neu bildeten – genau genommen nicht nur »irgendwie«, sondern sich geordnet in jene funktionellen Regelkreisläufe des Gehirns der Patientin oder des Patienten einfügend, die infolge der Erkrankung primär in Mitleidenschaft gezogen wurden. Weiterhin mangelte es angesichts des ohnedies meist unmittelbar bevorstehenden Todes der Betroffenen einem solchen Regenerationsprozess in funktioneller wie evolutionärer Hinsicht in hohem Maße an Plausibilität: Warum sollte ein solcher neuronaler Regenerationsprozess, sofern er prinzipiell möglich sein soll, erst einsetzen, wenn die Patienten ohnedies binnen kurzer Zeit versterben werden?

Das Phänomen an sich ist also, man kann es kaum anders sagen, nicht besonders wahrscheinlich. Hinzu kommt, dass man aus Sicht der Forschung methodische Vorsicht walten lassen sollte, wenn es darum geht, Schlussfolgerungen aus Einzelfallberichten zu ziehen. Denn außergewöhnliche Behauptungen erfordern in der Regel, wenn schon nicht eine außergewöhnliche, so doch zumindest eine gute Beweislage, das heißt: hinreichend zuverlässige und idealerweise überprüfbare Daten. Und die Behauptung, dass eine Reihe von Patienten, die unter schweren und schwersten kognitiven Beeinträchtigungen leiden, mit einem Mal wieder Zugang zu ihren Erinnerungen haben, dass sie wieder in der Lage sind, klar zu denken, zu sprechen und zu handeln, als widerfahre ihnen trotz einer als unheilbar geltenden neurologischen Erkrankung nur Stunden oder Tage vor ihrem Tod eine vollständige Spontanremission – diese Behauptung ist tatsächlich in weit mehr als nur einer Hinsicht recht außergewöhnlich.

Aber gibt es auch außergewöhnlich oder wenigstens ausreichend gute Belege für diese Behauptung? Gewiss existierte nach den ersten Veröffentlichungen (2009) zum Thema eine beträchtliche Anzahl von Einzelfallberichten. Und gewiss verdienten diese Einzelfallberichte es, gelesen, gehört, gewürdigt und ernst genommen zu werden. Aus methodischer Sicht erwies sich die Gesamtlage jedoch als etwas komplizierter. In wissenschaftlichen Zusammenhängen gelten Einzelfallberichte (»Anekdoten«) im Allgemeinen als eher dürftiges Belegmaterial (und: Beleg wofür?). Es reicht schon ein Blick auf die Unzuverlässigkeit von Augenzeugenberichten, um zu sehen, wie sehr uns unsere Erinnerungen täuschen können; wie überzeugt Menschen manchmal davon sind, etwas beobachtet oder erlebt zu haben, das sie in Wirklichkeit weder gesehen noch erfahren haben – zumindest nicht in der von ihnen erinnerten Form. Menschen irren sich. Und wenn Menschen sich irren, können sie bewegende, schöne Geschichten erzählen – bewegend und schön, aber dennoch nicht eben unbedingt wahr. Es können große Distanzen liegen zwischen dem, was war, und dem, was wir erinnern.

Zugleich können wir es uns offenkundig nicht leisten, Einzelfallberichte gänzlich und ohne weitere gewichtige Gründe schlechthin zu verwerfen. Letztlich waren es auch anekdotische Berichte, die zum Beispiel zur Entdeckung neu aufgetretener Krankheiten geführt haben (sowohl z. B. HIV als auch Covid-19 gingen zunächst von sehr kleinen Clustern aus, die zuerst in Form von Einzelbeobachtungen und Fallberichten oder eben »Anekdoten« festgehalten wurden). Auch nahmen einige bahnbrechende medizinische Entwicklungen ihren Ausgang in Einzelfallbeobachtungen und anekdotischen Berichten – etwa die Entdeckung des Pockenimpfstoffs: Der britische Arzt Edward Jenner hatte beiläufig beobachtet, dass Personen, die sich zuvor mit dem vergleichsweise harmlosen Kuhpockenvirus infiziert hatten, vor dem weitaus gefährlicheren Pockenvirus geschützt waren, vermutlich als Folge einer Kreuzreaktion der Antikörper auf das Kuhpockenvirus.[38]

Aber ebenso führten und führen anekdotische »Belege« gelegentlich zu gravierenden Fehleinschätzungen (man denke nur an einige der modernen »alternativen« Therapien, die zwar mit einer Fülle von Einzelfallgeschichten über Heilungserfolge aufwarten, sich aber nur in wenigen Fällen bewähren, wenn ihre Wirksamkeit nachweisbar gemacht werden soll).

Mit anderen Worten: Einzelbeobachtungen und kleine Fallzahlen können uns in die Irre führen: Erinnerungen können trügerisch sein; Wunschdenken kann die gebotene Objektivität der Berichte und Sachlichkeit ihrer Analysen beeinträchtigen: vor allem dann, wenn (wie bei anekdotischen Berichten in der Regel der Fall) keine kontrollierten Bedingungen gegeben sind, die es einem ermöglichen würden, Phänomene als das wahrzunehmen, was sie sind, und nicht nur als das, was sie zu sein scheinen.

All dies mag die Skepsis und Zurückhaltung erklären, die den ersten Arbeiten zur terminalen Geistesklarheit entgegengebracht wurden: eine außergewöhnliche Behauptung, allerdings noch ohne außergewöhnliche Beweislage. Dies blieb für eine Weile (etwa von 2009 bis ungefähr 2014) der Stand der Dinge: Das Phänomen hatte nun immerhin – spät, aber doch – einen Namen bekommen; die ersten historischen und einige neuere Fallsammlungen waren veröffentlicht und wurden vereinzelt auch von einigen Zeitungen und anderen Medien (vor allem im Netz) aufgegriffen. Es stand zu dieser Zeit allerdings noch in den Sternen, was als Nächstes geschehen würde: Würde das Interesse am Thema nach diesen Artikeln wieder einschlafen? Fast sah es eine Weile angesichts der zunächst verhaltenen Reaktionen so aus.

Doch dann geschah etwas Unerwartetes, und es kam von unerwarteter Seite: zuerst leise und noch übersehbar. Aber dann wurden es mehr und mehr: Weitere Augenzeugen meldeten sich. Auch sie hatten es gesehen; auch sie wollten darüber reden. Es waren anfänglich zumeist Mitglieder der helfenden Berufe, die in den Kommentarbereichen oder den Leserbriefspalten von ihren eigenen Erfahrungen mit dem Phänomen berichteten. Anscheinend handelte es sich nicht nur, wie man angesichts der ersten historischen Fallsammlungen hätte vermuten können, um ein Phänomen vergangener Zeiten. Es geschah auch in der Gegenwart:

> Warum heißt es in dem Artikel, dass solche Dinge nur in vergangenen Jahrhunderten vorgekommen sind? Wenige Stunden vor seinem Tod ist der Bruder meines Vaters vor unseren Augen auf wundersame Weise aus seinem Zustand fortgeschrittener Demenz erwacht. Wir alle waren sprachlos. Er sah uns mit klarem Blick an, nannte uns beim Namen, verabschiedete sich von uns und starb noch in derselben Nacht.

> Als Krankenpflegerinnen kennen wir das. Wir sagen immer: »Das letzte Aufleuchten ist da.« Erst vorletzte Woche hatten wir so einen Fall auf der Station. Von wegen historisch!

Ähnliche Mitteilungen erschienen bald auch auf den Onlineportalen diverser Selbsthilfegruppen für Angehörige von Demenzkranken oder Menschen mit anderen schweren neurologischen Störungen. Aber so überzeugend und glaubhaft manche dieser Zeugnisse auch sein mochten – ihre Beweiskraft war zunächst nicht wesentlich höher zu veranschlagen als die der älteren historischen Berichte, die in den ersten Übersichtsarbeiten zitiert worden waren. Dennoch: Mit der zunehmenden Masse an Augenzeugenberichten über jüngere Fälle begann das Phänomen allmählich auch innerhalb der Fachwelt vermehrt Aufmerksamkeit auf sich zu ziehen.

Begegnungen

Beispielsweise widmete der amerikanische Psychologe Jesse Bering im November 2014 seine viel gelesene Kolumne »Bering in Mind« in der Zeitschrift *Scientific American* der terminalen Geistesklarheit. In seinem kurzen Beitrag fasste er zusammen, was zu diesem Zeitpunkt über sie bekannt war (viel war es nicht), und ging auch auf ihre Implikationen ein, einschließlich der durch sie aufgeworfenen Frage nach einer möglichen Neubewertung der Beziehung zwischen Ich und Gehirn. Wahrscheinlich hatte Bering auch deswegen besonderes Interesse an dem Thema, weil er wenige Jahre zuvor selbst Zeuge einer ähnlichen Episode in seiner eigenen Familie geworden war:

> Ich bin dem radikalen Rationalismus nicht weniger verpflichtet als jeder andere neo-darwinistische Materialist. Dennoch hatte ich im Laufe der Jahre einige anormale persönliche Erlebnisse, die sich meinem eigenen logischen Verständnis hartnäckig widersetzten und die ich daher – ich finde keinen besseren Ausdruck dafür – »unter Quarantäne stellen« musste. […] Als meine Mutter Anfang 2000 starb, kam es noch zu einer letzten Begegnung, die manche Forscher als paranormal bezeichnen würden. Damals empfand ich das Erlebnis als außergewöhnlich – und nach all diesen Jahren kann ich immer noch nicht ohne Ergriffenheit darüber sprechen. In der Nacht, bevor sie (nach einem langen Kampf mit Eierstockkrebs) im Alter von 54 Jahren starb, schlief ich in ihrem Schlafzimmer im Bett neben ihr. In Wahrheit hatte ich ihren Verlust bereits einige Tage zuvor betrauert, als sie in ein Koma gefallen war, aus dem sie – wie uns die Hospizschwestern versichert hatten – nicht mehr erwachen würde. Darauf zu warten, dass ihr Körper als eine physische Maschine zu funktionieren aufhört, war zu diesem Zeitpunkt aber nicht so schwierig wie der vorangegangene Verlust »ihrer selbst«, durch den ich am Boden zerstört war. Es war alles so schnell gegangen, und jung, wie ich war, und da ich nicht wahrhaben wollte, wie nah ihr Tod wirklich war, hatte ich es irgendwie nicht geschafft, ihr zu sagen, wie dankbar ich war, sie als Mutter gehabt zu haben, und wie sehr ich sie liebte. Doch dann,

> gegen drei Uhr morgens, wachte ich auf und sah, dass sie ihre Hand zu mir ausstreckte, wobei sie vollkommen klar zu sein schien. Sie war zu schwach, um zu sprechen, aber ihre Augen sagten alles. Wir hielten uns etwa fünf Minuten lang an den Händen: Ich schluchzte, küsste ihre Wangen und sagte ihr all das, was ich ihr zuvor hätte sagen sollen, aber nicht gesagt hatte. Bald darauf schloss sie ihre Augen wieder, diesmal für immer. Sie starb am nächsten Tag. Während sich dies abspielte, empfand ich das Erlebnis nicht unbedingt als »übernatürlich«. Und ich bin mir auch nicht sicher, ob ich das heute tue. Damals hatte ich aber auch noch keinen Namen dafür. Tatsächlich gab es nicht mal einen. Jetzt gibt es ihn: terminale Luzidität. […] Ich bleibe der Skeptiker, der ich war. Allerdings ist mir schleierhaft, wie meine Mutter zu diesen fünf Minuten einer tiefen Verbindung mit mir in der Lage war, zu einer Zeit, als alle ihre kognitiven Gehirnfunktionen dem Anschein nach bereits erloschen waren. War es ihre unsterbliche Seele? Ein letztes Aufflackern in ihrem absterbenden Gehirn? Ehrlich gesagt, bin ich einfach nur froh, dass es passiert ist.[39]

Ich verdanke mein eigenes Interesse an der terminalen Geistesklarheit einem ähnlichen Erlebnis, das sich Ende der 1990er-Jahre, also rund zehn Jahre bevor die ersten Artikel zur terminalen Luzidität erschienen, zutrug – ich war noch Student an der Universität Wien. Meine in Genf lebende Großmutter litt an einer höchstwahrscheinlich vaskulären Demenz, Folge mehrerer kleiner Schlaganfälle. In ihrem letzten Lebensjahr sprach sie kaum mehr, war auch nicht mehr in der Lage, selbst einfache Fragen zu beantworten. Eines Tages aber rief mich meine Mutter an: »Wir hatten eben ein wunderbares Gespräch. Ich weiß nicht, was geschehen ist, aber bitte sprich mit ihr.«

Ich rufe also meine Großmutter an. Sie geht ans Telefon – sie klingt müde; aber sie spricht klar und ist orientiert. Wir unterhalten uns. Ich danke ihr für die wundervollen Tage, die wir Kinder bei unseren Großeltern verbracht haben. Und sie dankt mir (und meinem Bruder) für die zahllosen schönen gemeinsamen Erlebnisse in Genf und weiteren Orten der Kindheit: »Ihr habt so viel Freude in unser Leben gebracht.« Es ist fast ein Flüstern. Aber nein – *du* hast so viel Freude und Wärme in unser Leben gebracht. Danke. Und wir sprechen über die wunderbaren Erinnerungen, die wir miteinander teilen. So viele Gründe, dankbar zu sein.

Dann kommt sie auf das Heute zu sprechen. Sie weiß, warum sie in der Obhut dieses Genfer Pflegeheims ist. Und sie fügt hinzu, dass sie in den vergangenen Monaten »sehr müde« gewesen sei, »es ist alles verschwommen«. Unser Gespräch dauert etwa zehn Minuten; dabei ist sie völlig klar, zeigt nicht die geringste Spur von Verwirrung oder Vergesslichkeit, spricht wieder in diesen schönen Sätzen, in denen sie einst sprach. Kurz, während unseres Gesprächs war sie wieder die Großmutter, die ich aus meinen Kindheits- und Jugendtagen in meinen Erinnerungen bewahrt hatte. Zugleich ahnte ich (und wie ich heute glaube, ahnten wir es damals beide), dass diese Wiederkehr nur von kurzer Dauer sein würde.

Es war unser letztes Gespräch.

Das verborgene Ich

Wenige Wochen vor dem letzten Gespräch mit meiner Großmutter saß ich in einer der letzten Vorlesungen, die der österreichische Psychiater und Neurologe Viktor Frankl an der Wiener Medizinuniversität hielt. Der damals neunzigjährige Frankl war vor allem für sein Holocaustzeugnis *Trotzdem Ja zum Leben sagen* bekannt, hatte aber darüber hinaus mehrere wegweisende Werke zur psychiatrischen und psychologischen Anthropologie verfasst.[40] In diesem Zusammenhang formulierte Viktor Frankl das sogenannte psychiatrische Credo: ein Bekenntnis zum unbedingten Glauben an das unzerstörbare Wesen der »inneren« Person jedes vordergründig auch noch so schwer eingeschränkten Patienten als humane Tatsache und als moralische Leitlinie medizinischen und therapeutischen Handelns. Frankls Credo unterscheidet zwischen dem bedingten und störbaren psychophysischen Organismus auf der einen Seite und der unbedingten, transmorbiden, geistigen Person als eigentlich Menschlichem auf der anderen:

> Die geistige oder noetische Person kann von einer psychophysischen Störung beeinflusst und beeinträchtigt werden, aber nicht zerstört. Was eine Störung zerstören kann, was sie affizieren kann, ist allein der psychophysische Organismus. [...] Die Affektion des Organismus stellt daher nicht mehr dar, aber auch nicht weniger, als eine Behinderung des Zugangs zur Person – nicht mehr als das. Und dies soll unser psychiatrisches Credo sein: dieses bedingungslose Vertrauen in die Person, dieses »blinde« Vertrauen in die »unsichtbare«, aber unzerstörbare noetische Person. Und wenn ich dieses Vertrauen nicht hätte, würde ich lieber kein Arzt sein.[41]

Als meine Großmutter und ich unser letztes Gespräch führten, war ich vor dem Hintergrund dieses nur wenige Wochen zuvor in der Vorlesung gehörten Credos nicht ganz so unvorbereitet wie viele andere Zeugen der terminalen Geistesklarheit, mit denen ich Jahre später im Rahmen der im Folgenden beschriebenen Forschungsarbeiten sprechen oder korrespondieren sollte. Auch das eingangs erwähnte Telefongespräch mit John C. Eccles hatte nur wenige Monate zuvor stattgefunden.

Gleichwohl sprachen sowohl Frankl als auch Eccles ausdrücklich von einem Credo, einem Glauben also, der sich einer weiteren Überprüfung zu entziehen scheint. Und ich war mir auch dessen bewusst, dass der Holocaustüberlebende

Frankl – er formulierte sein Credo vier Jahre nach seiner eigenen Befreiung aus dem Konzentrationslager – das Bekenntnis zur unverbrüchlichen Personalität und Würde des Menschen wohl auch bewusst als Kontrapunkt dem Zivilisationsbruch der sogenannten Euthanasie der Nationalsozialisten entgegengestellt hatte. Frankl zufolge ist es eben nicht – wie im und leider oft genug auch noch nach dem Faschismus – unsere psychische, physiologische oder soziale Funktionstüchtigkeit, die unser unbedingtes Menschsein auszeichnet (oder gar unser Daseinsrecht begründet); nicht uns steht es daher nach Frankl zu, darüber zu befinden, worin oder gar ob überhaupt Menschsein besteht. Jeder Mensch, und insbesondere der Mensch, der vorübergehend oder dauerhaft außerstande ist, sich mitzuteilen und/oder für sich selbst zu sorgen, sei uns Aufruf, ihm beizustehen oder wenigstens unter keinen Umständen den Glauben an das Unbedingte im Menschen und die unverhandelbare Würde der geistigen Person zu verlieren, die hinter der Fassade von Krankheit und Gebrechlichkeit sich verborgen hält bzw. verborgen gehalten wird.

Bei meinen Versuchen, mein letztes Gespräch mit meiner Großmutter zu verstehen, dachte ich auch an einen Vortrag der schweizerisch-amerikanischen Psychiaterin und Pionierin der Sterbeforschung, Elisabeth Kübler-Ross, zurück: Sie und ihr Ärzteteam hatten beobachtet, dass verwirrte Patienten (überwiegend Krebskranke) kurz vor ihrem Tod eine gesteigerte Vitalität und Bewusstseinsklarheit zeigten.[42] Wenn auch nicht so rätselhaft wie die terminale Geistesklarheit bei Patienten mit neurologischen und kognitiven Beeinträchtigungen, so ist auch dieses Phänomen noch vergleichsweise unterforscht.

Kübler-Ross berichtete allerdings auch, dass einige ihrer Demenzpatienten vor dem Tod wieder »Klarheit erlangten« – nur beließ sie es lediglich bei dieser Andeutung, ohne, soweit mir bekannt ist, diesen Fällen, bei denen es sich vermutlich zumindest vereinzelt auch um terminale Geistesklarheit gehandelt haben dürfte, weiter nachzugehen. Darüber hinausgehende Hinweise auf das, was während unseres letzten Telefonats geschehen war, konnte ich nicht finden. Vor dem Jahr 2009 gab es, wie bereits erwähnt, keine allgemein zugängliche Literatur zum Thema. Kurz: Das letzte Gespräch mit meiner Großmutter blieb über ungefähr zehn Jahre in erster Linie eine persönliche Erfahrung, an die ich gelegentlich zurückdachte – oft dankbar, manchmal verwundert. Aber damit hatte es vorerst sein Bewenden.

Erst als im Jahr 2009 die erwähnten ersten wissenschaftlichen Artikel über terminale Luzidität publiziert wurden, wurde mir klar, dass meine damalige Erfahrung möglicherweise Teil eines viel größeren Phänomenkreises war. Und abgesehen von diesem persönlichen Beweggrund schienen mir die denkbaren Implikationen der terminalen Geistesklarheit – sowohl aus klinischer als auch aus philosophischer Sicht – zu bedeutend, um daran einfach vorüberzugehen (ich hatte zwischenzeitig mein Doktorat abgeschlossen und unterrichtete im Fachbereich Kognitionswissenschaften an der Universität Wien). Allerdings gab es wie gesagt nach wie vor nur äußerst spärliches Material, auf das man hätte zurückgreifen können. Zwei der drei genannten 2009 publizierten Artikel befassten sich zudem mit Fällen, die sich vor ein oder zwei Jahrhunderten zugetragen hatten. Zeitgenössische Fallberichte gab es kaum; einzig die neuseeländische Studie von Macleod (2009)[43] – die bis dahin einzige prospektive Studie zu diesem Phänomen – handelte von Gegenwartsfällen. Ihr konnte man entnehmen, dass in etwa sechs Prozent der Sterbenden kurz vor ihrem Tod eine Phase terminaler Geistesklarheit von unterschiedlicher Dauer erleben. Das deutete darauf hin, dass das Phänomen bei einem zwar kleinen Teil der Patienten auftrat, zugleich aber nicht extrem selten war. Dennoch war zu diesem Zeitpunkt überhaupt noch nicht ausgemacht, ob sich auch im deutschen Sprachraum aktuelle Fälle finden lassen würden.

Zufällig fiel die Veröffentlichung der drei Artikel zur terminalen Geistesklarheit mit dem Ende des Sommersemesters 2009 in Wien zusammen – also in eine Zeit, in der die Studierenden ohnehin schon mit den Prüfungsvorbereitungen und Hausarbeiten restlos überlastet und kaum mehr aufnahmefähig sind, es sei denn, man bietet ihnen als Lehrveranstaltungsleiter interessante oder anderweitig ungewöhnliche Inhalte. Ich nutze meine Vorlesungen oder Seminareinheiten zu Semesterende daher meist, um mit den Studierenden über historische oder philosophische Hintergründe der Forschung, neue Forschungsmethoden und überhaupt alles zu sprechen, was nicht zum Prüfungsstoff gehört, dennoch aber ihr Interesse wecken und ihren Wissens- und Erkenntnishorizont erweitern könnte. In diesem Semester nun nutzte ich eine der letzten Nachmittagseinheiten meines kognitionswissenschaftlichen Seminars an der Universität Wien, um einen Überblick über die bisherige Studienlage zur terminalen Geistesklarheit zu geben. Zwar gab es noch wenig Gesichertes über das Phänomen zu berichten; aber das wenige, was verfügbar war, wies schon recht deutlich darauf hin, dass in der terminalen Geistesklarheit etwas äußerst Ungewöhnliches geschieht – mit einer zudem potenziell enormen Bandbreite an theoretischen Implikationen und klinischen Konsequenzen. Das entging auch den Seminarteilnehmern nicht. Noch am selben Nachmittag bot sich eine Gruppe von Studierenden an, dem Phänomen weiter zu folgen und auf die Suche nach aktuellen Fällen terminaler Geistesklarheit zu gehen: Die informelle Arbeitsgruppe »Terminal Lucidity in Europe« an der Universität Wien war gegründet.

Von hier aus begann das wissenschaftliche und bald auch philosophische Abenteuer, von dem dieser Bericht handelt. Damals jedoch konnte ich noch nicht ahnen, wohin uns diese Arbeiten führen würden.

TEIL II

Terminale Geistesklarheit

Die Stunde des Zeugen ist gekommen: Hoffnung, die kurz vor ihrer Erfüllung steht.

Henri de Lubac

5.

Annäherung an die terminale Geistesklarheit

Die Schleier lüften

Ein Phänomen zu verstehen, heißt, ihm Fragen zu stellen: Wo zeigt es sich? Wie zeigt es sich? Was und wie ist seine Signatur, seine Gestalt? Die bislang publizierten historischen Berichte über terminale Geistesklarheit sowie einige weitere Fallbeschreibungen, die ich zwischenzeitig an der Universitätsbibliothek und der Bibliothek der Gesellschaft der Ärzte in Wien gefunden hatte, gaben dazu durchaus Unterschiedliches preis: Sie wichen in ihrer Darstellung stark voneinander ab. Sie unterschieden sich in ihrer Ausführlichkeit, ihrer Länge, Qualität und vor allem darin, was genau sie in welcher Art und Weise berichteten.

Eine verlässliche Charakteristik, geschweige denn eine erste Definition des Phänomens war auf der Grundlage der vorliegenden Berichte somit praktisch unmöglich. Der einzige verlässliche gemeinsame Nenner der Fallbeschreibungen war das Auftreten der terminalen Geistesklarheit selbst – also die Tatsache, dass es bei einer Reihe von Patienten, die teils über Jahre unter schweren Beeinträchtigungen gelitten hatten, kurz vor ihrem Tod zu einer spontanen Rückkehr ihres »alten Ichs« gekommen war. Abgesehen von diesem Kernmerkmal glich jedoch kein Bericht dem anderen – und das nicht, weil die jeweiligen Fälle so unterschiedlich gewesen wären. Eher schien es, als ob die Berichterstatter jeweils andere Schwerpunkte in ihrer Fallbeschreibung gesetzt und daher auf jeweils recht unterschiedliche Aspekte der luziden Episoden ihrer Patienten geachtet hatten.

Der Mangel an einheitlichen – oder zumindest hinreichend vergleichbaren – Fallberichten wies uns zugleich auf die nächsten Schritte beim Versuch einer systematischen Annäherung an das Phänomen hin: nämlich nicht weiter lediglich neue Fälle zusammenzutragen und damit die Sammlung der ohnehin bereits äußerst heterogenen Berichte zu erweitern. Vielmehr ging es nun darum, detaillierte und für eine vergleichende Analyse geeignete Fallbeschreibungen zu erhalten, um auf dieser Grundlage der Frage nachgehen zu können, was vor, während und nach einer Episode der terminalen Geistesklarheit tatsächlich geschieht.

Ich begann daher, einen Fragebogen zu konzipieren, der alle jene Elemente enthielt, die in einigen der historischen Berichte fehlten: demografische Angaben zu den Patienten, ihre medizinische Diagnose, ihr Geisteszustand an einem durchschnittlichen Tag vor sowie während und – sollte der Patient noch über ein größeres Zeitfenster hinweg weiterleben – nach der luziden Episode, die Dauer der luziden Phase sowie die zwischen der luziden Episode und dem Tod des Patienten verstrichene Zeit. Um Verzerrungen aufgrund von fehlerhaften Erinnerungen zu vermeiden, würden wir zudem nur solche Fälle erfassen und auswerten, die innerhalb von höchstens zwölf Monaten vor Ausfüllen des Fragebogens beobachtet wurden.

In unserer ersten Pilotstudie – sie hatte erstens das Ziel, herauszufinden, ob wir überhaupt ausreichend neue Fälle finden würden, zweitens wollten wir die Zuverlässigkeit und Validität des Fragebogens zur terminalen Geistesklarheit (TG) überprüfen – sandten wir unseren Fragebogen zunächst an einige Hundert Hospize, Palliativstationen und Pflegeheime im deutschsprachigen Raum (Deutschland, Österreich, Schweiz und Fürstentum Liechtenstein). Zu diesem Zeitpunkt wussten wir nicht – konnten noch nicht wissen –, was wir erwarten sollten. Genau genommen wussten wir nicht einmal, ob wir überhaupt irgendetwas erwarten konnten. Würden wir ins Leere greifen? Es war zu diesem frühen Stadium der Geschichte der TG-Forschung tatsächlich noch keineswegs ausgemacht, dass wir aktuelle Fallberichte erhalten würden und – falls ja – ob es genügend sein würden, um in einer vergleichenden Zusammenschau eine erste Annäherung an die Phänomenologie der terminalen Geistesklarheit versuchen zu können.

Tatsächlich aber sollte es keine 24 Stunden nach Aussenden der Fragebögen dauern, ehe wir die ersten ausgefüllten Rückantworten erhielten – und von da an wurden es täglich mehr. Innerhalb weniger Wochen gingen 29 Fragebögen ein, viele weitere folgten (heute umfasst meine Fallsammlung rund 390 Berichte und unter dem Schreiben dieses Buchs werden es weiterhin stetig mehr). Wenn man dagegenhält, dass die ersten Artikel trotz umfangreicher Literaturrecherchen von etwa achtzig Fällen berichtet hatten, die sich zudem über ein großes Zeitfenster von rund 250 Jahren verteilten, gab uns die hohe Rücklaufrate unserer Fragebögen neben den Ergebnissen von Macleods prospektiver Studie deutliche Hinweise darauf, dass terminale Geistesklarheit relativ, aber nicht äußerst selten auftrat bzw. auftritt.

Weiterhin ließ die Auswertung dieser ersten Fälle unserer Sammlung hohe Übereinstimmung mit den früheren, auf historischen Fällen beruhenden Analysen erahnen: Erstens war das Auftreten der terminalen Geistesklarheit allem Anschein nach nicht auf spezifische neurologische Krankheitsbilder beschränkt. Während mehr als die Hälfte der eingegangenen Fallberichte bei Demenzkranken beobachtet wurden, erhielten wir auch Berichte über Patienten mit Hirntumoren, Schädel-Hirn-Traumata, kognitiven Beeinträchtigungen nach

Schlaganfällen und schweren kognitiven Einschränkungen ohne nähere Zuordnung. Zweitens fand die weit überwiegende Mehrheit (rund 93 %) der luziden Episoden kurz vor dem Tod der Patienten statt (d. h. 48 Stunden bis wenige Minuten vor dem Tod des Patienten; dazu gleich mehr).

Nach Abschluss und Auswertung dieser Pilotstudie (2013) schien es uns nun allerdings wichtig, unsere Ergebnisse mit denen anderer Arbeitsgruppen zu vergleichen. Eine Rundfrage unter Kollegen lief jedoch ins Leere: Zahlreiche Kollegen hatten mittlerweile von der terminalen Geistesklarheit gehört, einige waren selbst Zeuge des Phänomens geworden und schickten mir ihre eigenen Fallberichte. Aber obwohl die terminale Geistesklarheit inzwischen nun zunehmend auf Interesse auch in der Fachwelt stieß, hatte offenbar niemand sonst systematische Versuche unternommen, neue (und vor allem zeitgenössische) Fälle zu erfassen und auszuwerten.

An der International Association for Near-Death Studies (IANDS)

Während eines unserer damals im Wiener Café Florianihof stattfindenden Arbeitstreffen kam schließlich die Idee auf, die Ergebnisse unserer Pilotstudie auf dem Jahreskongress der International Association for Near-Death Studies (IANDS) zu präsentieren – der ältesten internationalen Vereinigung, die sich exklusiv der Erforschung der physischen, psychologischen, sozialen und philosophischen Aspekte der Nahtoderfahrung widmet. In diesem Forum, so dachten wir, würden wir wohl am ehesten auf gleich gesinnte Forscher treffen, die entweder selbst Forschungsprojekte zum Thema durchführten oder aufgrund ihrer eigenen Arbeiten zur Psychologie des Sterbeerlebens weitere für unser Projekt relevante Beobachtungen und Hinweise beisteuern können würden.

Ich reichte also 2014 einen Beitrag – die Präsentation der Ergebnisse unserer Pilotstudie und einige seither gesammelte Fallberichte – für den IANDS-Kongress in Newport Beach, Kalifornien, ein, musste aber angesichts des sich verschlechternden Gesundheitszustands eines an Krebs erkrankten Familienmitglieds meine Teilnahme nur wenige Tage vor dem anberaumten Datum der Präsentation unserer Befunde absagen. Robert Mays, Organisator der IANDS-Konferenz, bestand jedoch angesichts der Bedeutung, die er unserer Pilotstudie beimaß, darauf, dass unsere Ergebnisse trotz meiner Abwesenheit im Rahmen des wissenschaftlichen Tagungsprogramms vorgestellt würden – und zwar von Mays selbst auf Basis meiner spärlichen Notizen und Stichworte (ich halte meine Vorträge frei und angesichts der späten Absage fand sich keine Zeit, meinen Vortrag für Mays schriftlich auszuformulieren) und einiger Folien einer PowerPoint-Präsentation.

Dieses etwas ungewöhnliche Arrangement hatte einige unerwartete Folgen. Als ich Robert Mays die Übernahme meines Vortrags anvertraute, wusste ich nicht, dass er unabhängig von unserer Arbeit in Wien eine dezidiert dualistische Geist-Gehirn-Theorie entwickelt hatte[1] und bei seiner Präsentation unserer Ergebnisse vor diesem Hintergrund auch weitaus weniger philosophische Zurückhaltung würde walten lassen, als ich es eigentlich vorgehabt hätte. Für Mays war die Gemengelage recht eindeutig: Terminale Geistesklarheit stellte in seinen Augen eine zusätzliche Bestätigung seiner bereits anderweitig gewonnenen dualistischen Überzeugungen dar; auch war sie in seinen Augen ein starkes Indiz dafür, dass das Ich nicht nur Störungen der Hirnfunktionen überdauern kann, sondern auch ihr vollständiges Erlöschen mit dem biologischen Tod überlebt. Ich dagegen hatte in meiner eigenen Fassung des Vortrags allerdings durchaus nicht vor, derart weitreichende Konsequenzen unserer Arbeit anzusprechen, zumal noch auf der Grundlage einer Pilotstudie, in der wir erst einige Dutzend aktueller Fallbeispiele erfasst und ausgewertet hatten.

Zudem griffen einige der über den Kongress berichtenden Journalisten den von Mays gehaltenen Vortrag auf – und erwartungsgemäß fiel die Berichterstattung über unsere Arbeit in Wien weitaus plakativer aus, als ich es mir erhofft hatte: »Beweis für ein Leben nach dem Tod« lautete eine Schlagzeile – manchmal mit, manchmal ohne Fragezeichen –, »Alzheimer bald heilbar« eine andere. Das entsprach allerdings längst nicht mehr dem, was Robert in seinem/unserem Vortrag tatsächlich angedeutet hatte. Vielmehr war die eigentliche Intention unserer Präsentation, die Aufmerksamkeit der Zuhörerschaft auf das Phänomen als solches zu lenken und unser Interesse an Forschungskooperationen zu signalisieren. Auch war ich an der Einschätzung der anwesenden Nahtodforscher bezüglich der in unserer Präsentation aufgeworfenen Frage interessiert, ob es Parallelen zwischen terminaler Geistesklarheit und Nahtoderfahrungen geben könnte und, wenn ja, welche.

Vor allem die gelegentlich kolportierten positiven kognitiven Veränderungen während der Nahtoderfahrung beschäftigten mich in diesem Zusammenhang: Nahtoderfahrene berichten regelmäßig davon, dass sie sich während ihrer Nahtoderfahrung, obwohl sie sich eigentlich in einem auch die Hirnfunktionen schwer in Mitleidenschaft ziehenden physiologischen Ausnahmezustand (Atem-/Herzstillstand) befanden, als außerordentlich geistesklar erlebten – oft sogar wesentlich klarer als in ihrem »normalen Wachzustand«. Im übernächsten Kapitel werden wir uns genauer ansehen, ob es sich hierbei um eine rein zufällige Parallele zwischen Nahtoderfahrung und terminaler Geistesklarheit handelt oder nicht.

Ein Phänomen erwacht

Wenige Stunden nachdem die ersten Medienberichte über den IANDS-Kongress, und insbesondere unsere Arbeiten zur terminalen Geistesklarheit, erschienen waren, erreichten mich die ersten Nachrichten von weiteren Zeugen, die uns von der terminalen Geistesklarheit bei ihren Angehörigen, Freunden oder Patienten berichten wollten. Zwar hatte ich nach dem IANDS-Kongress auf weitere Fallberichte gehofft, war aber auf eine solch überwältigende Resonanz nicht vorbereitet. »Jetzt wird es kein Zurück mehr geben«, schrieb mir damals Ken Ring, der schon die Entwicklung der Nahtodforschung seit Mitte der 1970er-Jahre miterlebt bzw. selbst wesentlich mitgeprägt hatte und nun intensiv unsere Arbeit in Wien verfolgte und mit seinem reichen Erfahrungsschatz unterstützte. Er sah deutliche Parallelen zur Entwicklung der Anfangszeiten der Nahtodforschung – also den ersten Monaten des Jahres 1975, nachdem Raymond Moody in seinem wegweisenden Buch *Life after Life*[2] den Begriff der »Nahtoderfahrung« eingeführt und bekannt gemacht hatte: Moody berichtete in einer späteren Rückschau, dass er sich nach dem Erscheinen seines Buchs gefragt hatte, ob sich für weitere Auswertungen überhaupt noch genügend neue Fallberichte finden lassen würden. Aber nur zwei Jahre darauf hatte er bereits derart viele Fallbeschreibungen zugeschickt bekommen, dass er kaum noch damit nachkam, sie zu katalogisieren und auszuwerten. Was war geschehen? Woher kamen diese zahlreichen Berichte auf einmal – und wichtiger noch: Was hatten die Menschen, die diese ihren eigenen Angaben nach oft tiefgreifend ihr Dasein prägenden Erfahrungen durchlebt hatten, bis dahin gemacht? Warum hatten sie geschwiegen?

Die Antwort auf diese Frage ist vermutlich einfacher, als man denkt: Die psychologische Forschung sagt uns, dass Menschen die Skepsis, die ihnen von ihrer Umwelt entgegengebracht wird, wenn sie von außergewöhnlichen Erfahrungen berichten, bisweilen internalisieren. Sie beginnen nicht nur das Erlebte, sondern auch ihre eigenen Erinnerungen an ihre Erfahrung infrage zu stellen. Erst die Einführung des Worts »Nahtoderfahrung« schuf daher ein Begriffs- und Bezugssystem, das es den Betroffenen überhaupt ermöglichte, über ihre Erfahrung zu sprechen: »Das ist es, was ich erlebt habe. Ich bin damit nicht allein. Es gibt einen Namen für das, was ich erlebte, als ich klinisch tot war.« Die Schleusen öffneten sich.

Die Medienberichte über unseren IANDS-Vortrag lösten offenbar Ähnliches aus: Es trafen nicht nur Berichte aus dem Familien- oder dem Freundeskreis von Menschen ein, die Episoden terminaler Geistesklarheit erlebt hatten. Auch von Angehörigen der Gesundheitsberufe erhielt ich detaillierte Fallbeispiele, oft ergänzt um ein Wort des Dankes dafür, dass sich »endlich jemand um dieses Phänomen kümmert«:

> Meine Kolleginnen und ich möchten Ihnen danken – wir nennen es »das letzte Sich-Aufbäumen« oder »das letzte Aufgebot«. Ich habe das selbst schon oft miterlebt. Die Patient*innen »kommen zurück« und sterben dann. Zum ersten Mal habe ich das während meiner Ausbildung zur Altenpflegerin gesehen. Ich war völlig verwirrt, bis mir eine erfahrene Kollegin erklärte, dass es im Pflegealltag Dinge gibt, über die wir in unserer normalen Ausbildung nichts lernen. Wie recht sie damit hatte!

> Ich habe den Artikel über Ihren Vortrag und Ihre Arbeit zum Thema terminale Geistesklarheit gelesen. In den fünf Jahren meiner Arbeit als Krankenschwester habe ich die terminale Geistesklarheit mehrfach miterlebt. Eine Kollegin von mir war die einzige Person, mit der ich offen über diese Erfahrungen sprechen konnte. Ich bin froh und dankbar, dass sich die Wissenschaft endlich dieses Themas annimmt.

Als Nonne pflege und betreue ich seit Jahren unsere älteren Schwestern aus dem Kloster. Wir beten für sie, und wir schauen nach ihnen; wir sind für sie da. Das erste Mal erlebte ich das, als unsere ehrwürdige Mutter Oberin Emerita starb. Sie litt schon seit mehreren Jahren an Demenz. Aber für die letzten beiden Tage vor ihrem Tod kehrte sie zu uns zurück. Ihr »altes« Selbst kam wieder zum Vorschein, in all seiner geistigen und intellektuellen Frische. Es ging ein regelrechtes Strahlen von ihr aus. Das war meine erste Begegnung mit dem Phänomen, das Sie untersuchen. Unser Priester konnte damit allerdings wenig anfangen, und der für unser Kloster zuständige Arzt machte keinen Hehl daraus, dass er unseren Bericht über die »wiedererwachte Mutter Oberin« für ein frommes Märchen hielt. So etwas sei unmöglich, sagte er, auch wenn Demenzkranke gelegentlich ein Verhalten an den Tag legten, das einer sinnvollen Handlungsweise gleiche. Und doch hatte unsere Mutter Oberin jede von uns acht Schwestern wiedererkannt, konnte sich an unsere Namen erinnern und auch an zahlreiche Einzelheiten aus der geistlichen Ausbildung, die sie uns hatte zuteilwerden lassen. Als nur wenige Jahre später unserer ältesten Schwester im Kloster etwas ganz Ähnliches widerfuhr, versuchten wir gar nicht erst, mit dem Arzt darüber zu sprechen – er hätte uns sowieso nicht geglaubt. Ich hoffe sehr, dass sich das durch Ihre Arbeit und die Ihrer Kollegen ändern wird.

Die Perspektive der Angehörigen

Die meisten Auskunftspersonen, die uns nach den Medienberichten von sich aus anschrieben, waren Zeuge der terminalen Geistesklarheit eines Familienangehörigen gewesen. Diese Personengruppe machte uns zudem auf Aspekte der terminalen Geistesklarheit aufmerksam, die weder in den historischen noch in den aus dem Umfeld der helfenden Berufe eingereichten Berichten besonders viel Aufmerksamkeit erfuhren: Sie erzählten uns von ihren eigenen nicht eben leichten Versuchen, mit dem, was sie gesehen hatten, umzugehen – und ihre Erzählungen waren durchaus vielschichtiger und komplexer, als man vielleicht auf den ersten Augenschein hin erwarten sollte. Viele gaben etwa an, einerseits berührt gewesen zu sein angesichts dessen, was sie während der luziden Episode ihres Familienangehörigen erlebt hatten; sie betonten auch, wie dankbar sie waren, Zeuge eines derart ungewöhnlichen Ereignisses geworden zu sein.

Doch manches Mal vernahmen wir einen weiteren Unterton in ihren Schilderungen. Noch etwas verbarg sich dahinter – ein »aber« stand im Raum und erst nach weiterem Nachfragen wurde der Grund offenbar: Die wenigsten dieser Auskunftspersonen waren gewillt, vorbehaltlos in die in ihren Augen einseitig positive Darstellung der terminalen Geistesklarheit in den Medienberichten einzustimmen. Ihre Perspektive war eine andere; sie sahen ja mehr und hatten mehr gesehen als nur die unerwartete »Wiederkehr« ihres Angehörigen. Sie betrachteten die Episode vielmehr im größeren Zusammenhang ihrer Vor- und Nachgeschichte, d. h. der Erkrankung des Angehörigen – und seines Sterbens mitsamt dem unverstandenen Zwischenspiel der terminalen Geistesklarheit, auf die niemand sie vorbereitet hatte und die zu begreifen ihnen auch im Nachhinein kaum jemand zu helfen vermochte. Dieser Gruppe von Angehörigen fiel es angesichts dieser Berg-und-Tal-Wanderung durch die Höhen und Tiefen des Gangs von Krankheit zu kurzfristiger Genesung zum Tod und anschließend zur – oft jahrelangen – Sprachlosigkeit wesentlich schwerer, mit dem Erlebten innerlich so schnell abzuschließen.

Dabei wird diese Ambivalenz, wenn man sich in die Situation dieser Angehörigen einzufühlen versucht, durchaus nachvollziehbar: Zwischen der Diagnose einer Demenzerkrankung und dem Tod des Betroffenen liegen durchschnittlich etwa zehn Jahre. Zehn lange Jahre, in denen man den stetigen Verfall der kognitiven Fähigkeiten und bald auch der Persönlichkeit und des einstigen Charakters eines geliebten Menschen miterleben muss; Jahre eines langsamen Abschieds auf Raten. Und die Tatsache, dass es ein Abschied auf Raten ist, macht ihn nicht weniger schmerzhaft – im Gegenteil. Ab einem bestimmten Punkt des Krankheitsfortschritts dann muss man sich eingestehen: Es versagen die Kräfte. Man stellt fest, dass die häusliche Betreuung des Angehörigen aus eigener Kraft nicht mehr zu bewerkstelligen ist. Man sucht einen Platz in einem Pflegeheim oder, sollte der Angehörige sich in einem auch anderweitig medizinisch prekären Zustand befinden, in einem Hospiz.

Und dann kommt eines Tages der unerwartete Anruf: Eine Pflegekraft oder ein Familienmitglied meldet sich und berichtet, dass der Kranke »auf einmal wieder ganz bei sich« und wohlauf sei; dass er sich wieder erinnere, seine Umgebung bewusst wahrnehme, spreche – sich bedanke, sich um noch unerledigte, aufgrund seiner Erkrankung liegen gebliebene Dinge kümmere, Frieden schließe, »bereit sei«. Man weiß nicht recht, was man davon halten soll, aber der eindringliche Tonfall der Pflegekraft oder des Familienmitglieds lässt kaum Raum für Zögern oder Zweifel: Offenbar geschieht gerade etwas sehr Ungewöhnliches; etwas, das man nicht versäumen will. Also eilt man zum Pflegeheim und wird unvermittelt Zeuge davon, wie der Mensch, mit dem je wieder ein »normales Gespräch« zu führen man die Hoffnung längst aufgegeben hatte, eine Episode spontaner Geistesklarheit erlebt – ohne zu begreifen, was gerade geschieht. Wie auch soll man etwas begreifen können, auf das man in keiner Weise vorbereitet war, wovon man höchstwahrscheinlich noch nicht gehört hat – von dem man nicht einmal wusste, dass es (nun) einen Namen hat?

Wieder nach Hause zurückgekehrt, ist man bewegt, verwirrt, ratlos. Man informiert andere Familienmitglieder, versucht vielleicht, dem nicht minder verwunderten Hausarzt zu berichten, was geschehen ist. Aber vor allem fragt man sich, was als Nächstes geschehen soll. Kann, soll, muss der Angehörige – nun, da er anscheinend wider alle ärztlichen Prognosen eine wesentliche Besserung seines Zustands erfährt – weiterhin im Pflegeheim verbleiben, oder soll man ihn oder sie wieder nach Hause nehmen? Noch während dieser ersten Phase des Versuchs, das eben Erlebte zu verstehen – sie dauert Stunden, selten länger als Tage –, kommt jäh der zweite Einbruch. Das Pflegeheim oder Hospiz ruft an: Der Angehörige, von dem man eben noch annehmen musste, er sei auf wundersame Weise von seiner Demenzerkrankung »geheilt«, liegt im Sterben bzw. ist verstorben.

Jetzt erinnert man sich an die sanften Hinweise des Angehörigen während des letzten Gesprächs; an die Abschiedsworte, die im Nachhinein viel mehr als nur ein vorübergehendes Abschiednehmen bis zur nächsten Besuchszeit waren. Jetzt versteht man, vielleicht gesteht man es sich auch erstmalig ein: Es war – das ahnte man vielleicht schon während des Besuchs und konnte oder wollte es angesichts der Freude und Überraschung ob der unerwarteten »Rückkehr« des Angehörigen nicht wahrhaben – ein Abschied für immer.

Nun aber will man erst recht verstehen, was geschah. Man beginnt, im Internet zu recherchieren – sehr wahrscheinlich hat man noch nicht einmal einen Suchbegriff bei der Hand. So oder so – man sucht und wird vermutlich kaum fündig. Vielleicht findet man nach einer Weile zu den Diskussionsforen von Hospizmitarbeitern oder Pflegekräften, die in Pflegeheimen oder auf Palliativstationen arbeiten. Dort wird das Thema am ehesten diskutiert, da diese Personengruppe am meisten Zeit mit sterbenden Demenzkranken verbringt und folglich auch am ehesten Episoden terminaler Geistesklarheit miterleben wird. Aber auch solche Plattformen bieten selten mehr als den einen oder anderen persönlichen Bericht und einige bestätigende Reaktionen derer, die Ähnliches erlebt haben. Eine weitergehende – und doch in so vielen Fällen erhoffte – Validierung für das Erlebte wird man selten finden. Man fällt in einen Zustand inneren Zwiespalts: Einerseits hat man gerade eine außergewöhnliche Erfahrung gemacht. Vielleicht ahnt man, dass diese Erfahrung die eigene Einstellung zu Leben, Krankheit und Tod verändern wird. Die Erinnerung daran wird einen jedenfalls noch länger begleiten und beschäftigen. Andererseits gibt es nicht einmal ein Wort oder eine Definition für das, was man erlebt hat. Kann es also wahr sein? Kann es real sein? Aber man erlebte es; man will es verstehen. Meine Studienteilnehmer schildern diesen Zwiespalt wie folgt:

> Die »Rückkehr« meines Vaters war das einzige Mal in meinem Leben, dass ich Zeuge von so etwas wie einem medizinischen Wunder wurde. Als ich jedoch begann, mich nach Menschen umzusehen, mit denen ich darüber sprechen konnte, wurde mir schnell klar, dass nichts einsamer macht als die Begegnung mit einem Wunder. Niemand, mit dem ich sprach, hatte jemals davon gehört. Nur wenige waren bereit, mir überhaupt zu glauben. Andere, denen so etwas ebenfalls noch nie begegnet war, hatten sofort irgendeine esoterische oder paranormale Erklärung parat, was mich nur noch mehr irritierte und in mir das Gefühl verstärkte, mit meiner Erfahrung allein zu sein. Ich war nicht auf der Suche nach einer Erklärung. Ich wollte einfach nur mit Menschen sprechen können, die mir zuhören und meinem Erlebnis Glauben schenken. Doch dieser Wunsch sollte sich nicht erfüllen.

Ein anderer berichtet von einem vergleichbaren Gefühl der Verlassenheit:

Als mein Freund an (aidsbedingter) Demenz erkrankte, waren unsere Nahestehenden für ihn da, bis sein Verhalten für viele von ihnen unerträglich wurde. Ihre Besuche hörten schließlich auf. Das war eine furchtbar einsame Zeit. Die Medikamente wirkten nicht mehr. Seine Verwirrung wurde von Tag zu Tag schlimmer. Dann wurde er blind. Nichts blieb mehr übrig von dem einstigen Theaterschauspieler, der in den Augen seiner Lehrer – oder vielmehr unser aller Augen – so vielversprechend gewesen war; der auf der Bühne in der Rolle des Cyrano de Bergerac brilliert hatte; der sich immer offen für alles Unkonventionelle und Exzentrische gezeigt hatte, für all diejenigen, die an der Normalität des Alltags verzweifeln. Er war nur noch ein Schatten seines früheren Selbst, nichts erinnerte mehr an den wunderbaren Menschen, der er einmal gewesen war. Nur die schönen Hände waren von ihm geblieben, die nun gestikulierten, während er sich mit seinen Halluzinationen unterhielt. Er, der nie jemanden zurückgewiesen hatte, war nun zu einem Ausgestoßenen geworden. Wir waren furchtbar einsam. Tatsächlich war ich derjenige, der furchtbar einsam war. Immerhin hatte er ja seine imaginären Gefährten. Doch an seinem letzten Tag, kurz vor seinem Tod, schaute er mir in die Augen. Ich schwöre: Obwohl er blind war, fand er irgendwie meine Augen und sah mich direkt an. Er hielt meine Hand und dankte mir dafür, dass ich bis zuletzt bei ihm geblieben war. Dann bat er mich aufzuschreiben, welche seiner Freunde und Geschwister welche Bücher sowie verschiedene Andenken an seine Auftritte erhalten sollten. Er konnte sich wieder erinnern. Er war natürlich sehr schwach, sprach langsam und sein Mund war trocken. Aber davon abgesehen war er sehr lebendig und so freigiebig wie immer. Anschließend gingen wir seine Ideen für seine Beerdigung durch. Es fühlte sich ganz natürlich an. Und doch war es außergewöhnlich – wahrscheinlich die außergewöhnlichste Erfahrung auf diesem ganzen beschwerlichen Weg zu seinem Tod. Nach ein oder zwei Stunden verließen ihn seine Kräfte. Das Atmen fiel ihm schwer und er schlief ein. Ich ging leise aus dem Zimmer und betrat den Krankenhausflur. Sein Krankenbett zu verlassen war so, als würde ich einen magischen Ort gegen die kalte und brutale Realität des Krankenhauses eintauschen.

Als ich den Stationsarzt auf dem Gang traf und ihm sagte, dass mein Freund völlig klar und bei Bewusstsein war und mir in die Augen gesehen hatte, meinte er nur lapidar, dass sich [seine] Blutwerte verschlechtert hätten und ich mich auf das Schlimmste gefasst machen müsse. Und als ich am Abend einige unserer Freunde anrief, stieß ich fast durchweg auf Unglauben. Ich wurde beschenkt, aber wissen Sie, wie einsam es macht, ein solches Geschenk zu erhalten und niemanden zu haben, der auch nur daran glaubt? Mein Freund starb am nächsten Tag an einem massiven Schlaganfall. Nie war ich glücklicher oder unglücklicher als in diesen Tagen. Ich bewahre diese letzte Begegnung mit meinem Freund in meinem Herzen. Noch immer kann ich nicht darüber sprechen oder schreiben, ohne … zu weinen, zu weinen.

Es gibt – oder gab für lange Zeit – tatsächlich kein Referenz- und Bezugssystem, das es diesen Zeugen ermöglichen würde, das Erlebte einzuordnen. Noch immer existiert fast keine einschlägige Literatur, der man entnehmen könnte, was es mit der terminalen Geistesklarheit auf sich hat oder – vielleicht ebenso wichtig – wie andere Menschen in vergleichbaren Situationen mit dem Erlebten umgehen. Aber wir brauchen solche Geschichten und Vorbilder. Sie können uns helfen, außergewöhnliche Erfahrungen zu verstehen und in unser Leben zu integrieren: Wir brauchen Gemeinschaft. Und je komplexer, potenziell verwirrender und existenzieller das Phänomen ist, mit dem wir uns konfrontiert sehen, umso größer ist unser Sehnen nach einer verstehenden Gemeinschaft, umso größer unser Wunsch nach Bestätigung und umso größer auch unser Bedürfnis nach Unterstützung – wenn schon nicht im persönlichen Gespräch, so doch zumindest in Form von Protokollen, Erzählungen und Geschichten.

Allerdings gibt es wie gesagt nur wenig, worauf man sich stützen könnte; es ist dieses Buch das erste (ursprünglich in englischer Sprache verfasste), das sich ausführlich mit dem Thema auseinandersetzt (die erste auf Deutsch erschienene Abhandlung in Buchumfang, die sich u. a. mit der terminalen Geistesklarheit befasst, stammt von Michael Nahm – *Wenn die Dunkelheit ein Ende findet* – und sei den Lesern an dieser Stelle sehr ans Herz gelegt). Es bleibt zu hoffen, dass weitere folgen werden.

Nähert man sich dem Phänomen der terminalen Geistesklarheit aus der Perspektive der psychologischen Anliegen und Bedürfnisse der Angehörigen, eröffnet sich somit eine weitere Zugangsweise zum Thema; vor allem aber werden weitere Herausforderungen sichtbar: Wer wird den Angehörigen helfen, Wege zu finden, mit dem Erlebten umzugehen, es zu verarbeiten? Wer bietet ihnen die Möglichkeit, über ihre Erfahrungen zu sprechen? Wer wird sie und ihr Erlebnis ernst nehmen? Wer wird würdigen, was und wie sie es erfahren haben? Es bleibt zu hoffen, dass sich mit dem seit einigen Jahren beobachtbaren wachsenden Interesse an der terminalen Luzidität und ähnlichen Erlebnissen in Todesnähe die Chance eröffnet, dass wir wieder lernen, einander das zuzugestehen, wodurch Gemeinschaften und die in ihnen gewachsenen mündlichen oder schriftlichen Traditionen uns und anderen so viel Halt und Trost zu spenden vermögen: einen Raum, uns mit unseren Erfahrungen mitzuteilen, und seien sie noch so ungewöhnlich, ambivalent, fragil, fragwürdig und unverstanden bzw. unverständlich.

Angesichts der Tatsache, dass es gegenwärtig in den meisten sozialen Kulturen des Westens an derartigen öffentlichen Räumen sehr mangelt, mag es vielleicht auch weniger verwundern, dass sich in den ersten Wochen und Monaten nach den Medienberichten über unsere Arbeit so viele Menschen an mich wandten. Sie suchten weit mehr als nur jemanden, der sich ihr Erlebnis anhörte: Sie wollten auch – manche sogar vor allem – über ihre Verunsicherung sprechen und im Gegenzug nicht vorschnell ge- oder vertröstet werden. Sie wollten keine voreiligen Antworten gegen die Ungewissheit und Vieldeutigkeiten des Erlebten eintauschen; sie suchten schlicht einen Ort, an dem das Unverstandene eine Weile unverstanden bleiben und wirken kann – und sie für sich selbst zulassen konnten, dass hier etwas im Raum stand, dessen Natur und Bedeutung sich ihnen (und uns) nicht unmittelbar offenbarte:

> Was wir als Familie erlebten, als wir uns von F. verabschiedeten, war einerseits wunderbar, andererseits aber auch zutiefst verwirrend. Da war zum Beispiel die Sorge, dass wir uns mehr um F. hätten kümmern sollen, als er zunehmend verwirrt und apathisch war. War er die ganze Zeit über bei klarem Verstand gewesen und wir hatten es nur nicht bemerkt? Hatte er mit uns kommunizieren wollen, ohne dass er zu uns durchdrang? Und wenn es nicht so war – *wo* war er dann die ganze Zeit gewesen? Ich muss zugeben, dass mich das alles sehr beunruhigt hat. Diese Ungewissheit überschattet manchmal die schöne Erinnerung an die letzten klaren Tage mit F. Ich weiß, was ich gesehen habe. Ich kann es nur nicht verstehen.
>
> Was macht man mit einem Erlebnis, das man sich unmöglich erklären kann? Innerhalb der Familie klammern wir das Thema aus, das war schon immer unsere Art. Wir waren davon irritiert, und jeder von uns hat die Erinnerung an

die klaren Augenblicke meiner Großmutter auf seine eigene Weise verarbeitet oder auch verdrängt. Wir haben es seitdem kaum erwähnt. In meiner Familie ist man stolz darauf, rational zu sein und alles vom wissenschaftlichen Standpunkt aus zu betrachten. Dieses Erlebnis passte nicht in unsere rationale Welt, in der alles seine Ordnung hat und »erklärbar« ist – mit Ausnahme der geistigen Klarheit meiner Großmutter, bevor sie starb. Ich glaube, ich bin das einzige Mitglied meiner Familie, das versucht, all das zu verstehen, auch wenn ich dabei auf religiöse oder spirituelle Ansätze zurückgreifen muss. Jedenfalls nimmt das, was ich mit meiner Großmutter erlebt habe, in der Weltsicht meiner Familie einen ganz besonderen Platz ein. Wahrscheinlich ist das der Grund, warum wir normalerweise nicht darüber sprechen.

»*Wie wird es enden?*«

Während die eben erwähnte Gruppe zumeist schlicht mit jemandem in Kontakt treten wollte, der ihnen zuzuhören bereit war, auch wenn (manchmal hatte ich den Eindruck: gerade weil) derjenige nicht gleich mit vorschnellen Antworten auf ihre Fragen aufwarten würde, gibt es eine weitere Gruppe, deren Belange und Fragen noch weitaus größere Herausforderungen darstellen – denn diese Gruppe will vor allem eines: konkrete Antworten. Regelmäßig kontaktieren mich Angehörige von Patienten, die gerade eine luzide Episode durchleben. Sie bewegt nicht nur die Frage, was gerade mit ihrem Angehörigen geschieht; sie wollen vielmehr auch wissen, was mit ihm geschehen *wird*. Da die überwiegende Mehrzahl der in den Medien beschriebenen Fälle terminaler Luzidität innerhalb weniger Stunden oder Tage verstarben, treibt diese Angehörigen die verständliche Sorge um, die unerwartet auftretende

Geistesklarheit ihres Familienmitglieds deute auf dessen baldigen Tod hin:

> Meine Mutter leidet seit zehn Jahren an Demenz. Anfänglich schritt die Erkrankung sehr langsam voran, aber die letzten zwei Jahre waren furchtbar. Aber jetzt erlebt sie gerade diese luzide Phase. Alle sind überglücklich. Es ist wirklich ein Wunder. Aber was hat das alles zu bedeuten? Wird sie sterben? Sollten wir uns darauf vorbereiten?

> Ich bin auf Ihren Artikel über terminale Geistesklarheit gestoßen, als ich versuchte, mehr darüber zu erfahren, was hier gerade geschieht. Die Schwester meines Großvaters ist zum ersten Mal seit Monaten wieder voll ansprechbar. Jetzt machen wir uns Sorgen, dass sie sehr bald sterben wird. Können Sie mir sagen, was wir tun können, um sie noch ein wenig länger bei uns zu behalten? Oder ist es unausweichlich, dass sie jetzt sterben wird?

> Meine Mutter leidet seit sechs Jahren an Demenz und befindet sich jetzt im Endstadium der Krankheit. Ich habe schon lange kein Gespräch mehr mit ihr geführt. Als ich sie aber gestern im Pflegeheim besuchte, war es, als hätte ich meine Mutter wieder. Ich war völlig perplex, als sie anfing, sich mit mir zu unterhalten, und mich sogar beim Namen nannte, was sie seit mehreren Jahren nicht mehr getan hatte. Sie erkannte Angehörige, die sie seit Langem nicht mehr gesehen hatte, und sprach mit ihnen. Nachdem ich den Artikel über terminale Geistesklarheit gelesen hatte, dachte ich, ich sollte Sie dies wissen lassen. Ich frage mich natürlich, ob sie sehr bald sterben wird, da dieses Phänomen laut dem Artikel bei Demenzpatienten kurz vor deren Tod auftritt.

Wie reagiert man, wenn einem eine solche Frage gestellt wird? Man kennt den Verfasser dieser Zeilen nicht, weiß so gut wie gar nichts über ihn, seinen persönlichen Hintergrund und seine Beziehung zum Patienten. Aber wenn man nicht einmal das alles weiß – was sagen? Wie antworten? Diese ohnedies schwierige Situation wird auch dadurch nicht einfacher, dass es – wenn auch in meiner Sammlung seltene – Fälle einer rein *paradoxen* Luzidität gibt, also luzide Episoden, die der terminalen Geistesklarheit in jeder Hinsicht gleichen – mit dem entscheidenden Unterschied allerdings, dass sich der Zustand der Patienten in den terminalen Fällen rapide verschlechtert und sie bald nach der Episode sterben, während die paradoxe Geistesklarheit nicht unmittelbar dem Tod des Patienten vorausgeht. Der folgende Bericht etwa stammt aus der Fallsammlung des Hospizseelsorgers Ron Wooten-Green, der die Patientin, eine 88-jährige an Alzheimer erkrankte Frau namens Liz, und ihren 90-jährigen Ehemann über mehrere Jahre hinweg betreut hatte:

> Die 88-jährige Liz leidet an der schleichenden Alzheimerkrankheit mit ihren grausamen Folgen. Es ist lange her, dass sie den Bezug zur Realität herstellen konnte. Sie kann Gespräche führen, aber sie ergeben nicht viel Sinn. Luther, ihr treuer 90-jähriger Ehemann, geht dreimal am Tag die zwei Blocks zum Pflegeheim, um ihr Blumen aus dem Garten ihres Hauses in der Stadt zu bringen.
>
> Ich besuche Liz und Luther nun schon seit fast einem Jahr, und ich weiß dann schon, was mich erwartet. Ob ihr Mann zu Besuch ist oder nicht, Liz liegt in ihrem Bett, und wenn ich ihr Zimmer betrete, schaut sie zum Fenster und sagt: »Das ist ein schönes Ballspiel da draußen«, wobei sie eine kleine Rasenfläche mit einem Holzapfelbaum in der Mitte meint – nicht gerade viel Platz für ein Ballspiel. Liz scheint es jedoch zu genießen, »ihnen« beim Spiel zuzusehen.

Wenn Luther bei ihr ist, fragt sie ihn: »Hast du die Hausarbeit erledigt? Wie geht es den Kühen? Hast du sie gemolken? Und vergiss nicht, die Schweine zu füttern. Bring mir die Eier, ich werde sie verpacken.« Der Hof außerhalb der Stadt gehört ihnen zwar noch, aber Luther hat das Land seit fast dreißig Jahren nicht mehr bestellt. Längst hat er den Hof verpachtet. Die Schweinezucht haben sie schon vor vierzig Jahren aufgegeben, und Liz hat seit fast fünfzig Jahren kein Ei mehr geschiert. Aber so ist das mit Alzheimer: Die Vergangenheit ist viel präsenter als die Gegenwart.
Die Tür steht offen, doch als ich klopfen will, bietet sich mir ein ungewöhnliches Bild. Liz sitzt in ihrem Rollstuhl. In all der Zeit habe ich sie noch nie außerhalb des Bettes gesehen. Luther hockt auf der Kante eines bequemen, gepolsterten Stuhls. Sein Kopf ist gesenkt. Sie halten einander an den Händen. Einen Moment lang überlege ich, ob es mir erlaubt ist, den Zauber ihrer Zweisamkeit zu durchbrechen. Aber gerade als ich auf dem Absatz kehrtmachen und gehen will, blickt Luther auf, lächelt und begrüßt mich mit einem einladenden »Schön, Sie zu sehen«.
Da bemerke ich, wie Tränen auf seinen Wangen glitzern, die auch die freudige Begrüßung nicht verbergen kann.
»Ich möchte Sie beide wirklich nicht stören. Ich kann ein anderes Mal wiederkommen.«
»Aber nein. Sie stören nicht. Wir sitzen einfach nur hier.«
»Nun, Luther, mir scheint, dass Sie nicht einfach nur hier sitzen. Ich sehe Tränen. Wollen Sie mir nicht sagen, was wirklich los ist? Sie müssen es mir natürlich nicht sagen. Aber ich verspreche zuzuhören, wenn es Ihnen hilft.«
Liz, die ihr Lieblings-Sweatshirt mit zwei Kätzchen auf der Vorderseite trägt, sieht mich ohne ihr gewohntes Lächeln an. »Keiner spielt mehr Ball. Das Ballspiel ist vorbei.«
Liz scheint von einer Traurigkeit erfüllt zu sein, wie ich sie noch nie zuvor an ihr gesehen habe.

»Das Ballspiel ist vorbei, so viel ist sicher«, bekräftigt Luther. Ich lächle über seine Bemerkung und denke, dass er Liz damit humorvoll zur Seite springen will, bemerke aber schnell, dass er selbst nicht lächelt. Es ist ihm todernst.

»Das Ballspiel ist vorbei?«, wiederhole ich.

»Wir werden die Farm verlieren«, sagt Luther, und in seiner Stimme klingt tiefe Verzweiflung mit.

Als Luther weint, ergreift Liz seine Hände. Sie zieht ihn zu sich und nimmt ihren traurigen Mann sanft in die Arme. Und während Luther schluchzt, weint Liz leise. Ich bin sprachlos angesichts der Szene, die sich vor mir abspielt.

»Warum?«, fragt Liz.

Luther schaut auf zu seiner Frau, mit der er seit fast siebzig Jahren verheiratet ist, und erklärt: »Damit ich mich hier um dich kümmern kann.«

»Warum hast du mir denn nichts gesagt?«, fragt Liz.

Verwundert wirft Luther mir einen Blick zu und wendet sich dann zu Liz: »Weil … weil … na ja, ich dachte, du würdest dich sowieso an nichts mehr erinnern.«

Und Liz, mit der Selbstgewissheit einer Frau, die sechs Kinder großgezogen, unzählige Gemeinde- und Kirchenveranstaltungen organisiert und sich um die Finanzen von Haus und Hof gekümmert hat – dieselbe Frau, die seit Jahren nicht mehr in der Lage war, mit der Welt um sie herum in Kontakt zu treten –, erklärt nun dem Mann an ihrer Seite: »Ich weiß. Aber ich muss es wissen.«

Am folgenden Tag wusste Liz nichts mehr von diesem Austausch – nach diesem einen klaren Moment, den ihr Mann nie vergessen wird, setzte die zerstörerische Dynamik der Alzheimerkrankheit innerhalb von Sekunden wieder ein. […] Liz starb zwei Wochen nach diesem Ereignis. […] Zu einem Zeitpunkt, als niemand es für möglich gehalten hätte, nahm Liz noch einmal Kontakt zur Welt um sie herum und zu ihrem von Kummer erfüllten Ehemann auf.[3]

Auch in meiner Fallsammlung finden sich einige wenige Berichte über paradox luzide Fälle. Da dieses Phänomen jedoch nicht wesentlich besser erforscht ist als die terminale Luzidität, verfügen wir derzeit über keine eindeutigen Unterscheidungskriterien, anhand derer sich vorhersagen ließe, ob die spontane luzide Episode eines Demenzkranken nun Vorbote seines Todes ist oder nicht.

Die einzige Antwort, die ich denjenigen, die mich um eine »Prognose« baten, geben konnte, war daher schlicht der Rat, so oder so das Beste aus der Situation zu machen – entweder würde die unverhoffte »Rückkehr« des Kranken sich möglicherweise wiederholen; oder sie bliebe ein einmaliges Ereignis, danach würde die Krankheit wieder zum Vorschein kommen und keine weitere Wiederkehr sei zu erwarten. Oder die luzide Episode konnte die letzte Gelegenheit sein, sich in Frieden und Würde voneinander zu verabschieden: Der Patient würde sterben.

Darüber hinaus ist eine Prognose aufgrund fehlender Abgrenzungsmerkmale zwischen dem akuten Erscheinungsbild der paradoxen und der terminalen Geistesklarheit meines Wissens nach derzeit nicht möglich. Einzig fiel mir auf, dass Patienten während einer Episode terminaler Geistesklarheit signifikant häufiger über ihren eigenen bevorstehenden Tod reden, während paradox luzide Patienten meist gegenwartsbezogene Themen ansprechen. Doch sind dies erst informelle, beiläufige Beobachtungen; die Abgrenzung von terminaler und paradoxer Geistesklarheit wartet noch darauf, Gegenstand systematischer Untersuchungen zu werden.

Letztlich teilten mir jedenfalls – mit Ausnahme von nur zwei Fällen – die Angehörigen der hier besprochenen Gruppe mit, dass der Patient binnen weniger Tage oder Stunden gestorben sei, es sich also um eine Episode terminaler Luzidität gehandelt hatte:

> Ich muss Ihnen eine traurige Mitteilung machen: Großmutter ist gestern Abend friedlich verstorben. Es war also tatsächlich das Ende. In Wirklichkeit war es aber nicht nur traurig, sondern auch erhebend. Wir haben den ganzen Nachmittag bei ihr gesessen. Meine Schwester hat ein Familienalbum mitgebracht und wir haben uns alte Fotos angeschaut. Wehmut. Dankbarkeit. Lachen. Von Zeit zu Zeit kam die Krankenschwester ins Zimmer, um nach uns zu sehen. Einmal kam sie herein, als wir alle Tränen in den Augen hatten, während meine Großmutter die Bilder ihrer Hochzeit betrachtete und sagte, wie sehr sie sich darauf freue, mit meinem (verstorbenen) Großvater wieder vereint zu sein. Und als die Krankenschwester das nächste Mal hereinkam, lachten wir gerade über Kinderfotos von mir und meiner Schwester. Bei ihrem dritten Besuch war meine Großmutter gerade eingeschlafen, nachdem sie sich bei jedem von uns für all die schönen Momente bedankt und sich erschöpft in ihrem Bett zurückgelehnt hatte. Alles innerhalb weniger Stunden. Ich blieb noch eine Weile bei ihr, während sie schlief, und versuchte, mir einen Reim auf diesen erstaunlichen Nachmittag zu machen. Wie schön und friedlich sie aussah! Die Besuchszeit ging zu Ende. Meine Großmutter starb einige Stunden später im Schlaf. Was für ein Abschied!

Was ich hier in anekdotischer Form berichte, ging auch aus den seither von uns durchgeführten systematischen Erhebungen hervor (dazu unten mehr) und bestätigt sich ebenso in anderen Fallsammlungen. In der Übersichtsarbeit von Nahm und Greyson etwa zeichnet sich das gleiche Muster ab: Die weit überwiegende Mehrheit der Menschen, die ein unerwartetes und spontanes Wiedererwachen erlebten, starb innerhalb von Stunden, höchstens weniger Tage nach ihrer luziden Episode.

6.

Die Netze auswerfen

Zur Hauptstudie

So weit zu unserer Pilotstudie: Wir hatten nun weitere aktuelle Fallberichte gesammelt und systematisch ausgewertet[4] sowie zahlreiche weitere unstrukturierte Berichte erhalten. Mit einigen Zeugen stand ich in laufendem Kontakt. Sie hatten Fragen, ich hatte Fragen – dennoch gewann unser Bild der terminalen Geistesklarheit langsam sich deutlicher abzeichnende Konturen. Aber es war erst der erste Schritt getan. Pilotstudien sind in gewisser Weise Skizzen, Vorentwürfe, Rohfassungen, die den Weg ebnen sollen für geordnetere Versuche, sich einem Phänomen anzunähern. Also bestand der nächste logische Schritt darin, in einem zweiten Anlauf noch weitere Fälle zu sammeln und systematisch nach strukturellen Unterschieden und Übereinstimmungen zu suchen – stets mit dem Ziel vor Augen, ein besseres Verständnis der Phänomenologie und Gestalt der terminalen Geistesklarheit zu gewinnen.

Unsere eigentliche Studie sprach nun einen weitaus größeren, internationalen Adressatenkreis an: eine Zufallsstichprobe von Krankenhäusern, Hospizen und Pflegeheimen im deutschen, englischen (Großbritannien, Kanada und die USA) und französischen Sprachraum (Frankreich, Belgien, die französische Schweiz, Kanada) sowie Onlineforen für (a) Angehörige und Freunde von Patienten mit Demenzerkrankungen, (b) Angehörige und Freunde von Patienten mit anderweitig kognitiv beeinträchtigenden neurologischen Erkrankungen (z. B. Schädel-Hirn-Trauma), (c) Angehörige und Freunde von chronisch und unheilbar Kranken ohne weitere Eingrenzung, (d) Hospizmitarbeiter und Krankenpfleger sowie (e) in Gesundheitsberufen Arbeitende im Allgemeinen.

Es ging nun nicht mehr nur darum, herauszufinden, ob das Phänomen tatsächlich auftritt – das stand mittlerweile kaum mehr infrage. Vielmehr ging es jetzt darum, noch mehr über das Phänomen selbst und die Umstände und Bedingungen seines Auftretens in Erfahrung zu bringen: Bei wem tritt es auf? Gab es individuelle Unterschiede, etwa demografische oder medizinische Faktoren wie Geschlecht, Alter oder Diagnose, die überzufällig mit dem Auftreten terminaler Geistesklarheit zusammenhängen? Könnten situative Faktoren wie die säkulare oder konfessionelle Trägerschaft des Krankenhauses, Hospizes oder Pflegeheims, in dem der Patient verstarb, eine Rolle gespielt haben? Gab es regionale Unterschiede in der Häufigkeit oder dem Eigenschaftsprofil der luziden Episode? (Um es vorwegzunehmen: Es hatten weder die Trägerschaft noch die Region des Pflegeheims einen wie auch immer gearteten Einfluss auf die im Folgenden berichteten Ergebnisse.)

Und allgemeiner: Wie lange dauert eine luzide Phase im Schnitt, und wie groß ist die Streubreite dieses Faktors? Gibt es bestimmte Umstände, die in den Tagen vor oder am Tag der luziden Episode eine auslösende oder modifizierende Rolle gespielt haben könnten? Beispielsweise beschäftigte uns die Frage, ob Fälle von terminaler Geistesklarheit gehäuft zu bestimmten Tageszeiten auftreten – es ist bekannt, dass die kognitive Leistungsfähigkeit vor allem älterer Menschen stärker an zirkadiane Rhythmen gebunden ist. Oder gab es medikamentöse Umstellungen oder Therapien im Vorfeld der Episode?

Mit Blick auf die Frage nach dem Auslöser einer luziden Episode hatte ich anfangs – sozusagen als Forschungshypothese – angenommen, dass es einen allen Episoden gemeinsamen Trigger geben könnte. Doch je mehr Fälle bei unterschiedlichen Grunderkrankungen ich sammelte, umso mehr geriet diese Forschungshypothese ins Wanken. Eine Art Universalauslöser schien uns schließlich zunehmend unwahrscheinlich, da luzide Episoden unter einer Vielzahl von Bedingungen und einer Vielfalt von neurologischen Erkrankungen (Demenz, Hirntumor, Schlaganfall usw.) auftreten und folglich je nach neurologischen Ausgangsbedingungen auch ganz andere neuronale Störungs- und Behinderungsfaktoren »umgangen« werden müssten, um luzide Episoden zu ermöglichen. Umso wichtiger schien es daher, jeder denkbaren Spur potenzieller Auslöser der terminalen Geistesklarheit nachzugehen, mochte sie auch dem ersten Augenschein nach noch so weit hergeholt, unwahrscheinlich oder abwegig erscheinen: Veränderungen im Tagesablauf der Patienten, die Einnahme bestimmter Lebensmittel oder Getränke, Wettereinflüsse sowie psychologische Faktoren wie Besuche von bestimmten Personen oder Gespräche über bestimmte Themen im Beisein der Patientin oder des Patienten.

Die nächste Frage, die es zu klären galt, betraf den oben kurz angerissenen zeitlichen Zusammenhang zwischen dem Auftreten der luziden Episode und dem Eintritt des Todes. Zwar deuteten bis dahin sämtliche von uns (und anderen Arbeitsgruppen) gesammelten Daten darauf hin, dass es sich um ein Phänomen handelt, das zeitlich überwiegend mit dem bevorstehenden Tod des Patienten zusammenfällt – aber es ist durchaus denkbar, dass dieser Zusammenhang nur dem Anschein nach und nicht tatsächlich besteht. Es ist zum Beispiel möglich, dass Fälle, die dem Tod eines Patienten unmittelbar vorausgehen, öfter und besser erinnert werden als die eine oder andere unerwartete non-terminale luzide Episode. In diesem Fall wäre das Übergewicht todesbezogener Fälle in unseren Berichten eher ein Gedächtnisartefakt und nicht eigentlich ein Merkmal des Phänomens selbst. Dem war daher nachzugehen.

Abgesehen von den möglichen Auslösern und dem Zeitpunkt der terminalen Geistesklarheit interessierte mich auch, welche Themen die Betroffenen während ihrer luziden Episode ansprechen: Worüber spricht man, wenn man vielleicht schon seit Jahren weitgehend teilnahms- und sprachlos, verwirrt und ohne Erinnerung war, den Kontakt zur Welt verloren hatte – und nun auf einmal »zurück« ist? Was sagt ein Mensch, der seine Angehörigen seit Monaten oder Jahren nicht mehr erkannt hat, zu seiner Tochter, seinem Sohn, seinen Enkelkindern, seiner Ehepartnerin, wenn er mit einem Mal wieder weiß, wer sie sind? Was sagt er zu den Menschen, die ihn betreuen? Wie äußert er sich darüber, auf welche Weise er sich selbst und die Welt während der Zeit seiner Beeinträchtigung erlebt hat? Und wie waren die häufig gehörten anekdotischen Schilderungen einzuordnen, denen zufolge die Patienten wussten oder andeuteten – gelegentlich auch sehr deutlich davon sprachen –, dass ihre Rückkehr nur von kurzer Dauer sein würde und sie bald sterben würden?

Und dann war da noch die oben kurz angesprochene, bis dato allerdings kaum systematisch untersuchte Frage, welche psychologischen Auswirkungen es auf Angehörige, den Freundeskreis und die Betreuenden der Erkrankten hat, wenn sie Zeugen eines solchen Ereignisses werden: Wie gehen sie damit um? Was nehmen sie für ihr weiteres Leben, ihre Anschauungen über Leben, Krankheit und Tod, ihre Erinnerungen an das Erlebte mit? Wie können wir ihnen – abseits von unserer Bereitschaft, ihnen zuzuhören – konkret beistehen und helfen?

Dies also waren einige der Fragen, denen wir in der ersten groß angelegten internationalen Studie zur terminalen Geistesklarheit nachgingen. Im Folgenden werde ich versuchen, diese Fragen auf der Grundlage sowohl unserer Erhebungsdaten als auch der unstrukturierten Fallberichte, die uns bisher erreichten, zu beantworten.

Ein »Caveat«

Die folgenden Ausführungen sind nur ein erster Schritt zum Verständnis der Phänomenologie der terminalen Geistesklarheit. Weil wir hier Themen behandeln, die unmittelbaren Einfluss auf unser Selbst- und Weltbild, und damit auch auf unsere Lebensführung, haben können, fällt den auf diesem Gebiet Arbeitenden eine entsprechend hohe Verantwortung und Sorgfaltspflicht zu – ich will daher im Folgenden nicht den Eindruck erwecken, dass wir über mehr Wissen zum Thema verfügen, als unsere Daten derzeit tatsächlich hergeben können. Wie ich eingangs dieses Buchs sagte, sind wir erst wenige Meter in dieses Gebiet vorgedrungen; noch sehen wir nicht sehr weit. Vieles ist und bleibt unbekannt; es bleibt noch viel zu tun, auszuwerten und zu verstehen.

Zudem hat jede Methode gleichermaßen Stärken wie Schwächen. Eine mögliche methodische Schwäche unserer bisherigen Arbeiten liegt beispielsweise in der Auswahl der Auskunftspersonen und Zeugen. Die Personen, die sich an mich gewandt haben (in der Mehrzahl handelt es sich um Familienangehörige oder Beteiligte aus dem Freundeskreis und nicht um Mitglieder der Gesundheitsberufe), haben sich aus eigenem Antrieb dazu entschlossen, die Fragebögen zu beantworten bzw. mir ihre Fallberichte zu überlassen. Weiterhin war unsere Studie retrospektiv, wobei wir allerdings zur Vermeidung von Erinnerungsverzerrungen nur Fragebögen auswerteten, die binnen zwölf Monaten nach der luziden Episode ausgefüllt wurden. Auf weitere potenzielle Störquellen in Bezug auf einzelne Aspekte und Ergebnisse unserer Studie werde ich weiter unten im jeweiligen Zusammenhang ihrer Beschreibung und Auswertung eingehen.

7.

Terminale Geistesklarheit: die Ergebnisse

Bei wem tritt das Phänomen auf?

Gibt es spezifische Merkmale oder Eigenschaften der Personen, die eine Episode von terminaler Geistesklarheit erleben, bzw. (wie) wirken sich individuelle Unterschiede auf das Profil einer luziden Episode aus? Bei der Beantwortung dieser Frage galt es zunächst drei einfache Datenpunkte zu berücksichtigen: das Geschlecht des Patienten, das biologische Alter und die Diagnose der der kognitiven Beeinträchtigung zugrunde liegenden Erkrankung.

Die Diagnose interessierte uns insbesondere, da nicht alle kognitiv beeinträchtigenden Erkrankungen dem gleichen Verlaufsmuster folgen. Beispielsweise erleben Patienten mit der Diagnose »Lewy-Körper-Demenz« (Lewy body dementia, LBD) insbesondere in den frühen Stadien der Krankheit typischerweise gelegentliche luzide Intervalle.[5] Daher ist das Auftreten terminaler Geistesklarheit bei Patienten im Frühstadium der LBD bei Weitem nicht so bemerkenswert und unerwartet wie etwa bei Patienten mit fortgeschrittener Alzheimer- oder frontotemporaler Demenz. Auch bei anderen Erkrankungen oder Läsionen, wie zum Beispiel Hirnabszessen, Folgeschäden durch Hirnhautentzündungen, Schlaganfällen oder Hirntumoren, kommen nur selten Spontanremissionen vor; aber es gehen diese Störungsbilder zugleich mit einer weit größeren Variationsbreite der Symptomatik einher.

In unserer Datenbank lautet die häufigste Diagnose Demenz ohne weitere Spezifizierung, gefolgt von Patienten mit – in einigen Fällen auch early-onset, also Krankheitsbeginn bei einem Lebensalter von unter 65 Jahren – Alzheimer-Demenz. Die nächstgrößere Gruppe bilden Patienten mit vaskulärer Demenz und ausgeprägten kognitiven Beeinträchtigungen nach Schlaganfällen, gefolgt von Patienten mit primären oder metastasierten Hirntumoren, Parkinsonerkrankung mit Demenz, Lewy-Körper-Demenz, traumatischen Hirnverletzungen, Huntington mit kognitivem Abbau/Demenz und frontotemporaler Demenz sowie HIV-/aidsbedingter Demenz und Meningitis bzw. Spätfolgen einer meist bakteriellen Meningitis.

Der kognitiven Beeinträchtigung der Patienten lag damit eine breite Vielfalt von Erkrankungen zugrunde; auch variierten die Ausprägungen der Verwirrtheit und kognitiven Defizite der Patienten stark:

> Meine Frau schlief meistens oder war bewusstlos, das war schwer zu unterscheiden. Jedenfalls öffnete sie nur selten die Augen.

> Er starrte einfach vor sich hin – ohne etwas Bestimmtes zu fixieren. Wenn das Essen kam, starrte er einfach auf das Brot oder den Apfel oder auf die Wasserflasche vor sich. Er reagierte nicht, wenn man ihn ansprach.

> Die Patientin, eine 89-jährige Frau mit fortgeschrittener Alzheimerkrankheit, fiel immer wieder in Schlaf, aber auch wenn sie wach war, war keine Kommunikation möglich. Sie reagierte nicht, wenn man sie mit ihrem Namen ansprach. Das einzige leise Anzeichen einer Reaktion kam von ihr, als sie das Wasser laufen hörte, wenn die Reinigungskräfte in ihrem Badezimmer waren. Aber auch das währte nur kurz,

und es gab keine Möglichkeit, mit ihr »Verbindung« aufzunehmen.

K. hatte im Laufe der Jahre ihr Gedächtnis verloren. Wenn wir ihr etwas erzählten, strahlte sie uns mit ihren schönen hellblauen Augen an – ich werde diese schönen Augen nie vergessen! Diese zierliche Frau mit dem unendlich sanften Gesicht und einer ebenso sanftmütigen Persönlichkeit, die sie sich auch in ihrer Krankheit bewahrt hatte – sie wirkte fast durchscheinend, und ihr sanftes Lächeln war wie ein transparentes Leuchten. Sie hörte freundlich und aufmerksam zu, vergaß aber leider innerhalb von Sekunden, was wir zu ihr sagten. Gelegentlich reagierte sie in verständiger Weise, vor allem dann, wenn wir über Dinge aus der fernen Vergangenheit sprachen. Doch mit dem Fortschreiten der Krankheit wurden solche Momente seltener und sie zog sich in dauerhaftes Schweigen zurück. Nur ihr Lächeln blieb. Niemand von uns konnte ahnen, wie sehr dieses strahlende Lächeln noch einmal aufleben würde, als sie uns in ihrer sanftmütigen Weisheit auf ihren Tod vorbereitete.

Im Laufe der Jahre war D. äußerst vergesslich und verwirrt geworden. Sie fand nicht immer ihr Zimmer und vergaß ständig, dass sie nicht mehr zu Hause war, sondern in einem Pflegeheim, in das sie vor einem Jahr eingezogen war. Sie versuchte immer wieder, ihren verstorbenen Mann anzurufen, verwechselte ihre beiden Kinder und erkannte ihre Enkelkinder überhaupt nicht mehr.

Da er nicht mehr in der Lage war, seinen Alltag zu bewältigen, beauftragten wir einen Pflegedienst, der ihn zweimal am Tag betreute. Ansonsten saß er nur noch vor dem Fernseher und schaute seine Lieblingsserie. Hin und wieder setzte ich mich dabei zu ihm. Offenbar verstand er nicht mehr wirklich, was er sich ansah. Manchmal kommentierte er die Sendung, aber die Kommentare, die er abgab, bestätigten nur, dass er dem Inhalt nicht mehr folgen konnte. Sein Verhalten wurde immer skurriler. Er verlegte immer wieder seine Brieftasche und durchsuchte dann (immer sehr unsystematisch) die ganze Wohnung danach. Regelmäßig fanden wir im Kühlschrank oder im Backofen Dinge, die dort eindeutig nicht hingehörten: sein Handy, seine Brille usw. Leider ließ auch sein Gedächtnis immer mehr nach. An guten Tagen erkannte er mich, wenn ich ihn besuchte. An einem schlechten Tag musste ich mich ihm erst vorstellen, um ihm eine Idee davon zu geben, wer ich war.

Ihr Gedächtnis war wie ein Sieb – nichts konnte sie sich länger als ein oder zwei Tage merken. Sobald die normale Routine irgendwie durchbrochen wurde, fühlte sie sich schnell völlig überfordert. Innerhalb ihrer Routine kam sie jedoch ganz gut zurecht. Aber wehe, wenn etwas Unerwartetes geschah: Schon ein Werbeanruf konnte sie völlig aus der Fassung bringen. Oh, und sie liebte das Einkaufen. Und das tat sie denn auch – sie, die immer recht sparsam gewesen war, ging nun regelrecht auf Shoppingtour. Und es war nicht immer klar, ob sie einfach vergessen hatte, dass sie beispielsweise schon einen Ventilator gekauft hatte, oder ob eine geheimnisvolle Eingebung ihr irgendwie suggeriert hatte, dass sie mehr als einen brauchte. Am Ende waren es nicht weniger als acht Ventilatoren. Trotzdem konnte sie weiterhin in ihrer eigenen Wohnung leben.

Neben der Gruppe der Patienten mit ausgeprägten neurologischen Störungen ist an dieser Stelle noch eine weitere Gruppe zu erwähnen, bei der das Auftreten spontaner luzider Episoden beobachtet wurde: Patienten mit schweren psychiatrischen Störungen (Psychosen). Aber während – vor allem chronifizierte – Psychosen therapieresistent sein können, wird in dieser Störungsgruppe oft ein episodischer Verlauf mit luziden(re)n Intervallen beobachtet. Da also signifikante Symptomschwankungen im Verlauf von Psychosen bestimmendes Kennzeichen des allgemeinen Krankheitsbilds dieser Störungen und zugleich größere *strukturelle* neuronale Veränderungen bei dieser Patientengruppe nicht durchgängig nachzuweisen sind, haben wir uns dazu entschlossen, diesen Fällen im Rahmen der hier berichteten Studie nicht weiter nachzugehen. In der Fachliteratur finden sich allerdings vereinzelt Schilderungen von chronisch psychotischen Patienten, wie etwa in der russischen Arbeit von Turetskaia und Romanenko (1975), die von drei Personen berichten, die sich seit 11, 20 bzw. 27 Jahren in stationärer psychiatrischer Behandlung befunden hatten. Alle drei sind kurz vor ihrem Tod zu kohärentem Erleben und Verhalten »aufgewacht«.[6] In unserer Fallsammlung gibt es eine Reihe vergleichbarer Fälle, die aus den genannten Gründen aber nicht in die folgende Auswertung aufgenommen wurden.

Alter und Geschlecht

Angesichts der Tatsache, dass kognitive Beeinträchtigungen erheblich altersabhängig sind, überrascht es kaum, dass die Mehrzahl der Patienten zum Zeitpunkt ihrer luziden Episode über 65 Jahre alt war (> 80 %). Gleichwohl gibt es eine große Altersspanne in der von uns untersuchten Population: Die jüngste Patientin (ein Mädchen mit einem inoperablen Hirntumor [Astrozytom Grad III]) war acht Jahre alt, die älteste Patientin (Alzheimer) einhundert Jahre alt; etwa zwanzig Prozent der Patienten waren jünger als 65 Jahre. Das Morbiditätsgefälle über die Altersgruppen hinweg spiegelt sich auch im Geschlechterverhältnis wider – Frauen haben in den meisten Industrienationen eine höhere Lebenserwartung als Männer und alleine von daher auch ein höheres Demenzrisiko. Dementsprechend liegen auch uns etwas mehr Fragebögen bzw. Berichte über weibliche (57 %) als über männliche Patienten (43 %) vor.

Dauer der luziden Episode

Die nächste Frage betrifft die Dauer der luziden Episode. Sie variierte beträchtlich: Die meisten Episoden dauerten zwischen zehn Minuten und mehreren Stunden; lediglich in jeweils etwa einem Zehntel der Fälle hielt sie weniger als zehn Minuten oder länger als einen Tag an. Einige Studienteilnehmer gaben jedoch an, sich nicht sicher zu sein, wie lange die luzide Episode tatsächlich angedauert habe – sei es, weil sie erst einige Zeit nach dem Beginn der Episode bei der Patientin oder dem Patienten eintrafen, sei es, weil sie emotional derart mitgenommen waren, dass sie den Eindruck hatten, ihnen sei ihr Zeitgefühl abhandengekommen. Dazu unten mehr.

Kognitiver Status während der luziden Episode

Als Nächstes stellte sich die Frage nach dem kognitiven Zustand der Betroffenen während der luziden Episode. Schon in unserer Pilotstudie hatte sich gezeigt, dass nicht alle luziden Episoden gleich ausgeprägt sind. In der Mehrzahl der Fälle kehren die Betroffenen gleichsam »vollständig zurück«; in anderen Fällen hingegen schienen sie zwar orientiert, klar und präsent zu sein, aber die anwesenden Zeugen waren sich nicht sicher, wie kohärent die Mitteilungen der Patienten während der luziden Episode tatsächlich waren. In einer weiteren, allerdings mit drei Prozent sehr kleinen Gruppe schienen die Betroffenen zwar orientiert, bewusstseinsklar und präsent zu sein, aber ihre verbale Kommunikation wurde von den Umstehenden als entweder weitgehend oder überwiegend zusammenhangslos wahrgenommen. Und in einer weiteren Gruppe fand trotz anscheinender Bewusstseinsklar- und Orientiertheit der Betroffenen gar keine verbale Kommunikation statt. Damit ergeben sich vier Kategorien:

1. klar, orientiert, präsent, kohärent und fähig zu »normaler« verbaler Kommunikation;
2. klar, orientiert und präsent, jedoch besteht Unsicherheit der Anwesenden in Bezug auf die Kohärenz der verbalen Kommunikation;
3. klar und präsent, reagiert auf Umwelt, ist aber weitgehend inkohärent in der verbalen Kommunikation;
4. klar und präsent, reagiert auf Umwelt, aber lediglich nonverbale Kommunikation (durch Gesten, Blicke usw.).

In unserer Fallsammlung waren 78 Prozent der Patienten während ihrer luziden Episode »klar, orientiert, kohärent und zu normaler verbaler Kommunikation fähig« (Kategorie 1), 8 Prozent erschienen klar und präsent, jedoch bestand eine gewisse Unsicherheit seitens der Anwesenden in Bezug auf die Kohärenz der verbalen Kommunikation der Patienten (Kategorie 2). Eine sehr kleine Gruppe – 3 Prozent – war wach und präsent, aber ihre verbale Kommunikation war laut Angehörigen eindeutig inkohärent (Kategorie 3), und in 11 Prozent der Fälle schienen die Betreffenden klar und präsent, aber es fand keine verbale Kommunikation statt (Kategorie 4).

Mit anderen Worten erlebten fast achtzig Prozent der Patienten während ihrer luziden Episode eine vollständige Wiederherstellung ihres Erinnerungs- und Kommunikationsvermögens. Diese Resultate decken sich mit Beobachtungen aus früheren Studien.

So beeindruckend diese Zahlen sind, so sehr warten sie allerdings noch auf Absicherung durch vorzugsweise prospektive Studien. Tatsächlich gibt es mehrere Gründe, weshalb luzide Episoden mit einer spektakulären, »vollständigen Wiederherstellung« der kognitiven und verbalen Fähigkeiten möglicherweise in der Berichterstattung über- und weniger spektakuläre Episoden unterrepräsentiert sind. Es ist beispielsweise möglich, dass Zeugen eindeutig hochluzider Phasen eher bereit und motiviert sind, von ihrer Erfahrung zu berichten, als diejenigen, die bei Episoden der Kategorien 2 bis 4 zugegen waren – u. a., da letztere weniger dem im Studienzeitraum in den Medien verbreiteten Narrativ der terminalen Geistesklarheit als vollständige Remission entsprachen. Daher ist denkbar, dass Zeugen einer Episode der Kategorie 2, 3 oder 4 unsicher waren, ob die von ihnen beobachteten luziden Episoden überhaupt dem von uns gesuchten Profil entsprachen, und aus diesem Grund davon abgesehen haben, an der Studie teilzunehmen. Dafür spräche u. a., dass Fallberichte der Episoden der Kategorien 2 bis 4 gelegentlich mit Hinweisen versehen waren, die nahezulegen schienen, dass die Studienteilnehmer sich (und uns) fragten, ob ihr Bericht für uns überhaupt relevant sei: »Ich weiß nicht, ob es das ist, wonach Sie suchen«; »Ich hoffe, Sie können auch einen Fall wie den unseren berücksichtigen, auch wenn er nicht ganz der Beschreibung entspricht«. Umgekehrt waren sich die Studienteilnehmer, die einen Fall der Kategorie 1 schilderten, in der Regel sicher, dass ihr Fallbericht unsere Suchkriterien erfüllte.

So viel zu den bloßen Zahlen und den noch verbleibenden Unsicherheitsfaktoren. Aber wie ich eingangs ausführte, gibt diese erste statistische Annäherung nicht im Entferntesten das gesamte Bild dessen wieder, was während einer luziden Episode geschieht:

Kategorie 1:
Meine Mutter war der Mittelpunkt unserer Familie gewesen. Sie war meine warmherzige und liebevolle Mama, aber mit dem Fortschreiten ihrer Demenz wurde sie zunehmend distanziert, kalt und abwesend. Es war sehr schmerzlich, ihre Veränderung mit anzusehen. Ich werde nie den Tag vergessen, an dem sie mich nicht mehr erkannte und ich mich ihr vorstellen musste. Das hat unglaublich wehgetan. Es war noch immer meine Mutter, und doch war sie nicht mehr da. An ihrem letzten Tag jedoch war alles anders. Als ich das Zimmer betrat, sah sie mich an und nannte mich beim Namen. Sie erkannte mich. Sie strahlte genau die mütterliche Liebe aus, die ich seit jenem schicksalhaften Tag, an dem sie mich nicht mehr erkannte, so viele Monate lang vermisst hatte. Aber jetzt erkannte sie mich, und als ich zu weinen begann, sagte sie: »Aber nicht doch. Das musst du nicht. Komm her!« Ich setzte mich zu ihr, sie nahm meine Hand, und wir hatten das wundervollste letzte Gespräch. Wir sprachen über meine Kindheit, meine Töchter, meine Pläne für unser neues Haus und über ihre Krankheit. Ich hatte meine Mutter wieder, und ich kostete jeden Augenblick aus, genoss ihre mütterliche Energie und Herzlichkeit. Es war einfach wunderbar. […] Nach einer Stunde sagte sie, dass sie müde sei. Sie sah mich an, und ihr Blick hüllte mich buchstäblich in ihre Liebe ein. Alles war gut, wie es war. Alles hatte seine Richtigkeit. Alles, was gesagt werden musste, war gesagt worden. Jetzt gab es nur noch die Liebe einer Mutter und meine Liebe zu ihr. Irgendwie wusste ich intuitiv, dass dies nicht von Dauer sein würde. Aber mit diesem Abschied, auch wenn er schmerzhaft war, ging es mir gut. Ich hatte meine Mutter wieder und war bereit für das, was immer jetzt kommen mochte. Sie schüttelte langsam den Kopf und nickte dann sanft. Ich nickte ebenfalls, und dann schloss sie die Augen. Ich verließ das Zimmer, und als ich

die Tür hinter mir zuzog, brach ich in Tränen aus, aus Freude und aus Kummer. Irgendwie wusste ich, dass dies unsere letzte gemeinsame Zeit sein sollte. Sie starb noch am selben Abend.

Der folgende Fall ist ebenfalls der Kategorie 1 (vollständige Remission) zugeordnet. Zudem fiel dieser Studienteilnehmerin auf, dass die Patientin – ihre Mutter – während ihrer luziden Episode auch insgesamt »vitaler« wirkte. Knapp ein Viertel unserer Studienteilnehmer berichtet, dass die Patienten während der luziden Episode nicht nur kognitiv klar und orientiert waren, sondern »lebendiger« und »körperlich gesünder« schienen als zuvor:

> Meine Mutter starb am Montagabend, dem Tag der Sonnenfinsternis. Seit 2011 war sie an Alzheimer erkrankt und befand sich seit über einem Jahr im Pflegeheim. Seither hatte ich sie zumindest an jedem Sonntag besucht und ihrem Verfall zugesehen, vor allem im letzten Monat, und ich wusste, dass ihr nicht mehr viel Zeit bleiben würde. Sie war still und nicht mehr ansprechbar. Schon lange erkannte sie uns nicht mehr und nahm keinen Blickkontakt mehr auf; sie hatte sogar aufgehört, zu allem »Nein« zu sagen. […]
> An Mamas letztem Sonntag begleiteten mich meine beiden Töchter, und als wir in Sichtweite kamen, erkannte sie uns und begrüßte uns freudig. Sie sah blendend aus! Lebendig, frisch! Sie unterhielt sich mit uns, während wir ihr das Haar kämmten und flochten. Eine meiner Töchter machte Fotos von ihrem Haar und zeigte sie ihr, und sie sagte, es sähe wunderschön aus. Dann schlief sie ein, und wir gaben ihr einen Abschiedskuss und gingen.
> Die Pflegekräfte im Heim sagten, dass sie am folgenden Tag guter Dinge gewesen sei. Sie lachte und plauderte. Die Tochter einer anderen Heimbewohnerin hatte ihr ein Stück

Kuchen geschenkt, kurz bevor Mama zur Körperpflege in ihr Zimmer zurückgekehrt war. Sie hatte die Toilette benutzt und plauderte fröhlich mit dem Pflegepersonal, als sie auf die Seite sackte und ihren letzten Atemzug tat. Sie dachten, sie sei ohnmächtig geworden, und fächelten ihr zunächst Luft zu, bis sie feststellten, dass sie aufgehört hatte zu atmen, und die Sanitäter riefen.

Sie kämpften eine Stunde lang darum, meine Mutter zurückzubringen. Als mein Sohn und meine Töchter eintrafen, hieß es, die Sanitäter hätten einen Puls festgestellt und weiter versucht, sie wiederzubeleben. Sie hatten jedoch keinen Erfolg und erklärten sie schließlich für tot.

Auch die folgenden Fallberichte beschreiben eine ähnliche Revitalisierung. Der erste Bericht stammt vom behandelnden Arzt der Patientin; die beiden dann folgenden Berichte stammen von den Kindern der Patienten:

Ich bin Palliativarzt im Ruhestand und habe während meiner 25-jährigen Tätigkeit in der Palliativmedizin viele Beispiele von TG miterlebt oder davon gehört. Der eindrucksvollste Fall war der einer sechzigjährigen Frau, die an einem metastasierenden Hirntumor starb. Sie wurde zu Hause von ihrer Familie gepflegt und vom Hausarzt und den Gemeindeschwestern nach Kräften unterstützt. Schließlich war sie nicht mehr ansprechbar und wurde bewusstlos. Es wurde ein Dauerkatheter gelegt und eine subkutane Infusion mit Morphium und Midazolam eingeleitet.

Da ihr Zustand stabil war, veranlasste ich, dass ihr Hausarzt die weitere Pflege der Dame beaufsichtigte, und versprach der Familie, sie jeden Morgen anzurufen. An den ersten beiden Vormittagen hieß es, sie sei friedlich und habe sich nicht gerührt, weder die Augen geöffnet noch irgendwelche Anzeichen erkennen lassen, dass sie bei Bewusstsein sei.

Am Morgen des dritten Tages erfuhr ich, dass sie in der Küche saß und Sekt trank! Die Tochter bemerkte mein fassungsloses Schweigen und sagte: »Ach so, Herr Doktor, Sie müssen wissen, meine Mutter hat heute Geburtstag, und sie sitzt mit der ganzen Familie zusammen und feiert.« Am selben Morgen legte sich die Patientin zurück ins Bett, fiel wieder in ihren »bewusstlosen« Zustand und starb 24 Stunden später.

Während seiner luziden Episode sah mein (75-jähriger) Vater zehn bis fünfzehn Jahre jünger aus, er hatte eine gesunde Gesichtsfarbe, und seine Augen, die in den letzten Jahren trübe gewesen waren, waren wieder strahlend blau und funkelten, als er mich ansah – so wie ich ihn von früher in Erinnerung hatte.

Meine 83-jährige Mutter litt an einer schweren Form der Alzheimerkrankheit und verstarb am 10. Januar. Die Diagnose wurde vor fast fünf Jahren gestellt, und bis zu den fünf Tagen, die ihrem Tod vorausgingen, hatte sich die Lebensqualität meiner Mutter extrem verschlechtert. Sie schlief oder döste bis zu zwanzig Stunden am Tag und benötigte, abgesehen von den Mahlzeiten, in allen Bereichen des täglichen Lebens Hilfe.
Am 5. Januar klagte sie über Schmerzen in der Brust, und wir brachten sie ins Krankenhaus, wo man uns sagte, sie habe einen leichten Herzinfarkt erlitten. Als wir im Krankenhaus eintrafen, sagte sie, dass sie keine Schmerzen mehr verspüre, und in der Notaufnahme stellten wir zu unserer großen Freude fest, dass meine Mutter auf einmal wieder geistig klar war, sich verbal mitteilen konnte und allein auf der Toilette zurechtkam. In den folgenden dreieinhalb Tagen, die sie im Krankenhaus verbrachte, war sie wieder ganz die Alte. Alle waren von ihr angetan. Die Stationsschwes-

tern meinten, wenn wir ihnen nicht gesagt hätten, dass sie Alzheimer hat, hätten sie sie einfach für eine alte Dame mit einem Herzleiden gehalten. Sie gewann auch viel von ihrer einstigen Energie zurück und nahm am Tag nach ihrem Infarkt an einer speziellen ergotherapeutischen Übung teil.

In einem Fall – dem bislang einzigen in meiner Sammlung – schilderte der Studienteilnehmer terminal-luzide Episoden seiner beiden – im Abstand von etwa einem Jahr verstorbenen – Elternteile:

> Zuerst starb mein Vater. Aufgrund seiner häufigen Krankenhausaufenthalte war er bei der Belegschaft gut bekannt. Als mein Vater (der zu diesem Zeitpunkt schon halb ohnmächtig war) mir mitteilte, dass er keine weitere medizinische Hilfe wünsche, verlegte man ihn in ein schönes Einzelzimmer. Er kommunizierte nicht mehr und verlor langsam das Bewusstsein. Mein Onkel eilte aus New York City herbei, um ihn noch einmal zu sehen, bevor er starb. Als mein Vater seine Stimme hörte, öffnete er die Augen und versuchte, sich aufzusetzen. Ich war richtig erschrocken. Sie unterhielten sich etwa zwanzig Minuten lang über Boote und dass mein Vater einen Kurs für den Herbst ausarbeiten würde, und dann sagte mein Vater, er sei ein wenig müde. Mein Onkel und ich begaben uns inzwischen zu einem kleinen Abendessen. Als ich zurückkam, setzte ich mich zu meinem Vater und erzählte ihm vom Abendessen und wie glücklich mein Onkel gewesen sei, ihn zu sehen. Ich war überrascht von seiner Wachheit. Wir hielten uns an den Händen und ich erzählte ihm von einem Western, der gerade im Fernsehen lief. Er sagte, es sei schon spät und er wolle morgen fernsehen.
>
> Er riet mir, mich ebenfalls schlafen zu legen (ich teilte das Zimmer mit ihm). Ich lag auf meinem Bett und schaute ab-

wechselnd zu ihm und zum Fernseher. Er erwischte mich dabei und sagte mir, ich solle mich ausruhen. Ich erinnere mich nicht mehr, aber irgendwann schlief ich ein und wachte ein paar Stunden später auf … er war tot. Er muss etwa vier Stunden lang bei wachem Bewusstsein gewesen sein. Ein Jahr darauf hatte meine Mutter jede Fähigkeit, sich verständlich auszudrücken, eingebüßt (es war nur noch ein sinnloses Gestammel). Wegen einer Infektion der oberen Atemwege musste sie ins Krankenhaus eingeliefert werden. Nachdem sie zwei Tage dort verbracht hatte, riet die Ärzteschaft dazu, auf Wiederbelebungsmaßnahmen zu verzichten und mich entsprechend vorzubereiten. Ich rief meine Familie an (die meisten kamen aus New York) und sagte ihnen, sie sollten Vorkehrungen treffen, um sie zu besuchen. Sie trafen zwei Tage später ein. Ich sagte meiner Mutter, dass sie kommen würden, und auch wenn sie nicht aufstehen konnte und die Augen geschlossen hatte, lächelte sie oder drückte meine Hand, als ich sprach. Der Sonntag war gekommen und die Familie war auf dem Weg. Als ich im Krankenhaus ankam, sprach sie mit mir. Sie bat mich, ihr ins Bad zu helfen, damit sie sich die Haare waschen und färben konnte! Ich war sprachlos. Meine Tochter besorgte die Haartönung, und wir kümmerten uns noch rasch um alle ihre kosmetischen Belange. Wir brachten sie zurück ins Bett, und sie bat um Lippenstift. Keinen Sauerstoff. Meine Tochter, meine Tante, die mir bei ihrer häuslichen Pflege geholfen hatte, und ich sahen einander immer wieder verdutzt an. Wie war das nur möglich? Die Familie kam für etwa zwei Stunden. Sie aß. Sie sang mit ihnen. Sie erzählten sich Geschichten. Sie fragte sie nach ihrem Leben. Alle starrten mich an, als ob ich verrückt geworden sei! Mein Onkel sagte zu der Tante, die mir geholfen hatte, dass sie und ich Urlaub bräuchten und er eine Krankenschwester einstellen würde, weil es meiner Mutter offensichtlich gut gehe … und das war ja auch so. Ich begleitete sie alle zum Aufzug, und als ich zurückkam, schien sie wieder völlig verwirrt zu sein. Sie runzelte die Stirn, was normalerweise bedeutete, dass sie Schmerzen hatte, also gab die Krankenschwester ihr ein Medikament. Meine Tante rief von unterwegs im Krankenzimmer an, um sich nach ihrem Befinden zu erkundigen, und ich erzählte es ihr. Sie war äußerst irritiert. Während wir sprachen, öffnete meine Mutter die Augen, drückte meine Hand und sagte: »Mein armes Kind.« Das war alles. Sie war von uns gegangen. Ich war fassungslos! Was zum Himmel war da vorgefallen? Wir waren alle so durcheinander wegen der Ereignisse dieses Tages. Und als ich meinen Onkel anrief, um es ihm zu sagen, war er am Boden zerstört.

Wenn ich Ihnen diese beiden Geschichten erzähle, dann um Sie wissen zu lassen, dass Sie etwas sehr Realem auf der Spur sind. Beide Male versicherte mir die Belegschaft, wie verbreitet dieses Phänomen sei. Sie bezeichneten es als »die letzte Zusammenkunft«.

Die Sprache der Sterbenden

Was aber ist mit den Fällen, in denen die Befragten zunächst unsicher darüber waren, ob die Äußerungen der Patienten während der luziden Episode als kohärent zu bewerten seien (Kategorie 2), oder in denen sie sich ziemlich sicher waren, dass es sich um unzusammenhängende Äußerungen handele (Kategorie 3)? Diese beiden Kategorien stellen uns vor besondere Herausforderungen. Wir hatten zu Beginn unserer Studie vermutet, dass es sich bei einigen dieser Fälle um die in vielen Krankheitszusammenhängen beobachtbaren Schwankungen der Tagesverfassung handelte, die zufällig zeitnahe im Vorfeld des Todes des Patienten beobachtet und daher eigentlich zu

Unrecht als (teilweise) luzide terminale Geistesklarheit verbucht wurden. Aber je mehr Fallgeschichten dieser Kategorien wir sichteten, desto mehr geriet diese Vermutung ins Wanken: Im Allgemeinen legen die Berichte der fraglichen Kategorien 2 und 3 nahe, dass hier mehr vorlag als eine normale Tagesschwankung; auch konnte der Zustand der Patienten nicht prinzipiell dem üblichen Erscheinungsbild der manchmal beschriebenen kognitiven Inkohärenz im Sterbeprozess zugeordnet werden (terminales Delirium) – jedenfalls nicht ohne ganz erhebliche Restunsicherheiten. Auch die Befragten äußerten in Nachfolgegesprächen Zweifel, wie wir gleich sehen werden. Zunächst aber zu einem ungewöhnlichen Kernmerkmal der Fallberichte der Kategorie 2: In der Mehrzahl der Fälle der Kategorie 2 (die Anwesenden waren unsicher, ob die Äußerungen des Patienten kohärent waren) vermeinten die Patienten, während ihrer luziden Episode über verstorbene Personen zu sprechen (oder mit ihnen), darunter auch Personen, die sie vor ihrer teil-luziden Episode allem Anschein nach vergessen hatten:

> Mein Vater befand sich seit einem halben Jahr im Pflegeheim. Er war schwer dement und konnte keinen klaren Satz mehr formulieren. Er hat uns nicht wiedererkannt.
> An dem Tag jedoch, als er starb, wusste er genau, wer ich war. Er sah mich an und begann zu sprechen! Er sagte, er wisse, dass er nicht mehr lange hier zu Hause sein würde. Ich war mir nicht sicher, was er meinte oder ob er »geheilt« sei und wieder in seine Wohnung zurückkehren wolle. Aber er schüttelte nur den Kopf. »Gestern Abend kam David und sagte, er würde mich nach Hause bringen.« David war sein älterer Bruder. Er war vier Wochen zuvor gestorben. Wir hatten es meinem Vater einmal erzählt, es aber nie wieder erwähnt, weil wir sicher waren, dass er nicht verstanden hatte (er hatte damals nicht reagiert und uns nur fragend

angesehen). Als Papa von seinem geliebten David erzählte, biss ich mir auf die Lippen, um nicht auf der Stelle loszuweinen. Aber Papa sah so glücklich aus, so vergnügt! Er freute sich wirklich darauf, das Pflegeheim zu verlassen. Noch in derselben Nacht ist Papa gestorben.

Meine Schwester Monica starb an einem bösartigen Hirntumor. Er wuchs sehr schnell, und in ihren letzten Wochen war sie kaum noch bei Bewusstsein. Als uns die Ärzte mitteilten, dass sich ihr Zustand verschlechterte und es langsam mit ihr zu Ende ging, besuchten meine Frau und ich sie täglich. An diesem Tag brachten wir ihr frische Blumen mit aufs Zimmer. Monica hatte geschlafen (in diesen letzten Tagen schlief sie die meiste Zeit über). Doch plötzlich setzte sie sich im Krankenhausbett auf, sah uns an, starrte dann auf das Fußende des Bettes und sagte mit lauter Stimme: »Liz!« Liz war ihre beste Freundin. Sie war vier Jahre zuvor an Brustkrebs gestorben. Monica sah jetzt sehr friedlich aus. Der traurige Blick, der müde und schmerzliche Ausdruck in ihren Augen war verschwunden. Sie versuchte dann, etwas zu sagen, war aber zu schwach. Aber sie sah so entspannt aus, so friedlich, so normal und gesund. Monica starb einige Stunden später gegen Abend. Ich bin mir immer noch nicht sicher, was ich von diesem Erlebnis halten soll. Manchmal glaube ich wirklich, dass Liz gekommen war, um Monica auf ihrer letzten Reise beizustehen. Und manchmal frage ich mich, ob sie halluziniert hat. Jedenfalls schien sie so sehr verändert nach dieser kurzen »Begegnung« mit Liz. So friedlich, so normal. Es war, als wäre sie wieder bei uns und würde gleichzeitig in eine andere Dimension übergehen. Ich weiß noch immer nicht, was ich glauben soll. Aber ich bin einfach dankbar, dass meine Schwester einen so friedlichen Tod hatte, nach all dem Schmerz und der Angst, die sie seit ihrer Diagnose durchmachen musste.

> Mein Vater war seit vielen Jahren demenzkrank. Es begann sehr langsam, aber in seinem letzten Jahr war er extrem beeinträchtigt. Ich habe ihn sehr oft besucht, fast alle zwei oder drei Tage. An seinem letzten Nachmittag öffnete er die Augen und lächelte mich an. Er sagte »Hallo« und fragte mich, wie es mir gehe. Er lächelte und sah sehr glücklich aus. Dann sagte er: »Mama kommt. Wir haben dich sehr lieb!« Meine Mutter war schon vor zwei Jahren gestorben. Ich fragte mich, ob mein Vater halluzinierte. Aber er war ganz klar. Sein Blick war offen, er kannte meinen Namen, er sprach schnell und normal. Ich wusste nicht, was ich sagen sollte, aber er sah mich an und lächelte, als wollte er sagen: »Es ist alles gut. Ich liebe dich.« Wir schwiegen einige Minuten lang, dann fiel er wieder in die Bewusstlosigkeit. Ein paar Stunden später starb er.

> Als mein Vater im Sterben lag, öffnete er plötzlich die Augen und fragte: »Hast du das gesehen? Ist das nicht atemberaubend schön!« Ohne zu schwärmerisch klingen zu wollen, bin ich mir sicher, dass das, was wir sahen, seine Seele war, die seine sterbliche Hülle verließ und endlich frei war.

Wie sollen wir diese Fälle deuten, wie sollen wir mit ihnen umgehen? Zur Einordnung mag es hilfreich sein, sie abzugrenzen von den meist chaotischen, oft beängstigenden Halluzinationen oder Agitationszuständen, wie sie gelegentlich bei terminalen Delirien beobachtet werden können. In meiner Fallsammlung findet sich allerdings kein einziger solcher Fall, zumindest kein eindeutiger. Vielmehr erfuhren diese Patienten zweifellos eine Rückkehr ihrer verbalen Fähigkeiten, und sie gewannen ebenso zweifellos Erinnerungen an andere Menschen zurück – Erinnerungen, die ihnen bereits vor Jahren oder Monaten entglitten und unzugänglich waren, ehe sie in ihrer luziden Episode wiederkehrten. Die Patienten waren zudem nicht agitiert, vielmehr schilderte die Mehrzahl der Studienteilnehmer, dass die Patienten »friedlich«, »entspannt«, »glücklich« oder »erleichtert« gewesen seien.

Doch erlebten, sahen oder hörten sie darüber hinaus Dinge, die für die Umstehenden nicht sichtbar und hörbar waren. Während dies unter normaleren Umständen den Kennzeichen klassischer Halluzinationen entspricht, war das Hauptmerkmal dieser Episoden dennoch eher Klarheit als Verwirrung: Die Patienten waren orientiert und bei klarem Bewusstsein – oft waren sie sich auch der Tatsache bewusst, dass ihr Leben zu Ende geht, und nutzten nicht selten die sich nun bietende Gelegenheit, sich von ihren Angehörigen zu verabschieden. Sie schienen auch ansonsten unauffällig – wäre da nicht die Tatsache gewesen, dass sie sich mit nicht anwesenden Personen unterhielten. Vielleicht könnte man diese Fälle als Mischtypus auffassen: Einerseits erfuhren die Betroffenen fraglos eine luzide Episode; andererseits gab es Elemente in ihrem Erleben und Verhalten, die nicht mehr mit der intersubjektiv geteilten Realität des Krankenhaus- oder Pflegeheimzimmers in Einklang standen.

Zur ersten Einschätzung des Geisteszustands dieser Patienten mag es hilfreich sein, auf vergleichbare Phänomene bei zuvor nicht-dementen oder anderweitig neurologisch auffälligen Sterbenden zu verweisen. Der britische Neurophysiologe Peter Fenwick etwa berichtet in groß angelegten Studien zur Psychologie des Sterbeerlebnisses bei Patienten von ähnlichen »Visitationserfahrungen« bei einer Reihe von Sterbenden, die weder an Demenz noch an verwandten neurologischen oder psychiatrischen Störungen leiden.[7] Wenn solche Erlebnisinhalte daher in das Spektrum des »normalen« Sterbevorgangs fallen können, sollte es uns vielleicht nicht überraschen, wenn wir sie gelegentlich auch im Rahmen der terminalen Geistesklarheit beobachten können. Dennoch kann es im Einzelfall äußerst schwer sein, zu entscheiden, ob ein Patient bloße

Halluzinationen hatte, oder nicht doch ein terminales Delirium durchlebte – auch wenn das terminale Delirium, wie bereits angesprochen, für gewöhnlich nicht mit der friedlichen oder positiven Stimmungslage einhergeht, von der in der weit überwiegenden Mehrzahl unserer Fälle der Kategorie 2 berichtet wird (> 96 %).

Am Sterbebett Rachmaninows

Wie also mit diesen Fällen umgehen? Womöglich liefert eine Begebenheit aus der neueren Musikgeschichte hier wertvolle Hinweise für unseren Umgang mit Fällen der Kategorie 2 (vielleicht auch der Kategorie 3): Auf seiner letzten Konzerttournee durch die Vereinigten Staaten erkrankte der russische Pianist und Komponist Sergej Rachmaninow so schwer, dass er seine Tournee abbrechen und in sein Haus in Beverly Hills gebracht werden musste – in ebenjenes Haus, von dem er beim Einzug prophezeit hatte, es werde sein letztes Heim in dieser Welt sein: »Hier werde ich sterben.«

Am Abend des 28. März 1943 nun war die Zeit gekommen. Rachmaninow lag auf seinem Sterbebett, umgeben von seiner Familie und seinen Assistenten. Alles deutete auf seinen baldigen Tod hin: Sein Atem wurde langsamer, der Herzschlag unregelmäßig, er wurde ruhig, schloss die Augen. Ein stilles Hinübergleiten. Doch auf einmal richtete sich Rachmaninow wieder auf. Er wirkte geradezu euphorisch, denn: Er hörte Musik. Seine letzte Musik. Allerdings war er der Einzige im Sterbezimmer, der sie hörte. Rachmaninow versuchte, die Umstehenden davon zu überzeugen, dass sie ganz aus der Nähe komme. Doch die Umstehenden beteuerten, dass keine Musik zu hören sei; dass es ganz still war in Rachmaninows Sterbezimmer. Nach einigen weiteren vergeblichen Versuchen, die Umstehenden für die Schönheit der (nur) von ihm vernommenen Musik zu begeistern, gab Rachmaninow auf. »Dann ist die Musik eben in meinem Kopf«, sprach er, sank zurück auf sein Kissen und starb.[8]

Was war geschehen? Was hatte Rachmaninow gehört? Waren es akustische Halluzinationen? Wahnvorstellungen? All dies ist möglich; aber man muss im Gegenzug die Frage stellen: Ist das wesentlich? Und woher können wir es *wissen*, da doch keiner der Umstehenden Rachmaninow die eigentlich naheliegendste und wichtigste Frage gestellt hat: »Was hörst du?« Warum hat niemand Rachmaninow gefragt, welche Musik *er* denn höre, statt darauf zu beharren, dass keine hörbar war, bzw. eigentlich: dass sie keine Musik hören konnten? Was auch immer Rachmaninow gehört haben und wo auch immer diese Melodie hergekommen sein mag: Es war immerhin die letzte Musik, die einer der bedeutendsten russischen Komponisten des letzten Jahrhunderts zu seinen Lebzeiten vernehmen sollte. So aber versäumten die Umstehenden die Gelegenheit, sich auf die Erlebniswirklichkeit eines großen Komponisten einzustimmen, auf »seine letzte Musik«. Und wer vermag schon zu sagen, dass sie *nicht* real war – wenn auch nur real *für ihn*?

Wie also sollen wir vor diesem Hintergrund Fälle interpretieren, in denen Sterbende während ihrer luziden Episode Dinge wahrnehmen, die andere nicht wahrnehmen? Ich muss gestehen, dass ich es, nachdem ich mehrere solcher Geschichten von unseren Studienteilnehmern gehört und gelesen habe – noch dazu von teils sehr glaubwürdigen Zeugen –, heute noch viel weniger weiß als zu Beginn unserer Arbeiten. Es gab eine Zeit, in der wir derartige Erlebnisse am Sterbebett voreilig bloß als »reine Halluzinationen« verbuchten. Heute denke ich, dass die ehrlichste Antwort, die wir auf die Frage nach dem Wirklichkeitsgehalt der Erlebnisinhalte der Erfahrungen der Kategorie 2 geben können, schlicht lautet: Wir wissen nicht, was diese Visionen oder Auditionen sind; was sie zu bedeuten haben; was genau diese Menschen tatsächlich sehen oder hören. Aber – wenn wir schon nicht wissen, wie wir diese Vorkommnisse zu deuten haben, so wissen wir doch zumindest, wie wir darauf reagieren können: im Gespräch bleiben (wenn sich das der Sterbende wünscht); zuhören; unsere Unterstützung anbieten; offen bleiben für das, was die Sterbenden uns sagen wollen. Und das bedeutet in derartigen Situationen vor allem: nicht davon auszugehen, dass *unsere* Sicht der Realität die einzig gültige, »wirkliche« ist.

Diese Lektion verdanke ich einer Kollegin, die in dem Moskauer Hospiz tätig ist, dessen Arbeit ich über einige Jahre als Gastprofessor am Moskauer Universitätsinstitut für Psychoanalyse begleitete: Auch sie macht die Beobachtung, dass ihre sterbenden Patienten gelegentlich mit oder über Personen sprechen, die sie »besuchen kommen«, die aber sonst niemand sehen oder hören kann. »Können Sie sie sehen? Können Sie hören, wie sie mit mir sprechen?«, fragen sie. Und diese Hospizschwester antwortet mit der größtmöglichen Ehrlichkeit, die innere Erlebniswelt der Sterbenden würdigend: »Nein, ich kann sie in diesem Moment nicht sehen, und ich kann auch nicht hören, was sie sagen. Aber das ist gar nicht wichtig. Möchten Sie über die Menschen sprechen, die Sie besuchen kommen, und darüber, was sie Ihnen sagen?« Diese Reaktion unterstützt nicht nur den Sterbenden auf seinem letzten Weg; sie hilft auch uns Umstehenden, das noch Unverstandene, das sich rund um das Sterben entfalten kann, aufzunehmen. Vielleicht werden wir es eines Tages verstehen. Oder zuletzt selbst erleben.

Schließlich gab es noch eine (kleine) Gruppe von Fällen, bei denen sich die Anwesenden weitgehend sicher waren, dass die Äußerungen der Patienten keinesfalls kohärent gewesen seien (Kategorie 3). Die Fallprotokolle legen tatsächlich auf den ersten Blick nahe, dass die meisten dieser Personen halluzinierten. Sie hatten meist keine Visionen von verstorbenen und selten Halluzinationen von für die Umstehenden nicht sichtbaren lebenden Personen, sondern nahmen vielmehr hauptsächlich Veränderungen ihrer unmittelbaren Umgebung wahr. Eine Patientin beteuerte zum Beispiel, über Nacht sei eine große Eiche in ihrem Zimmer gewachsen; eine andere Patientin behauptete steif und fest, neue Stiefel anzuhaben (sie lag barfuß im Bett), und versuchte – vergebens –, sie auszuziehen: »Was mache ich mit Stiefeln im Bett?« Irgendwann gab sie auf und meinte: Nun, da sie diese Stiefel schon einmal anhabe, könne sie auch wieder Spaziergänge machen (sie starb am selben Nachmittag). Zumindest einige dieser Aussagen mag man als hochgradig symbolisch deuten – mehrere unserer Studienteilnehmer, insbesondere unter den Hospizmitarbeitern, vertraten diese Ansicht:

> Redet ein sterbender Mensch in symbolhafter Sprache, so kann dies für die Angehörigen und das Pflegepersonal eine sehr schwierige Situation sein. Bei denjenigen, die am Krankenbett stehen, können die Äußerungen Gefühle wie Angst, Ungeduld und/oder Verwirrung auslösen. Man muss sich jedoch vor Augen halten, dass sich hinter diesen scheinbar rätselhaften Äußerungen eine bestimmte Intention verbirgt, eine Botschaft an andere, die aus dem Bewusstsein des nahen Todes (Nearing Death Awareness, NDA) der Patientin oder des Patienten stammt. Nimmt man diese Worte ans Bett gefesselter, unheilbar kranker Menschen wörtlich, so wirken sie wie die wirren Reden eines halluzinierenden verfallenden Geistes. Häufig werden NDA-Symptome auf andere klinische Phänomene zurückgeführt wie etwa Delirium, Nebenwirkungen von Medikamenten oder psychiatrische Erkrankungen. […] Wer jedoch NDA-Verhalten in verbaler Form erkennen lässt, gibt damit etwas ganz Bestimmtes von sich kund, und zwar insbesondere in Form

> metaphorischer Sprache. Leider besteht die Reaktion oft darin, die Betreffenden zu ignorieren, ihnen zu widersprechen, sich über ihre Bemerkungen lustig zu machen oder ihnen Medikamente zu verabreichen, um sie zu ruhigzustellen. Fassen die Anwesenden die Aussagen jedoch nicht im wörtlichen Sinne, sondern nach ihrer symbolischen Bedeutung auf, können sie sich damit die spezifischen Wünsche und Bedürfnisse der Patientin oder des Patienten besser erklären und einen tieferen Einblick in das gewinnen, was ein sterbender Mensch tatsächlich erlebt.[9]

Kann man das auch für wenigstens einige unserer Fälle geltend machen, die wir der Kategorie 3 »klar und präsent, aber weitgehend inkohärent in der verbalen Kommunikation« zugeordnet haben? Angesichts der Tatsache, dass die Gruppe der als inkohärent eingestuften Patienten so klein (knapp drei Prozent der Gesamtstichprobe) ist, wäre es voreilig, jetzt schon ein abschließendes Urteil über diese Gruppe vorzulegen. Am ehesten kann man derzeit vielleicht zumindest so viel sagen: Wenn symbolische Äußerungen, die eine andere Erlebniswirklichkeit beschreiben (oder dieselbe Realität, jedoch mit anderen Worten und Bildern), innerhalb des »normalen Spektrums« dessen liegen, was sich bei Sterbenden beobachten lässt, stünde eigentlich ohnedies zu erwarten, dass wir diesem Phänomen gelegentlich auch im Zusammenhang mit oder im Umfeld der terminalen Geistesklarheit begegnen. Mehr können wir über diese seltenen Mischtypen aus unerwartet wiedergekehrter Wachheit und Kommunikationsfähigkeit bei gleichzeitig fragwürdigen Gesprächsinhalten im Moment schlicht nicht sagen.

Abschiedsgesten

Bleiben noch die Fälle der Kategorie 4: Die Patienten erweckten zwar den Eindruck, wieder wach, orientiert und luzide zu sein, jedoch kam es zu keinerlei verbaler Kommunikation. In einigen dieser Fälle war das Ausbleiben verbaler Kommunikation auf physiologische oder äußere Bedingungen zurückzuführen (wie etwa Gesichtslähmung infolge eines Schlaganfalls oder Beatmungsmaßnahmen bzw. Atemhilfen). In anderen wäre verbale Kommunikation zwar prinzipiell möglich gewesen, fand aber aus ungeklärten Gründen nicht statt. Dennoch hatten die Studienteilnehmer den Eindruck, Zeuge einer *sinnvollen* nonverbalen Kommunikation mit den Patienten geworden zu sein – wobei es uns in der Auswertung einiger dieser Fälle bisweilen schwerfiel, anhand der vorliegenden Beschreibungen zu entscheiden, ob es sich wirklich um terminal-luzide Episoden im klassischen Sinne gehandelt hatte. Auch bei dieser Kategorie bleibt also vorerst manches offen: und auch hier scheint es daher ratsam, diese Fälle vorerst so stehen zu lassen, bis wir über bessere und genauere Kriterien zur Beurteilung und Bewertung der terminalen Geistesklarheit und ihrer möglichen Erscheinungs- und Ausdrucksformen verfügen. Berichte wie der folgende – stellvertretend für rund zehn Prozent der Fälle in unserer Sammlung – legen aber zumindest nahe, dass manche Patienten bewusst und adäquat, wenn auch nonverbal, auf ihre Umgebung reagierten:

> Meine Mutter war ein sehr »körperlicher« Mensch, und als Kinder nahm sie uns oft in den Arm oder bei der Hand. Sie war die Herzlichkeit und Wärme in Person. Doch mit fortschreitender Krankheit wurde sie zunehmend »abwesend«, sogar unnahbar, und ließ sich nicht mehr gerne berühren. Jedes Mal, wenn ich aus der Gewohnheit heraus ihre Hand nehmen wollte, zog sie sie zurück und murmelte etwas, dem

zu entnehmen war, dass sie sich dabei unwohl fühlte – zumindest hörte es sich meist so an. Ich vermisste diese Nähe und Vertrautheit umso mehr, als sie in den letzten Monaten ihres Lebens immer stiller wurde. Sie schwieg, war nicht ansprechbar, reagierte nicht einmal, wenn man sie beim Namen nannte. Doch in den letzten beiden Tagen ihres Lebens trat eine Veränderung ein: Ich erinnere mich noch genau, wie ich an ihrem Bett saß und sie plötzlich meine Hand nahm. Ich konnte in diesem Moment meine Tränen nicht mehr zurückhalten. Und sie sah mich an, legte ihre andere Hand auf meinen Unterarm. So verharrten wir für eine Zeit, die sich wie eine Ewigkeit anfühlte, und ich genoss ihre Berührung. Am nächsten Tag hatte meine Schwester ein ähnliches Erlebnis. Meine Mutter nahm ihre Hand, und meine Schwester war ebenso gerührt, woraufhin meine Mutter ihre Hand noch fester drückte. So nahmen wir auf eine Weise Abschied, die für andere schwer nachvollziehbar sein mag, für uns aber zutiefst bedeutsam und »typisch« war.

Abschiedsworte

Unser nächstes Item galt der Frage, worüber die Patienten während ihrer luziden Episode sprachen – sofern sie verbal kommunizierten. Hierbei stach zunächst ein Ergebnis hervor, das wir anfänglich so nicht antizipiert hatten: Aus einer beachtlichen Anzahl an Berichten der Kategorien 1 bis 2 geht hervor, dass sich die Patienten dessen bewusst waren, sich vor der luziden Episode in einem beeinträchtigten Zustand befunden zu haben; sie hatten also rückwirkend Krankheitseinsicht in ihren vormaligen kognitiv beeinträchtigten Zustand. Zudem schienen einige der Betroffenen zu wissen, dass ihre luzide Phase nicht von Dauer sein würde. Manche sprachen sogar ausdrücklich über ihren bevorstehenden Tod und nutzten die ihnen verbleibende Zeit, um sich von nahestehenden Menschen und Betreuungspersonen zu verabschieden.

Insgesamt wurden von unseren Studienteilnehmern vier wiederkehrende Gesprächsthemen genannt: geteilte Erinnerungen, das Wissen um den bevorstehenden Tod, letzte Vorbereitungen und Anliegen (»unerledigte Dinge«) sowie körperliche Bedürfnisse (wie Hunger oder Durst). In der Mehrzahl der Fälle kam während der luziden Episode mehr als eines dieser Themen zur Sprache:

> Wir hatten ein wunderbares Gespräch. Es ging um ihre letzten Wünsche. Um Familienmitglieder. Sie meinte, wir sollten nicht miteinander streiten und ihre Wünsche respektieren. Wir sprachen über jedes ihrer Kinder und dessen Zukunft. Es war alles sehr klar und eindringlich.

> Meine Mutter sagte, sie fühle sich sehr viel besser (tatsächlich war sie seit Monaten schwer dement und hatte in den letzten Monaten nicht mehr gesprochen). Sie wollte am offenen Fenster sitzen (es war ein wunderschöner Sommertag) und sie verlangte nach Schokolade! Ich ging zum Automaten in der Eingangshalle und kaufte ihre Lieblingssorte. Sie verspeiste sie mit großem Genuss. Ich glaube, ich habe noch nie jemanden gesehen, der seine Schokolade so sehr zelebriert hat wie sie.

> Mein Vater und ich unterhielten uns über eine Stunde lang. Wir gedachten der alten Zeiten – seine Erinnerungen waren sehr klar, und ihm fielen wieder die Namen mehrerer Orte ein, die ich längst vergessen hatte. Dann sprach er über Dinge und Gegenstände, die nicht in seinem Testament erwähnt waren und die er unter seiner Familie und im Freundeskreis aufteilen wollte. Während dieser ganzen Zeit blieb

er sehr ruhig und gelassen, sehr gefasst und klar. Rückblickend würde ich sagen, dass er sich innerlich bereits von dieser Welt verabschiedet hatte und nur dafür sorgen wollte, alles wohlgeordnet zu hinterlassen. Am Ende sprach er über sein Begräbnis und dessen Organisation. Das war ein ganz besonderes Thema, aber er führte dieses Gespräch so ruhig und entspannt, so verantwortungsbewusst, dass mir erst auf dem Heimweg im Auto klar wurde, was da gerade passiert war: Mein Vater hatte auf seine Weise Abschied genommen. Der Abschied, den er vorbereitet hatte, war so unerwartet und klar, dass ich erst nach der Beerdigung ein tiefes Gefühl der Trauer empfand. Dieser Mensch – der Inbegriff eines reifen, liebevollen und verantwortungsvollen Menschen – war nun für immer von uns gegangen. Ich vermisse ihn mehr denn je, Tag für Tag. Es war die Art von Abschied, die nur er sich hatte ausdenken können.

Mein Großvater litt an fortgeschrittener Demenz. Als die Pflegekräfte uns mitteilten, dass sich sein Gesundheitszustand verschlechterte und sie nur noch wenig tun konnten, begann ich, ihn häufiger zu besuchen. Oft saß ich neben seinem Bett und sagte ihm, dass ich da sei, ohne zu wissen, ob er mich überhaupt verstand. Eines Tages jedoch – es sollte sein letzter sein – war ich vollkommen verblüfft, als er mich begrüßte und sich nach der Familie erkundigte, vor allem nach seiner Schwester, die ebenfalls an fortgeschrittener Demenz erkrankt war. Als ich ihm sagte, dass wir sie auf jede erdenkliche Weise unterstützten und dass sie zwar vergesslich, aber friedlich und zufrieden sei, war er sehr erleichtert. Er wirkte beruhigt und sehr entspannt. Er dankte mir und sagte: »Sag ihr, dass ich sie liebe. Ich werde auf sie warten.« Bald darauf schlief er ein. Ein paar Stunden später starb er.

Mein Großvater war dann sehr darauf bedacht, alles in Ordnung zu bringen. Er bat mich, einige teure Kunstbücher einem Kollegen zurückzugeben, von dem er sie vor Monaten ausgeliehen hatte, als er bereits beeinträchtigt war, sich aber immer noch gerne Gemälde anschaute. Er meinte, wir sollten auch einige seiner eigenen Bücher diesem Kollegen übergeben, falls wir sie nicht für uns selbst behalten wollten. Dann fragte er uns, ob es noch irgendetwas gebe, was wir ihm sagen wollten, oder ob wir irgendwelche Fragen an ihn hätten. Wir waren sehr überrascht und wussten nicht, was wir sagen sollten. Mein Großvater sah sehr zufrieden aus und sagte dann, er habe das Gefühl, dass alles in bester Ordnung sei, und wie schön das sei. Daraufhin machte er einen sehr entspannten, fast vergnügten Eindruck. [Der Patient verstarb am folgenden Morgen.]

Der Patient befand sich aufgrund einer Demenzerkrankung auf der Palliativstation. In den vorangegangenen vier Monaten zeigte er einen massiven kognitiven Verfall, erkannte weder Angehörige noch Freunde, hinzu kamen Paranoia, Halluzinationen, Verwirrung, sozialer Rückzug sowie Verweigerung von Essen und Trinken; er stammelte nur noch unzusammenhängende Worte und war nicht mehr in der Lage, selbstständig die Toilette aufzusuchen oder zu duschen usw. Dennoch sprach er nun etwa zwanzig Minuten lang und war in der Lage, sich nach Angehörigen und Personen aus dem Freundeskreis zu erkundigen, die er zuvor nicht mehr erkannt hatte oder an die er sich nicht mehr erinnern konnte. Von den Aktivitäten der vorhergehenden Tage wusste er nichts mehr, aber er erwähnte, dass er sich »die letzten Wochen« (tatsächlich waren es fast vier Monate) in einem geistigen Nebel befunden habe. Er sprach mit mir (der Enkelin) sowie mit seiner Frau und seinen Töchtern. Er bat darum, einzelnen Angehörigen Nachrichten zukommen zu lassen, und erwähnte Details, die in Bezug zu ihnen standen, etwa die Erinnerung an besonders schöne Erlebnisse. Zwei Wochen zuvor war er nicht in der Lage, diese Personen am Telefon zu erkennen und ein Gespräch mit ihnen zu führen. Er sagte, dass er sich wünschte, sein Ende würde rascher kommen. Nach zwanzig Minuten wurde er müde und schlief ein bzw. wurde bewusstlos. Er wachte nicht mehr auf, sprach nicht mehr und starb kurz darauf.

Als meine Großmutter im Sterben lag, war mein Großvater an ihrer Seite. Die beiden waren seit mehr als sechzig Jahren verheiratet, und nun saß dieser liebende Ehemann an ihrem Krankenbett und zitterte förmlich vor Kummer. Zudem war er irritiert, weil sie ihn an diesem Tag zum ersten Mal wiedererkannt hatte, und zutiefst betrübt, weil die Ärzte uns gesagt hatten, dass meine Großmutter sterben würde. Beiden liefen Tränen über die Wangen, und auch die Krankenschwester, die ab und zu leise ins Zimmer trat, um nach uns zu sehen, hatte Mühe, ihre Tränen zurückzuhalten. Mein Großvater sagte: »Ich liebe dich«, und schluchzte hemmungslos. Meine Großmutter sah ihn an und sagte dann etwas Wundervolles: »Kümmere dich um unseren Garten, mache es für uns.« Meine Großeltern hatten einen wunderschönen kleinen Garten, den meine Großmutter stets liebevoll gepflegt hatte, solange sie dazu noch in der Lage war. In den warmen Sommermonaten saß mein Großvater im Garten und las ihr aus der Zeitung vor, oder die beiden unterhielten sich, während sie die Gartenarbeit verrichtete. Der Garten bedeutete ihnen also sehr viel. Und ihr guter Rat an meinen Großvater, sich mit seiner Liebe und seinem Kummer dem Garten zuzuwenden, wirkte tatsächlich Wunder. Mein Großvater blühte regelrecht auf, genauso wie der Garten, den er pflegte.

Wie diese Berichte zeigen, gab es ein breites Spektrum an Gesprächsinhalten – ganz so, wie man es auch unter weniger dramatischen Umständen erwarten würde, wenn Familienmitglieder und Freunde zusammenkommen, um einen Kranken zu besuchen. Ferner bemerkten einige Studienteilnehmer, dass der Kommunikationsstil der Patienten ihrem prämorbiden, also vor der Erkrankung typischen Ausdrucksstil entsprach.

Insgesamt spiegeln unsere Ergebnisse zu diesem Item die Beobachtung von Macleod aus dem Jahr 2009 wider, dass die terminale Geistesklarheit »eine Gelegenheit bieten kann, ›das Haus in Ordnung zu bringen‹, also vom Sterbebett aus letzte Worte an die Anwesenden zu richten und sich von ihnen zu verabschieden«[10]. Ähnliches gilt auch für eine überwiegende Mehrzahl der Patienten, und dementsprechend blieb die luzide Episode den meisten Studienteilnehmern auch als eine »bereichernde Erfahrung« in Erinnerung. Allerdings nicht allen gleichermaßen, wie wir später noch sehen werden.

Todesnähe

Wie bereits erwähnt, blieb (und bis zu einem gewissen Grade bleibt noch) die Frage zu klären, ob es sich bei unerwarteten luziden Episoden tatsächlich um ein Phänomen handelt, das in einem sinnvollen und überzufälligen Zusammenhang mit dem bevorstehenden Tod des Patienten steht (»terminale Luzidität«), oder vielmehr um Fälle paradoxer Luzidität, die erst nach dem Tod der Patienten dem Sterbevorgang selbst zugeschrieben bzw. damit in Verbindung gebracht werden.

Zunächst zu den Daten selbst – denn die sind recht eindeutig: Über neunzig Prozent der Betroffenen starben innerhalb von Tagen oder Stunden, in nur drei Prozent der Fälle lebten die Betroffenen noch mehr als acht Tage nach ihrer luziden Episode.

Wie ich bereits andeutete, scheint es allerdings aus mehreren Gründen ratsam, den sich hier abzeichnenden ausgeprägten Zusammenhang zwischen luzider Episode und bevorstehendem Tod noch eingehender zu prüfen. Erstens ist denkbar, dass es in unserem Sample verzerrende Faktoren gibt: Die meisten Fragebögen und Fallberichte gingen bei uns ein, als mein Forschungsinteresse an der *terminalen* Geistesklarheit bereits weithin bekannt war, sehr wahrscheinlich auch unseren Studienteilnehmern. In einem optimaleren Studiendesign sind sich die Teilnehmenden indessen nicht bewusst, welche Erwartungen die Studienleiter womöglich haben. Hier lag also ein noch erheblicher Unsicherheitsfaktor vor. Seinen Einfluss können wir jedoch bis zu einem gewissen Grad überprüfen, indem wir die Ergebnisse der Hauptstudie mit jenen Daten vergleichen, die *vor* den ersten Medienberichten über unsere Arbeit erhoben wurden – konkret durch unsere Pilotstudie.

Auch wenn es sich nur um einen noch relativ heuristischen Test handelt, zeigt sich doch, dass der Anteil der Berichte über luzide Episoden, die in zeitlichem Zusammenhang mit dem Tod des Patienten auftreten, *keine* Funktion des Zeitpunkts der Datensammlung (und damit der allgemeineren Bekanntheit unseres Arbeitsschwerpunkts) zu sein scheint: In unserer Pilotstudie (also vor Beginn der Medienberichterstattung über unsere Arbeit und Interesse an der terminalen Luzidität) betrug der Anteil der nicht terminalen, das heißt lediglich paradox luziden Fälle knapp drei Prozent, in der später durchgeführten Hauptstudie betrug er exakt drei Prozent. Das spricht trotz verbleibender Unsicherheiten im Großen und Ganzen gegen ein Artefakt durch Erwartungs- und andere Verzerrungseffekte und damit für einen tatsächlich realen und sinnvollen Zusammenhang zwischen luzider Episode und nahendem Sterben.

Auch die historischen Daten der Zusammenschau von Nahm und Greyson bewegen sich etwa in der gleichen Größenordnung: In ihrer Stichprobe von 49 Fällen traten 43 Prozent der TG-Episoden am letzten Lebenstag auf, 41 Prozent innerhalb von zwei bis sieben Tagen vor dem Todeszeitpunkt und 10 Prozent innerhalb von acht bis dreißig Tagen vor Eintritt des Todes. Und in einer neueren koreanischen Studie von Lim et al. starben 50 Prozent der Patienten innerhalb von einer Woche und weitere 50 Prozent innerhalb von neun Tagen.[11] Allerdings waren nur bei wenigen dieser Patienten neurodegenerative Erkrankungen diagnostiziert worden, weshalb die Vergleichbarkeit dieser Daten vorerst fraglich bleiben muss. Dennoch scheint auch diese Studie – bzw. scheinen alle derzeit verfügbaren Daten – die Vermutung eines unmittelbaren und sinnvollen Zusammenhangs zwischen luzider Episode und bevorstehendem Tod zu erhärten.

Auslöser

Schließlich stellte sich die Frage, wodurch die luzide Episode ausgelöst oder verursacht worden sein könnte. Aus unseren eigenen (und von anderen Arbeitsgruppen erhobenen) Daten geht zunächst einmal erneut deutlich hervor, dass die Art der Grunderkrankung (und weitere individuelle Unterschiede wie Geschlecht und Alter) keinerlei Einfluss auf die Kernmerkmale einer terminal-luziden Episode zu haben scheint. Weder gab es einen signifikanten Zusammenhang zwischen Grunderkrankung und Zuordnung der luziden Episode zu den Kategorien 1–4, noch gab es statistisch auffällige Beziehungen zwischen Grunderkrankung und anderen Parametern wie Dauer der Episode oder ihre zeitliche Nähe zum Todeseintritt.

Ich erwähnte bereits, dass diese Beobachtungen darauf hindeuten, dass vermutlich keine singuläre, diagnoseübergreifende Ursache für das Auftreten einer terminal luziden Episode verantwortlich gemacht werden kann. Denn jegliche spontane und großflächige physiologisch bedingte Remission müsste angesichts der Vielzahl und Vielfalt von pathologischen Prozessen, die den diversen kognitiv beeinträchtigenden Erkrankungen zugrunde liegen, auch jeweils sehr unterschiedliche Regelkreisläufe und Hirnareale und Reparaturmechanismen einbeziehen. Es lag aus diesem Grund wie gesagt nahe, bei der Frage nach denkbaren Ursachen oder Auslösern der luziden Episode die Netze sehr weit auszuwerfen – in der Hoffnung, erste Hinweise auf mögliche Auslöser der terminalen Geistesklarheit zu finden. Leider enthielten aber nur weniger als die Hälfte der Fragebögen und Fallbeschreibungen entsprechende Informationen, und als ich bei einigen unserer Studienteilnehmer konkreter nachfragte, ob sie bestimmte Umstände oder Ereignisse wahrgenommen hatten, welche die luzide Episode ausgelöst haben könnten, wurde dies von den meisten verneint – abgesehen von der Tatsache, dass der Patient im Sterben lag: »Nein. Es kam sehr überraschend, ebenso wie sein Tod.« »Nein. Gar nichts Ungewöhnliches. Aber sie starb am nächsten Tag.« »Sie lag im Sterben.« »Nein, aber wir wussten, dass der Tod bald eintreten würde.« »Ich kann mich an nichts Besonderes erinnern, das damit in Verbindung stehen könnte. Alle waren davon einfach nur überrascht und genossen die letzten Augenblicke mit ihr. Aber die Ärzte hatten uns gesagt, dass sie bald sterben würde.« »Ich kann mich lediglich an die Tatsache erinnern, dass sie im Sterben lag. Ansonsten gab es keine Auslöser.« »Er starb. Vielleicht war das der Auslöser?«

Davon abgesehen vermuteten einige der Befragten (rund 8 %) die Besuche von nahestehenden Menschen und Angehörigen als mögliche Auslöser: »Besuche von ihren Kindern. Sie wussten nicht, dass sie Krebs im Endstadium hatte.« »Die Brüder kamen von außerhalb, um meinen Schwiegervater zu besuchen.« »Vielleicht der Besuch von Verwandten; die ganze Familie versammelte sich noch am Tag nach ihrer Einweisung im Krankenhaus.« »Sie lag auf der Palliativstation des Krankenhauses. Die Verwandten waren zu dieser Zeit zu Besuch. Während der vorangegangenen zwei Tage war sie nicht mehr ansprechbar gewesen.«

Allerdings ist bei Berichten, welche die terminale Geistesklarheit mit Familienbesuchen in Zusammenhang bringen, die tatsächliche Ereignisabfolge eventuell nicht ganz so eindeutig gegeben, wie sich dies aus der Perspektive der Angehörigen bzw. Besucher darstellt. Denkbar ist nämlich auch, dass nicht die Anwesenheit von Familienmitgliedern und nahestehenden Menschen die luzide Episode auslöste, sondern vielmehr die Angehörigen von Natur aus eher ein verändertes Verhalten an der Patientin oder dem Patienten bemerkten. Anders formuliert: Die Tatsache, dass eine terminale Episode beobachtet wurde, setzt logischerweise die Anwesenheit von Besuchern voraus; daraus folgt jedoch nicht, dass sie durch sie ausgelöst wurde. Da zudem die weit überwiegende Mehrzahl der berichteten Fälle kurz vor dem Tod eintrat, ließe sich die Anwesenheit von Angehörigen und nahestehenden Menschen in zumindest einigen Fällen alternativ auch einfach darauf zurückführen, dass sie angesichts der Nachricht vom sich verschlechternden Gesundheitszustand den Patienten besuchten und dabei unwillkürlich Zeugen seiner luziden Episode wurden – was den vermuteten ursächlichen Zusammenhang zwischen Familienbesuchen und terminaler Geistesklarheit wiederum umkehren könnte.

Einige wenige der Befragten (2 %) nannten Änderungen in der Medikamentengabe als möglichen Grund oder Auslöser für die luzide Episode, bzw. wurde sie in drei Fällen auf eine abgebrochene medikamentöse Behandlung zurückgeführt: »Nur die Entscheidung, die Chemotherapie am Montag (zwei Tage zuvor) einzustellen« und »Medikamente gegen Demenz nicht mehr genommen«; »Die Ärzte haben seine Medikamente gegen Demenz abgesetzt. Seine Familie dachte, dass es ihm vielleicht deshalb so viel besser gehe«; und zwei Studienteilnehmer nannten einen Wechsel der Pflegeeinrichtung als möglichen Auslöser oder beitragenden Faktor: »die Verlegung vom Krankenhaus in ein Pflegeheim«; »die Verlegung vom Krankenhaus in ein Hospiz«.

Keiner der Befragten vermutete von sich aus oder darauf angesprochen andere mögliche Auslöser (wie Wetter, Tageszeit, besondere Lebensereignisse). Der einzige physiologische Faktor, der wiederholt genannt wurde, war folglich wiederum der unmittelbar bevorstehende Tod der Patienten. Auf weitere etwaige äußere Auslöser gab es darüber hinaus keine belastbaren Hinweise.

Reaktionen

Zuletzt bleibt noch die Frage, wie Angehörige und Freunde mit der terminalen Geistesklarheit des Patienten umgehen. Obwohl dies nicht das zentrale Thema dieses Buchs ist, möchte ich an dieser Stelle doch noch einmal kurz darauf eingehen; nicht zuletzt wird das Thema ja vor allem von unseren Auskunftspersonen an uns herangetragen. Sie suchten das Gespräch, um mit uns auszuloten, welchen Platz das Erlebte künftig in ihrem Dasein, ihrer Welt- und Selbstsicht einnehmen würde. Und sie wollten im Gespräch auch unmittelbarere Wege finden, mit dem Erlebten umzugehen, das aus ihrer Sicht ja aus viel mehr bestand als »nur« aus der terminalen Geistesklarheit eines Angehörigen oder Freundes. Ich habe es bereits eingangs dieses Kapitels kurz angedeutet – in der terminalen Geistesklarheit treffen zwei Ereignisse zusammen, von denen jedes für sich schon ausreichen würde, um potenziell traumatisierend zu wirken: erstens die unerwartete »Rückkehr« einer Person, die »abhandengekommen« war – manchmal über Jahre hinweg. Und zweitens das anschließende Ableben dieser Person, sei es Stunden oder Tage nach der luziden Episode.

Um angesichts dieser Faktoren die innere Perspektive der Angehörigen zu verstehen, ist es an dieser Stelle nötig, etwas auszuholen: Manchmal wird wohlmeinend, womöglich aber auch etwas leichtfertig dahingesagt, für Demenzkranke sei der Tod eine »Erlösung«. Solche Vorstellungen können vordergründig helfen, den Tod einer oder eines erkrankten Angehörigen leichter zu verarbeiten; sie deuten ihn in ein positives Ereignis um, sowohl für die Sterbenden selbst als auch für die Hinterbliebenen. Aus Gesprächen und der Korrespondenz mit pflegenden Angehörigen wissen wir aber auch, dass manche sich selbst oder anderen gegenüber nur sehr zögernd eingestehen wollen, den stillen Wunsch zu hegen bzw. gehegt zu haben, all dies möge möglichst bald irgendwie ein Ende nehmen, der Tod sei ja »Erlösung«.

Was aber, wenn dann ein derzeit noch unverstandener Faktor den Angehörigen oder Freund vorübergehend aus seiner Krankheit befreit, *bevor* der Tod eintritt? Das kann eine durchaus beunruhigende und verunsichernde Erfahrung sein. Und noch verunsichernder wird sie, wenn man bedenkt, dass die meisten Menschen diese letzte Begegnung mit dem oder der Angehörigen, dem Freund oder der Freundin auch noch als »zutiefst erfüllend«, als etwas »ganz Besonderes« und »Einzigartiges« beschreiben – obwohl sie bis vor Kurzem noch annahmen, einzig der Tod des Patienten würde dem Leid ein Ende setzen können oder gar sollen: »Wenn ich daran denke, muss ich weinen und lächeln zugleich«, sagen die Zeugen, oder: »Ich wünschte, ich könnte es noch einmal erleben, und gleichzeitig bin ich froh, dass es vorbei ist. Was soll ich sagen? Ich bin einfach nur dankbar – und durcheinander.« Es ist hier nicht der Ort, diese Ambivalenz eingehender zu diskutieren; aber es ist doch unvermeidlich, sie zumindest kurz anzureißen, ist sie doch in vielfältiger Weise Abbild auch der Überlegung, wie wir heute mit Hilfsbedürftigkeit und Leiden insgesamt und mit schwer erkrankten und vordergründig eingeschränkten Menschen und ihren Entwicklungsaufgaben und Lebenschancen umgehen – mit ihrem Leben und mit ihrem Tod, auch mit den Anforderungen und Fragen, die sie an uns stellen. Trotz (vielleicht auch wegen) dieser Ambivalenz war die Mehrheit der Befragten in erster Linie dankbar für die ihr unerwartet gebotene letzte Gelegenheit, vom Familienangehörigen oder Freund Abschied nehmen zu können:

> Die geistige Klarheit, die bei meiner Mutter am Ende ihres Lebens auftrat, war ein wundervolles Geschenk, das es mir sehr viel leichter machte, ihren Tod zu akzeptieren. In den Gesprächen, die wir führten, wurde auch ihr altes, liebevolles Selbst wieder für mich sichtbar. Nach so viel seelischem Leid aufgrund der Demenz war es gut zu wissen, dass sie unsere Wirklichkeit als sie selbst verlassen würde.

> Es war wundervoll, diese letzten Momente/Stunden mit ihnen zu verbringen – all den Schmerz und das Leid, die sie erdulden mussten, zu vergessen, wenn auch nur für diesen kurzen Moment. Das hilft so sehr beim Trauerprozess.

> Anfänglich war ich überrascht von dem beglückenden Gefühl und der Möglichkeit, über wesentliche Dinge zu sprechen. Eine sehr tiefgehende und bereichernde Erfahrung.

> Das letzte kurze Gespräch erfüllte uns alle mit einem Gefühl tiefen Friedens und der Versöhnung mit unseren Lebensumständen. Diese Momente bedeuten mir sehr viel, und wenn ich daran denke, dass ich die letzte Person war, die mit ihr im Kontakt war, dass mein Name das letzte Wort war, das sie sprach, und dass ich während des gesamten Verlaufs ihrer Krankheit bei ihr sein konnte, gibt es kein Bedauern.

> Das war soooo wundervoll, so bewegend! Ich war so froh darüber und so dankbar dafür.
> Es war ein Geschenk und Segen für mich, denn es gab noch Dinge, die ich ihm zu sagen hatte.

Einige gaben jedoch auch an, von der luziden Episode »schockiert« oder irritiert gewesen zu sein:

> Obwohl er den ganzen Tag über nicht ansprechbar gewesen war, redete ich mit ihm und sagte ihm, dass ich da sei. Doch ich war nicht wenig bestürzt, als er aufwachte und begann, mich nach Angehörigen zu fragen.

> Einen Moment lang hatte ich die Hoffnung, dass es ihr besser gehen würde, aber ihr Zustand verschlechterte sich rapide und sie verstarb nur sechs Tage später.

> Alle waren erschrocken. Wir dachten ja, es sei das Ende. Sie setzte sich einfach auf und fing an, mit allen zu sprechen, als ob nichts geschehen wäre. Sie lächelte und unterhielt sich, wie sie es auch sonst getan hätte. Alle waren ebenso verwirrt wie glücklich, diese Zeit mit ihr zu verbringen. Aber es dauerte nicht lange.

> Ich bin sehr verwirrt. Ich habe keine Ahnung, was passiert ist. Ich weiß, dass ich glücklich sein sollte, und das bin ich auch. Aber ich bin auch sehr irritiert.

Bei dieser Gruppe zeigte sich zudem ein psychologisch interessantes Phänomen. Einige erklärten, vor der luziden Episode ihren eigenen Weg gefunden zu haben, mit der Krankheit und dem langsamen Verfall und Verhaltens- und Persönlichkeitsveränderungen ihres Angehörigen umzugehen: Sie nahmen Abschied zu Lebzeiten. Diese Form der inneren Distanzierung beschreibt einen Bewältigungsmechanismus, den man gelegentlich bei Angehörigen schwer körperlich oder psychisch erkrankter Patienten beobachten kann.

Der Abschied zu Lebzeiten – er ist deutlich abzugrenzen von dem eben erwähnten impliziten Wunsch, das Leben des Patienten möge enden, darin läge letzten Endes ja auch seine »Erlösung« (?) – lindert bei den Angehörigen die täglich wiederkehrende Enttäuschung, die Sorgen und den Schmerz über die Persönlichkeits- und Verhaltensveränderungen des geliebten Menschen. Er hilft ihnen weiterhin, diesen Menschen so in Erinnerung zu behalten, wie er vor der Erkrankung war – und er erleichtert ihnen die Unterscheidung zwischen der Person, die er einmal gewesen, und der Person, die er krankheitsbedingt geworden ist. Doch muss dieser Bewältigungsmechanismus in dem Moment in sich zusammenbrechen, in dem der Mensch, von dem man sich bereits zu dessen Lebzeiten verabschiedet hat, nun plötzlich und unerwartet »zurückkehrt«. Mehr noch: Manche glauben und befürchten nun, viel zu früh Abschied genommen zu haben. Auch sie fühlen sich schuldig.

Wer hilft diesen Angehörigen dabei, das Erlebte zu verarbeiten? Wer sagt ihnen, dass sie mit ihren Zweifeln keineswegs allein sind, dass ihre Reaktion auch nichts Ungewöhnliches ist, sondern einfach menschlich? Wer ist bereit, ihre Verwirrung mit ihnen auszuhalten, sie zu teilen? Und wer würdigt ihre Verwirrung – auch als Ausdruck ihrer Sorge um den Angehörigen oder auch ihres Bemühens darum, das Bestmögliche für diesen Angehörigen zu leisten? Wer sagt ihnen etwas, das wir vielleicht viel zu selten einander sagen oder voneinander hören: dass wir sie verstehen; und dass es in der Tat höchst verwirrend *ist*, wenn sich Leben und Tod auf so ungewöhnliche Weise im Vorfeld des Sterbens des Patienten miteinander verbinden und doch so schnell wieder auseinandergehen? Die Rückkehr, um Abschied zu nehmen, zeigt sich selbst für das Pflegepersonal immer wieder aufs Neue als Bild eines Widerspruchs – vor allem dann, wenn, und so lange, wie man Leben und Tod als einander gegenübergestellte Pole wahrnimmt.

Wenn die Wiederkehr ausbleibt

Es gibt noch eine weitere Gruppe, auf die wir bisher gar nicht eingegangen sind – sie wurde in den bisherigen Arbeiten zu paradox oder terminal luziden Episoden nahezu vollständig ignoriert. Einige davon wandten sich im Rahmen unserer Studien bzw. von Berichterstattungen über unsere Arbeit an mich. Nämlich jene Nahestehenden, die auf eine luzide Episode ihrer erkrankten Angehörigen *warteten* – bloß: Sie kam nie. Hier eröffnet sich ein Spannungsfeld, das sich vermutlich verstärkt in dem Maße in den Vordergrund des Themas stellen wird, in dem die terminale Geistesklarheit in den Blickpunkt des öffentlichen Diskurses gerät. Auch hier finden sich wieder Parallelen zu den Anfängen der Popularisierung der Nahtoderfahrungen.

Zeichnen wir das nach: Die anfängliche Skepsis seitens der Fachwelt, ob Nahtoderfahrungen überhaupt reale Phänomene und nicht bloß Artefakte sind, wich mit zunehmendem Erkenntnisgewinn allmählich der sich viel dringlicher stellenden Frage, wie man aus medizinischer und psychologischer Sicht denjenigen gerecht werden kann, die von solchen Erfahrungen berichten. Aber: Was geschah mit der weitaus größeren Gruppe wiederbelebter Patienten, die *keine* Nahtoderfahrung machten bzw. sich *nicht* daran erinnern konnten, eine gemacht zu haben (das sind immerhin knapp 80 bis 90 % der nach Herzstillstand wiederbelebten Patienten)? Hierbei handelt es sich um ein nach wie vor stark unterforschtes Thema, vor allem aber um eine seelsorgerlich bislang weitgehend allein gelassene Patientengruppe. Gelegentlich sagen uns diese Menschen, dass sie sich geradezu um ihre Erfahrung, bzw. Erinnerung an ihre Erfahrung, »betrogen« fühlen: Sie können von keinem dieser »wunderbaren Erlebnisse« berichten, von denen alle Welt spricht und hören will. Wer aber andererseits nichts zu berichten hat, findet naturgemäß weniger Gehör; und dennoch sind diese Menschen mit den gleichen existenziellen Fragen konfrontiert wie diejenigen, die eine Nahtoderfahrung hatten bzw. erinnern. Auch sie hatten eine Begegnung mit dem eigenen Tod; auch sie wollen gehört werden. Auch sie haben eine existenzielle Erfahrung durchlebt; nur war sie dem ersten Augenschein nach weitaus weniger spektakulär und medientauglich.

Es ist gut möglich, dass vergleichbare Entwicklungen auch im Zusammenhang mit der terminalen Geistesklarheit zu erwarten sind – vor allem dann, wenn die öffentliche Berichterstattung weiterhin zu erwähnen versäumt, dass terminal oder paradox luzide Episoden nicht übermäßig häufig aufzutreten scheinen: Als die ersten Berichte über unsere Arbeit zur terminalen Geistesklarheit in den populären Medien erschienen, wurde auf diese Frage meist gar nicht eingegangen. Der Tonfall der meisten Artikel war vielmehr überaus optimistisch, manchmal geradezu euphorisch. Vermutlich hatten die Autoren und Redakteure bald erkannt, dass terminale Geistesklarheit sich unter anderem auch deswegen so gut »verkauft«, weil sie eine positive Alternative zu den oft bedrückenden Anschauungen über Verfall und Zerstörung vorstellt, wie man sie im Allgemeinen mit Alzheimer, Demenz oder anderen schweren neurologischen Erkrankungen (und Tod und Sterben) in Verbindung bringt.

Das ist eine legitime Sichtweise auf das Phänomen; nur beschreibt sie es bei Weitem nicht vollständig. Sie lässt etwa die entscheidende Tatsache unerwähnt, dass terminale Geistesklarheit nach wie vor ein eher seltenes Ereignis ist: Die einzige bisher durchgeführte prospektive Studie von Macleod legt – wie bereits erwähnt – nahe, dass etwa sechs Prozent der

Sterbenden eine Phase terminaler Geistesklarheit durchleben. Diese Studie umfasste jedoch nur eine begrenzte Anzahl von hundert Patienten und war auch nicht direkt mit unserer zuvor ausgewählten Gruppe von kognitiv beeinträchtigten Personen vergleichbar. In einer koreanischen Studie, die retrospektiv in einem Lehrkrankenhaus in Ilsan durchgeführt wurde, wurde die bisher niedrigste Fallzahl festgestellt: Von insgesamt 338 Todesfällen wurden in nur 6 Fällen (1,8 %) Episoden terminaler Geistesklarheit beobachtet, wobei allerdings nur eine dieser Personen an einer Demenzerkrankung litt.[12] Peter Fenwick hingegen berichtet in einer englischen Studie von einer deutlich höheren Zahl – vierzehn Prozent. Auch informelle Gespräche, die ich mit Mitarbeitern von Hospizen und Palliativstationen geführt habe, lassen auf eine große Streubreite von Schätzziffern der Inzidenz der terminalen Geistesklarheit schließen. Einige medizinische Fach- und Plegekräfte berichten, dass sie Episoden terminaler Geistesklarheit »häufig« beobachten, während andere anscheinend noch nie oder nur sehr vereinzelt damit in Berührung gekommen sind. Bei all diesen Angaben handelt es sich also offensichtlich um noch sehr vage Schätzungen; nur weitere prospektive Studien werden uns ein genaueres Bild der tatsächlichen Inzidenz luzider Episoden bei Demenz- und anderweitig neurologisch Erkrankten vermitteln können.

Ein genaues Erfassen der Häufigkeit terminaler Geistesklarheit wird zudem nicht zuletzt auch dadurch erschwert, dass die durchaus reale Möglichkeit besteht, dass solche Episoden gelegentlich unbemerkt bleiben könnten. Angesichts des meist sehr kurzen Zeitfensters, in dem terminale luzide Episoden auftreten, ist es sogar wahrscheinlich, dass manche luzide Episoden stattfinden, ohne dass Zeugen anwesend sind. Einige unserer Studienteilnehmer haben selbst darauf hingewiesen, dass sie die terminale Geistesklarheit des Patienten beinahe verpasst hätten: Ihre ursprünglichen Pläne für den Tag hatten anders ausgesehen und sie hatten sich buchstäblich in letzter Sekunde entschieden, doch lieber ihren Angehörigen zu besuchen. In anderen Fällen hätten sie aufgrund von Verkehrsbehinderungen oder ähnlichen Umständen beinahe die Krankenhausbesuchszeiten und damit die luzide Episode des Angehörigen versäumt. Kurz: Wir können angesichts zahlreicher Unsicherheitsfaktoren derzeit nicht mit Gewissheit sagen, wie häufig terminale Geistesklarheit tatsächlich auftritt. Wir können aber dennoch davon ausgehen, dass es fraglos kein allzu oft vorkommendes Phänomen ist – sonst hätte man es wohl auch nicht so lange ignorieren können. Nach wie vor also sterben die meisten Menschen, die an Demenz oder anderen neurologischen Erkrankungen leiden, ohne dass es zu einer Episode terminaler Geistesklarheit kommen würde. Vor diesem Hintergrund wird eine verantwortungsvolle Berichterstattung über terminale Geistesklarheit zu vermeiden versuchen, bei Angehörigen und Freunden von Demenzpatienten höchstwahrscheinlich unerfüllt bleibende Hoffnungen zu wecken.

Ich erhalte etwa regelmäßig E-Mails von Personen, die auf eine Phase terminaler Geistesklarheit ihres Verwandten oder Freundes hoffen; diese sogar erwarten. Aber wie tief ist ihre Enttäuschung, wenn der Erkrankte verstirbt, ohne je eine luzide Episode durchlebt zu haben:

> Als sich der Gesundheitszustand meines Vaters verschlechterte, wollte ich so oft wie möglich bei ihm sein und hoffte verzweifelt auf eine letzte Gelegenheit, mich von ihm zu verabschieden. Ich hatte so sehr auf eine letzte Begegnung gehofft, aber leider kam es nicht mehr dazu. Wenn ich all diese wunderbaren Geschichten über »terminale Geistesklarheit« lese, bin ich berührt und traurig zugleich. Das wäre so wichtig für mich gewesen. Es macht mich sehr traurig.

> Ich habe letztes Jahr über Ihre Arbeit gelesen. Inzwischen leidet meine Mutter an Demenz und hat jetzt zudem eine Lungenentzündung. Ich schreibe dies von meinem iPhone aus. Ich bin jeden Moment bei ihr, um den Zeitpunkt ihrer terminalen Geistesklarheit nicht zu versäumen. Gibt es eine Möglichkeit, ihr dabei entgegenzukommen? Ich spreche mit ihr und hoffe, dass sie mich hören wird. Bis jetzt keine Spur von geistiger Klarheit.

> Wir warteten sehnsüchtig auf seine Rückkehr. Es gab so vieles, was ich Papa noch sagen wollte. Ihm versichern, dass wir uns um Mama kümmern werden. Dass ich mich mit meinem Bruder versöhnt habe. Dass alles in Ordnung ist und er sich keine Sorgen zu machen braucht. Ich war jede Stunde bei ihm. Aber er starb ohne ein Anzeichen davon. Einfach so. Ich würde gerne wissen, warum. Ich stelle mir oft diese Frage nach dem Warum. Wir hätten diesen Abschluss so sehr gebraucht.

Das Studium der terminalen Geistesklarheit stellt Forschende damit nicht zuletzt auch vor ein moralisches Dilemma: Das Phänomen bietet fraglos eine einmalige Gelegenheit, potenziell weitreichende Einsichten in die Medizin, Psychologie, Philosophie und Metaphysik des Sterbens zu gewinnen. Als Forschender ist man daher bestrebt, allgemein das Bewusstsein dafür zu schärfen, dass am Lebensende manchmal etwas Außergewöhnliches, oft auch außergewöhnlich Schönes, geschehen kann. Es ist somit beispielsweise wichtig, dass Mitglieder der Gruppe der helfenden Berufe über das mögliche Auftreten von Episoden terminaler Geistesklarheit informiert sind, um in solchen Momenten angemessen reagieren und Angehörige in dieser besonderen Situation gut begleiten und unterstützen zu können. Zugleich müssen Aufklärungskampagnen sorgfältig und behutsam erfolgen, um bei Angehörigen und Freunden keine unrealistischen Erwartungen zu wecken, die aller Wahrscheinlichkeit nach unerfüllt bleiben werden.

Zugleich sollten auch Angehörige darüber aufgeklärt werden, dass solche Episoden, wenn sie denn auftreten, in der Regel relativ kurz ausfallen und *möglicherweise* mit dem nahenden Tod des Patienten oder der Patientin in Zusammenhang stehen. Es ist eine Gratwanderung einerseits zwischen dem Bestreben, die Menschen auf die terminale Geistesklarheit aufmerksam zu machen, damit sie nicht vorübergehen an dem, was viele als ein »letztes Geschenk« beschreiben, und andererseits der Gefahr, unrealistische Erwartungen (oder Befürchtungen) bei jenen zu wecken, die diesem Phänomen nie begegnen werden. Denn wie so vieles, was im Umfeld von Tod und Sterben geschehen kann, ist auch die terminale Geistesklarheit – zumindest zum jetzigen Zeitpunkt – weder ein vorhersehbares noch ein planbares Ereignis. Man kann hoffen, ein Geschenk zu erhalten. Aber man kann es weder einfordern noch erwarten.

Fassen wir die bisherigen Ergebnisse zusammen: Wie wir gesehen haben, ist die terminale Geistesklarheit nicht auf spezifische Formen der Demenz und anderer Grunderkrankungen beschränkt, sondern scheint ein Phänomen allgemeinerer Art zu sein, das eine Vielzahl von neurologischen Erkrankungen umfasst, darunter auch Krankheitsbilder, die im Allgemeinen die Möglichkeit einer Remission ausschließen. Weiterhin legen unsere Daten nahe, dass terminale Geistesklarheit in einem sinnvollen Zusammenhang mit dem Sterben der Patienten steht, wenngleich in diesem Punkt noch einige letzte Unsicherheiten aufgrund möglicher Verzerrungsfaktoren in der Berichterstattung bestehen. Auch die genaue Inzidenz der terminalen Geistesklarheit ist noch ungewiss; es dürfte sich um ein verhältnismäßig seltenes, wohl aber nicht extrem selten auftretendes Phänomen handeln.

Aber es tritt auf, und in den folgenden Kapiteln werden wir uns daher nun der Frage zuwenden, wie dieses Phänomen zu deuten bzw. mit benachbarten Sterbephänomenen in Verbindung zu bringen ist.

TEIL III

Das Ich an der Schwelle

Möglich ist ja auch der umgekehrte Weg: Nicht die Materie brachte den Geist hervor, sondern der Geist die Materie.

Sir Arthur S. Eddington

8.

Deutungen

Worauf deutet die terminale Geistesklarheit hin?

Es ist Zeit für eine Zwischenbilanz. Zunächst: Was wir hörten, müssen wir gelten lassen. Viele Menschen sind in den unterschiedlichsten historischen, kulturellen, medizinischen und sozialen Zusammenhängen Zeugen eines a priori äußerst unwahrscheinlichen Phänomens geworden. Es scheint sich so gut wie allem entgegenzustellen, was wir über die Abhängigkeit unseres Geistes von einem funktional intakten Gehirn zu wissen glaubten.

Der Widerspruch ist deutlich: Einerseits sagen uns sowohl unsere Alltagserfahrungen als auch eine Vielzahl an klinischen Studien (inklusive der in den Demenzerkrankungen beobachteten kognitiven Beeinträchtigungen), dass unser Ich in hohem Maße von unserer Hirnfunktion abhängig ist. Wenn wir alkoholisiert sind, Fieber haben oder auf andere Weise physiologisch beeinträchtigt sind, ist unser Verstand getrübt, unser Ich-Gefühl kann sich verändern oder reduzieren – wir können sogar vollständig das Bewusstsein verlieren. Andererseits begegnet uns mit der terminalen Geistesklarheit ein Phänomen, das dieser alltäglich erlebten Abhängigkeit grundlegend zu widersprechen scheint: Sie legt vielmehr nahe, dass es unter bestimmten Umständen möglich ist, trotz auch schwerster neurologischer Beeinträchtigungen »normal« zu funktionieren. Wie bringen wir diese widersprüchlichen Beobachtungen miteinander in Einklang? Und wo anfangen?

Es gibt derzeit noch kaum theoretische oder klinische Versuche, die terminale Geistesklarheit unter diesem Gesichtspunkt besser zu verstehen. Auch in den älteren Quellen finden wir nur wenig Hinweise. Die viktorianischen Ärzte etwa interessierten sich für die terminale Geistesklarheit in erster Linie aus diagnostischer Sicht – sie galt als sicheres Zeichen für die nahende Zustandsverschlechterung und den baldigen Tod des Patienten:

> Nicht ganz selten kommt es zu einem Aussetzen des Deliriums, bei dem der Verstand eine Zeit lang wieder klar wird und die Wahrnehmung deutlich, woraufhin jedoch erneut das Delirium oder auch ein Koma einsetzt, oder es kommt zu einem rapiden Verfall aller körperlichen Kräfte und einem baldigen Tod. Mit dem zeitweiligen Wiedererwachen der geistigen Kräfte und als Beweis für dessen illusorischen Charakter gehen jedoch die üblichen Anzeichen des körperlichen Zusammenbruchs einher – verzerrte Gesichtszüge, kalte Haut, kalter Schweiß und ein schwacher, schneller Puls.[1]

Nur sehr vereinzelt finden sich Hinweise in der älteren Literatur, die einen Schritt weitergehen und auch auf die menschenbildlichen, philosophischen Implikationen des Phänomens eingehen – etwa bei Happich und Wittneben, die die bereits erwähnte Käthe (siehe 3. Kapitel) betreuten und ihre Beobachtungen in ihren Appellen gegen die im Deutschland der frühen 1930er-Jahre aufkommende »Euthanasie-Bewegung« in Stellung brachten: »Wir haben gesehen«, schreibt Happich, »dass auch der armseligste Idiot ein verborgenes inneres Leben führt, das so viel wert ist wie mein eigenes inneres Leben.«

> Für mich steht auch der geistig noch so umnachtete Schwachsinnige dem normalen Menschen in tiefster Bedeutung in nichts nach. Ich habe es durch gar manche geradezu erschütternde Erlebnisse, die ich zusammen mit dem Chefarzt unserer Anstalten, Dr. Wittneben, gemeinsam hatte, erfahren, dass auch der armseligste Idiot ein verborgenes inneres Leben führt, das so viel wert ist wie mein eigenes inneres Leben. Die zerstörte Oberfläche hindert ihn nur, nach außen hin viel davon zu zeigen. Oft in den letzten Stunden vor dem Tode fielen alle krankhaften Hemmungen weg, und es offenbarte sich ein inneres Leben von solcher Schönheit, dass wir nur ganz erschüttert davorstehen konnten. Für jemanden, der solche Geschehnisse miterlebt hat, ist die ganze Frage einer staatlich geregelten Euthanasie vollkommen hinfällig.[2]

Aber auch Happich und Wittneben folgten dieser Spur zum »verborgenen inneren Leben« scheinbar stark eingeschränkter Menschen nicht weiter – zumindest ist nichts darüber bekannt. Geschweige denn finden wir Hinweise darauf, dass sie oder andere Mitglieder ihres Kreises versuchten, zu einem tieferen Verständnis des Phänomens selbst vorzudringen.

Und wo anfangen? Immerhin sehen wir uns an dieser Stelle mit einem veritablen Widerspruch konfrontiert zwischen dem, was unsere Alltagserfahrung und der Stand der Wissenschaft zur Abhängigkeit des Ichs vom Gehirn einerseits und andererseits die vermeintlich sichtbar werdende Unabhängigkeit desselben Ichs in der terminalen Geistesklarheit uns zu sagen scheinen. Auch in unserer Arbeitsgruppe führte dieser Umstand zu Diskussionen. Je mehr Fälle wir sammelten, desto deutlicher wurde uns die Unvereinbarkeit zwischen dem, was wir tagtäglich an neuem Studienmaterial sammelten, und dem, was wir oft nur Stunden zuvor oder danach in Lehrveranstaltungen oder im Rahmen anderer Forschungsprojekte zumindest implizit als gegeben voraussetzten: Alle Geistestätigkeit setze entsprechende Hirntätigkeit voraus. Wie ein Kollege bemerkte, hatten wir »weiße Krähen« beobachtet und standen nun vor der Aufgabe, unsere Beobachtungen in das bestehende Wissen über die Geist-Gehirn-Beziehung zu integrieren. Mit »weißen Krähen« bezog er sich auf ein von William James eingeführtes Konzept. James gründete in den späten 1870er-Jahren an der Harvard University das erste psychologische Forschungslabor und veröffentlichte auch das über viele Jahre einzige amerikanische Lehrbuch der Psychologie (ein umfangreiches Werk mit annähernd 1400 Seiten, das in Fachkreisen allgemein als »the James« bekannt ist; daneben verfasste James eine stark gekürzte Fassung dieses Lehrbuchs, von den Studenten mit dem Spitznamen »the Jimmy« versehen).

Weniger bekannt ist jedoch, dass sich James auch intensiv mit ausgefalleneren Themen wie etwa Telepathie, Sterbebettvisionen und dergleichen befasste – für einen Mitbegründer einer aufstrebenden wissenschaftlichen Disziplin fraglos ein ungewöhnliches, für seine wissenschaftliche Reputation auch riskantes Interessengebiet. Die oft harsche Kritik aus der Kollegenschaft hielt James jedoch nicht von seinen Erkundigungen im Grenz- und Niemandsland (scheinbar oder wirklich) ungewöhnlicher Phänomene ab: Er war davon überzeugt, selbst zu oft Augenzeuge solcher Phänomene geworden zu sein, um den Appellen seiner Kollegen Folge leisten zu können, sich von seinen Grenzerkundungen ab- und wieder »seriöseren« Forschungsgegenständen zuzuwenden.

In einer Rede als Präsident der Society for Psychical Research im Jahr 1896 berichtet James von dem Zwiespalt zwischen den außerordentlichen Phänomenen, deren Zeuge er geworden war, und seiner eigenen wissenschaftlichen Ausbildung, die ihm reichlich Grund gab, an dem von ihm Beobachteten zu zweifeln. Doch er begnügte sich nicht damit, diese Widersprüche zwischen dem – wie er es nannte – »orthodoxen Glauben« und seinen eigenen Erfahrungen unaufgelöst nebeneinander stehen zu lassen. Vielmehr legt er in seiner Präsidentschaftsrede 1896 dar, dass ihm das schiere Gewicht seiner Beobachtungen schlicht keine Wahl ließ: Er würde weiterhin parapsychologische Forschung betreiben *müssen.* Hier war etwas, das James zufolge erklärt – und nicht bloß ignoriert oder a priori verneint – werden wollte. Und das galt seiner Ansicht nach nicht nur für ihn als Augenzeugen des vordergründig Widersprüchlichen. Es müsse, so James, im Grunde genommen für jeden gelten, der sich ernsthaft und unbefangen mit den verfügbaren Belegen auseinandersetzte – zu welchen Schlussfolgerungen sie auch immer führen mögen; auch oder gerade dann, wenn sie dem Status quo widersprechen oder zu widersprechen scheinen:

> Für mich ist der Blitz eingeschlagen, und der orthodoxe Glaube [an den Materialismus/Naturalismus – Anm. AB] ist nicht nur in seiner Vermutung entkräftet, sondern die Wahrheit des Glaubens selbst auf entscheidende Weise ins Wanken gebracht. Wenn Sie mir gestatten, mich der Sprache offizieller Logik zu bedienen, so kann ein allgemeiner Satz durch einen speziellen Fall widerlegt werden.
> Will man das Gesetz umstoßen, dass alle Krähen schwarz sind, so darf man nicht zu belegen suchen, dass alle Krähen schwarz sind; es genügt zu beweisen, dass eine einzige Krähe weiß ist.[3]

Wir wollen an dieser Stelle die Frage offenlassen, wie William James' Beurteilung der vorhandenen Daten zu werten ist; ob die Beweislage der Grenzwissenschaften tatsächlich auf die Wirklichkeit genuin »übersinnlicher« Phänomene hindeutet oder nicht. Aber von der Ausgangslage her befand sich unsere Arbeitsgruppe in einer vergleichbaren Situation wie James seinerzeit: Wir (und inzwischen Kollegen auch anderer Arbeitsgruppen, die sich der terminalen Geistesklarheit widmeten) hatten offenbar eine Art weiße Krähe gesichtet – und das nicht nur einmal, sondern gleich hundertfach. Auf den ersten Blick sah es tatsächlich so aus, als ob außerordentliche Zustände – in diesem Fall das Sterben des Patienten – Beziehungsformen von Geist und Gehirn freilegten, die unter alltäglicheren Umständen in dieser Weise nicht zu beobachten sind.

Was könnte die terminale Geistesklarheit somit für die Beziehung zwischen Geist und Gehirn generell bedeuten? Wenn es in den konkreten Konstellationen, unter denen die terminale Geistesklarheit auftrat, möglich war, dass das Ich und seine mentalen Aktivitäten allem Anschein nach nicht mehr im üblicherweise beobachteten Ausmaß auf neuronale Verursachung angewiesen waren – stand dann nicht so gut wie alles infrage, was bis dahin als materialistische Vermutung über das Ich als Funktion des Gehirns gedacht wurde? Der amerikanische Psychologe Paul Francis Cunningham hat diese Fragestellung bzw. die Bedeutung von scheinbaren Brüchen der neuronalen Abhängigkeit des Ichs wie folgt dargestellt:

> Es genügt ein einziger gesicherter Befund, bei dem normale kognitive Prozesse in Abwesenheit der dazu erforderlichen Hirnsubstanz ablaufen oder bei dem das Bewusstsein in Abwesenheit messbarer Hirnfunktionen in Erscheinung tritt, um unser Denken über die Beziehung zwischen Geist und Körper grundlegend zu verändern.[4]

Mit diesen Überlegungen – und nach wie vor auf der Suche nach der Auflösung des Widerspruchs zwischen dem umfangreichen klinischen Inventar von Geist-Gehirn-Korrelationen auf der einen und den TG-Berichten auf der anderen Seite – rückte für unsere Arbeitsgruppe damit nach Abschluss der Pilotstudien die Frage in den Vordergrund, ob wir in anderen Zusammenhängen weitere Hinweise dafür finden würden, dass die Beziehung zwischen Gehirn und Geist vieldeutiger bzw. vielseitiger sei als gemeinhin angenommen. Mit anderen Worten: Gab es noch weitere »weiße Krähen«, Fälle also, die im Sinne Cunninghams eine relative Unabhängigkeit des Ichs, des Geistes und der Persönlichkeit von ihren im Normalfall vorausgesetzten biologischen Bedingungen vermuten ließen?

Ich, Gehirn und Tod

Vor dem Hintergrund dieser Fragestellung suchten wir die medizinischen Datenbanken nach Berichten über Zustände ab, in denen – wie bei terminal-luziden Episoden – intakte Bewusstseinsaktivität bei gleichzeitig bestehender starker Einschränkung der Hirnfunktion zu beobachten ist. Ein bereits mehrfach angesprochenes Kernmerkmal der terminalen Geistesklarheit sollte sich in diesem Zusammenhang als wichtige Spur erweisen: Sie tritt, wie wir gesehen haben, bei einer Vielzahl unterschiedlichster neurologischer Störungen und psychologischer Zusammenhänge auf, ohne dass diese Faktoren oder andere physiologische oder psychologische Korrelate, individuelle Faktoren oder situative Auslöser überzufällig häufig mit dem Auftreten oder den Eigenschaften luzider Episoden zusammenfielen. Weder Diagnose, Alter, Geschlecht noch situative Aspekte scheinen unseren Daten zufolge die Wahrscheinlichkeit zu beeinflussen, dass eine paradoxe luzide Episode auftritt. Mit einer einzigen Ausnahme: der Tatsache, dass die weit überwiegende Mehrheit der Patienten binnen Stunden oder Tagen nach ihrem luziden Intervall versterben.

Die signifikante Häufung solcher Fälle in unmittelbarer Nähe zum Tod schien uns auch deshalb bemerkenswert, weil die terminale Geistesklarheit nicht das einzige unerwartet in Todesnähe auftretende Bewusstseinsphänomen ist. Bereits in unserer im Rahmen des Forschungsworkshops am National

Institute on Aging verfassten Übersichtsarbeit zur terminalen Geistesklarheit hatten wir auf die auffälligen Parallelen zwischen der terminalen Geistesklarheit und der Nahtoderfahrung hingewiesen:

In beiden Fällen stoßen wir auf Belege für Selbstbewusstsein, komplexes Denken und Personalität, trotz der stark reduzierten Gehirnaktivität während eines Herzstillstands – ein Phänomen, das angesichts unserer bisherigen Vorstellungen über das Verhältnis von Ich und Gehirn ebenfalls höchst unwahrscheinlich erscheint. Und wie bei der terminalen Geistesklarheit scheint die Todesnähe das einzige gemeinsame Merkmal einer Vielzahl von Umständen zu sein, unter denen Nahtoderfahrungen auftreten können. Abgesehen davon gibt es keine spezifischen Indikatoren – weder Art noch Ort der Verletzung oder Erkrankung, noch die mittelbare oder unmittelbare Ursache des Herzstillstands oder das physiologische bzw. psychologische Profil des Patienten –, anhand derer wir vorhersagen könnten, ob sich ein Patient nach seiner Wiederbelebung an eine solche Erfahrung erinnern wird. In unserem Positionspapier hielten wir daher fest:

> Nahtoderfahrungen werden seit der Antike in allen Kulturen berichtet und sind wohl dasjenige Phänomen, das am ehesten mit der paradoxen Luzidität bei Demenz vergleichbar ist, vor allem, wenn diese kurz vor dem Tod auftritt. Nahtoderfahrungen stellen phänomenologisch reichhaltige Erfahrungen vor dem Hintergrund eines funktionsgeminderten Gehirns dar. Und ähnlich wie die paradoxe Luzidität bei Demenz wurden Nahtoderfahrungen bis in die frühen 2000er-Jahre hinein hauptsächlich anekdotisch, retrospektiv oder in Fallstudien berichtet. Im Jahr 2001 ergaben zwei prospektive epidemiologische Studien anhand von Kohorten von Patienten, die einen Herzstillstand erlitten hatten, dass die Häufigkeit von Nahtoderfahrungen innerhalb die-

ser Gruppe bis zu achtzehn Prozent betragen könnte – ein wesentlich größerer Anteil, als allein aufgrund von Fallberichten zu erwarten gewesen wäre.[5]

Warum aber sollte ausgerechnet im Umfeld von Tod und Sterben, und zudem just in den Zeitfenstern, in denen die Hirnaktivität mutmaßlich insbesondere stark nachlässt bzw. eingeschränkt ist, mit einem Male eine relative Unabhängigkeit des Ich-Bewusstseins von neuronaler Aktivität zu beobachten sein? Was genau geschieht im Umfeld des Sterbens?

Ich verdanke Bruce Greyson den für unsere Theoriebildung vielleicht entscheidenden Hinweis, dass dies weder das erste noch vermutlich das letzte Mal in der Wissenschaftsgeschichte sein dürfte, in dem sich unter Extrem- oder Randbedingungen das bisher regelhafte Verhalten und Gefüge von Systemen grundlegend ändert – unerwartet ändert – und damit unseren Erkenntnishorizont erweitert.

Die Wissenschaftsgeschichte ist reich an Beispielen für gut abgesicherte Modelle und Theorien, die sich bei bestimmten Komplexitätsgraden, Größenordnungen oder unter spezifischen Bedingungen mit einem Mal als unzureichend erweisen: Sie verlieren einfacher formuliert ihre Gültigkeit, sobald bestimmte Grenzwerte erreicht bzw. überschritten werden. Beispielsweise bewährt sich die newtonsche Mechanik hervorragend in der Beschreibung der Eigenschaften, Eigenschaftsänderungen und des Verhaltens von Objekten unseres Alltagslebens. Sie versagt jedoch, wenn es um extrem kleine oder große Skalen geht. Die Quantenmechanik, die das Verhalten von Partikeln auf atomarer und subatomarer Ebene beschreibt, zeigt, dass auf diesen Skalen Phänomene wie Quantenverschränkung und Wellen-Teilchen-Dualismus auftreten, die in der klassischen Physik nicht erklärbar, von dieser daher auch nicht vorhergesagt (oder beobachtet) worden sind. Eine weitere Grenze der newtonschen Mechanik wird sichtbar, wenn das Verhalten von Objekten mit ausgesprochen großer Masse oder Geschwindigkeit vorhergesagt werden soll. Eine neue Theorie – Einsteins Allgemeine Relativitätstheorie, die die Gravitation als Krümmung der Raumzeit durch Masse und Energie beschreibt – war notwendig, um Phänomene in starken Gravitationsfeldern, wie sie etwa bei schwarzen Löchern oder bei der Ausbreitung des Universums auftreten, zu erfassen und zu erklären. Die newtonsche Gravitationstheorie, die bei alltäglichen Gravitationsphänomenen gut funktioniert, ist unter diesen extremen Bedingungen nicht anwendbar. Die Relativitätstheorie ergänzt und erweitert unser Verständnis der Gravitation, ersetzt die newtonsche Theorie aber nicht vollständig in Kontexten, in denen diese weiterhin gut funktioniert; beide Theorien haben somit kontextabhängige Zuständigkeitsbereiche.

Oder: In der Biologie erklärte die mendelsche Genetik einfache Erbmerkmale effektiv durch dominante und rezessive Gene. Jedoch versagen diese simplen Modelle bei komplexeren Vererbungsmustern, wie polygenen Merkmalen oder epigenetischen Einflüssen. Die Entdeckung der DNA-Struktur und die moderne Genomik erweiterten das Verständnis der Vererbung und zeigten die Grenzen der mendelschen Ansätze auf, ohne sie zugleich obsolet zu machen. Ein anderes Beispiel: Viele klassische ökonomische Modelle basieren auf der Annahme effizienter Märkte und rationaler Akteure. Die Finanzkrisen des 21. Jahrhunderts, insbesondere die von 2007–2008, zeigten jedoch, dass diese Modelle Marktverhalten unter extremen Bedingungen, wie die durch Spekulationsblasen oder Panikverkäufe hervorgerufenen, nicht adäquat erfassen. Dies führte zur Entwicklung neuer Theorien, die irrationales Verhalten und externe Schocks berücksichtigen. Diese Beispiele zeigen, wie wissenschaftliche Modelle und Theorien oft an ihre Grenzen stoßen, wenn sie mit Phänomenen konfrontiert werden, die außerhalb ihres ursprünglichen Anwendungsbereichs liegen. Bzw. zeigen sie genereller, dass auch gut etablierte und bestätigte Theorien bisweilen nur auf bestimmte, klar umgrenzte Anwendungsbereiche bezogen und keineswegs universell sind.

Sterben als Grenzbedingung

Mein Kollege Bruce Greyson war meines Wissens der Erste, der vorgeschlagen hat, dass die mit Überschreiten gewisser Grenz- und Randbedingungen beobachteten Theoriegrenzen sich auch für unser Verständnis der Rolle von Tod und Sterben in Bezug auf die Geist-Gehirn-Beziehung in der terminalen Geistesklarheit und der Nahtoderfahrung als hilfreich erweisen könnten. Die Überlegung ist im Grunde genommen recht einfach und naheliegend: Wenden wir das Prinzip des eingeschränkten Geltungsbereichs wissenschaftlicher Modelle (bzw., was noch zentraler ist: der ihnen zugrunde liegenden empirischen Beobachtungen) auf die Gehirn-Geist-Beziehung an, mag es mit einem Mal weniger widersprüchlich anmuten, wenn wir im Umkreis von Tod und Sterben – immerhin die Grenz- oder Randbedingung des Lebendigen schlechthin – mit Befunden konfrontiert werden, die dem zuwiderlaufen, was unter alltäglicheren Bedingungen im Labor und in der klinischen Arbeit mit großer Regelmäßigkeit und Zuverlässigkeit zu beobachten ist (Geist-Gehirn-Abhängigkeit). In einer Rede vor den Vereinten Nationen in New York erörterte Bruce Greyson diese Zusammenhänge wie folgt:

> Die newtonsche Mechanik galt mehrere Hundert Jahre lang als zutreffende Beschreibung dieser so wunderbar zweckmäßig eingerichteten Welt, in der wir leben. Und in den meisten Bereichen unseres täglichen Lebens funktioniert die newtonsche Mechanik sehr gut: Wirft man etwas hoch,

so fällt es herab, und zwar jedes Mal. Je kraftvoller man etwas wirft, desto schneller bewegt es sich durch die Luft. Erst wenn man sich den Extremen nähert und es mit extrem kleinen Teilchen oder extrem hohen Geschwindigkeiten zu tun hat, versagt das newtonsche Modell. Es ist nicht so, dass Newton falschlag, sondern vielmehr so, dass die von ihm verwendeten Formeln einen begrenzten Anwendungsbereich beschreiben. Und gelangen wir zu den extremen Beispielen, funktionieren seine Formeln nicht mehr, und wir brauchen die Relativitätstheorie, um Anpassungen vorzunehmen. [...]

Ich denke, das Gleiche gilt für das Gehirn und den Geist. In unserem Alltagsleben funktioniert die Annahme, Gehirn und Geist seien ein und dasselbe, relativ gut. Erst wenn man zu den extremen Fällen gelangt, etwa wenn das Gehirn seine Funktion einstellt, sieht man, wie die Formel versagt, und erkennt, dass Gehirn und Geist offenbar nicht dasselbe sind.

Das bekannteste Beispiel ist die Nahtoderfahrung, bei der einige der Menschen, die allem Anschein nach tot sind, ins Leben zurückkehren und trotz einer nachweislich flachen EEG-Kurve (Nulllinie) von sich sagen: »Ich habe nicht nur gedacht, sondern meine Gedanken waren so klar wie nie zuvor.«

Es gibt andere Fälle, bei denen Menschen trotz einer Gehirnschädigung klarer denken. Und es gibt außergewöhnliche Fälle von Menschen mit irreversibler Demenz oder schweren Geisteskrankheiten, die in den letzten Augenblicken ihres Lebens geistig vollkommen klar werden. Sie erkennen Familienmitglieder wieder, sie sprechen wieder in sinnvollen Zusammenhängen, sie verlieren ihre Wahnvorstellungen, und dann sterben sie. Was hat das alles zu bedeuten? Wir haben keine materialistische Erklärung dafür. Geht man aber davon aus, dass Geist und Gehirn sich voneinander lösen können, sobald das Gehirn zu versagen beginnt, dann hat man eine Erklärung.[6]

An diesem Punkt ist die Idee einer nur auf den Bereich der alltäglichen Normalbedingungen (d. h. auf das Tagesbewusstsein) begrenzten Abhängigkeit des Ichs von intakter Hirnfunktion allerdings noch nicht viel mehr als eine halbwegs eingängige Hypothese – ein Versuch, das nicht sonderlich Plausible (terminale Geistesklarheit) zumindest etwas plausibler und den oben beschriebenen Widerspruch zwischen Alltags- und Sterbebeobachtung weniger virulent zu machen. Aber sie ermöglicht uns darüber hinaus auch eine konkrete und überprüfbare Vorhersage: Wir sollten unter ihrem Vorzeichen nämlich auch noch weitere Hinweise auf unorthodoxe Geist-Gehirn-Konstellationen im Grenzland zwischen Leben und Tod finden.

Und wir finden sie tatsächlich. Davon handeln die beiden nächsten Kapitel.

9.

Das Ich im Tod

Nahtoderfahrungen

Greyson erwähnt neben der terminalen Geistesklarheit die Nahtoderfahrung als Musterbeispiel ungewöhnlicher Geist-Gehirn-Konstellationen unter der Randbedingung der Todesnähe – insbesondere jene Erfahrungen, die stattfinden, wenn mittels EEG keine Großhirnaktivität mehr nachweisbar ist (dazu gleich mehr). Bevor aber die ersten Fälle bekannt wurden, in denen während der Nahtoderfahrung eine EEG-Nulllinie gemessen wurde, stieß die Erfahrung – wie nach ihr die terminale Geistesklarheit – zunächst auf Skepsis; wohl nicht zuletzt, weil auch die Nahtoderfahrung einen Bruch mit der unter Normalbedingungen gut dokumentierten Abhängigkeit mentaler von neuronaler Aktivität nahezulegen scheint.

Die Pioniere der NTE-Forschung mussten ihre Kollegenschaft daher oft genug erst davon zu überzeugen versuchen, dass es sich bei der Nahtoderfahrung um ein reales Phänomen und um einen legitimen Forschungsgegenstand handelt – mit anderen Worten, dass eine beträchtliche Anzahl von Personen phänomenologisch reichhaltige, komplexe und strukturierte Erfahrungen durchmachten, während sie augenscheinlich bewusstlos in der Notaufnahme lagen, zumeist mit Herzstillstand. Gelegentlich hat man Nahtoderfahrenen noch bis in die 1980er-Jahre unterstellt, ihre Wahrnehmungen von Anfang bis Ende frei erfunden zu haben – ebenso wie man auf diesem Gebiet tätigen Forschern vorhielt, sich außerhalb des wissenschaftlichen Diskurses zu bewegen oder sich mehr mit Religion und Spiritualität als mit seriöser wissenschaftlicher Forschung zu befassen.[7]

Das hat sich seit einigen Jahrzehnten grundlegend geändert, was nicht zuletzt der schieren Macht der Zahlen geschuldet sein dürfte: Prospektive Studien zeigen, dass bis zu 18 Prozent der Patienten in Anschluss an ihre Wiederbelebung über Nahtoderfahrungen berichten. Das bedeutet, dass mehrere Millionen Menschen weltweit derartige Erfahrungen durchlebt haben und eine entsprechend große Anzahl an Ärzten von ihren Patienten mit diesen Erfahrungen konfrontiert wurde – zu viele jedenfalls, um die Erfahrung noch länger als bloßes Artefakt oder als Ergebnis überschießenden Wunschdenkens abzuschreiben. Meine Kollegin Mally Cox-Chapman zeichnete diese Entwicklung in einer Rückschau über den Weg der Nahtoderfahrung vom randständigen zum anerkannten Forschungsbereich vor dem Hintergrund der Wucht der Millionen, die solche Erfahrungen berichten, recht eindrücklich nach: Würde ein Patient seinem Arzt erzählen, dass er, während er klinisch tot war, »seinen Körper verlassen«, »jenseitige« Landschaften und Verstorbene gesehen oder eine »Lichtbegegnung« gehabt habe, würde man wahrscheinlich geduldig zuhören und dem Patient raten, psychiatrische Hilfe in Anspruch zu nehmen oder vielleicht auch einen Priester oder Rabbiner aufzusuchen. Würden zehn oder hundert Patienten von nahezu gleichlautenden Erfahrungen während ihres klinischen Todes berichten, würde man wahrscheinlich schon genauer hinhören. Was aber, wenn Millionen von Menschen eine ähnliche Geschichte erzählen würden?[8] Ein Vorübergehen ist ab einer bestimmten Schwelle schlichtweg nicht mehr möglich – zumal durch die zunehmenden Fortschritte der Notfallmedizin noch nie so viele Menschen erfolgreich wiederbelebt wurden wie heute und es daher auch noch nie so viele Zeugen gab, die davon berichten, dass ihre Begegnung mit dem eigenen Tod eine einmalige (und oft einmalig schöne) Erfahrung gewesen sei. Offenkundig geschieht hier etwas – und womöglich ist es etwas, das uns auch die terminale Geistesklarheit besser zu verstehen helfen könnte.

Bevor wir uns tiefer in das Gebiet der Nahtodforschung begeben, scheint es mir allerdings angebracht, zunächst eine klare Bestimmung der Phänomene vorzunehmen, mit denen wir uns an dieser Stelle auseinandersetzen. Unter dem Sammelbegriff »Nahtoderfahrung« wird nämlich oft eine Vielzahl von Erlebnissen und Geschehnissen zusammengefasst, von denen jedoch nicht alle für unsere spezifische Frage gleichermaßen relevant und aussagekräftig sind.

Bisweilen berichten etwa Menschen von nahtodähnlichen Erfahrungen, wenn sie sich lediglich subjektiv dem Tod nahe fühlten, ohne dass ihr tatsächlicher medizinischer Zustand lebensbedrohlich – und damit eine Randbedingung im von Greyson beschriebenen Sinne – gewesen wäre. Solche subjektiven Erfahrungen können daher auch nicht ohne Weiteres für die Überprüfung von Greysons Hypothese herangezogen werden. In der folgenden Diskussion werde ich mich somit ausschließlich auf Nahtoderfahrungen beschränken, die während eines Herzstillstands auftraten – unter physiologischen Bedingungen also, von denen uns die Forschung sagt, dass es binnen Sekunden zur Hemmung bzw. zum Erliegen der unter Normalbedingungen mit höherer kognitiver Aktivität korrelierten Hirnfunktionen kommt:

> Ob das Herz tatsächlich ganz aufhört zu schlagen oder in ein Kammerflimmern übergeht, in beiden Fällen kommt es im Prinzip zu einem sofortigen Herzstillstand, bei dem die Durchblutung und die Sauerstoffaufnahme des Gehirns rasch auf nahezu null sinken. EEG-Anzeichen einer zerebralen Ischämie, typischerweise einhergehend mit einer allgemeinen Verlangsamung der Signale und deren Ausfall im

höheren Frequenzbereich, sind innerhalb von sechs bis zehn Sekunden nachweisbar und gehen innerhalb von zehn bis zwanzig Sekunden nach Beginn des Herzstillstands in Isoelektrizität über (EEG-Nulllinie). Generell lässt sich sagen, dass ein kompletter Herzstillstand rasch zu den drei wichtigsten klinischen Anzeichen des Todeseintritts führt (Fehlen der Herzleistung, Aussetzen der Atmung und Ausbleiben der Hirnstammreflexe), woraus sich das beste Beschreibungsmodell ergibt, das wir für den Sterbeprozess besitzen.[9]

Weiterhin ist der wissenschaftlichen Sorgfalt halber an dieser Stelle auch deutlich festzuhalten, dass Patienten, die von Nahtoderfahrung nach einer Wiederbelebung berichten, dem tatsächlichen, umgangssprachlich verstandenen Tod zwar äußerst nahe waren – die Patienten waren klinisch tot; aber selbst eine EEG-Nulllinie schließt residuale Hirnfunktion nicht aus: Das gewöhnliche Elektroenzephalogramm (EEG) misst hauptsächlich die elektrische Aktivität des Kortex, also der oberflächlichen Schichten des Gehirns; es kann aufgrund seiner begrenzten räumlichen Auflösung und der Tatsache, dass die Schädelknochen und andere Gewebe die elektrischen Signale dämpfen, tiefer liegende Gehirnstrukturen meist nicht effektiv erfassen.

Allerdings steht das für unsere Analyse ohnedies weniger zur Frage: Es geht an dieser Stelle nicht darum, ob *jedwede* Restaktivität des Gehirns auszuschließen ist, sondern darum, ob hinreichende und relevante Restaktivität vorhanden ist, von der wir wissen oder annehmen müssen, dass sie unter Normalbedingungen mit bewusstem Erleben, komplexer Erfahrung und Kognition, visueller Verarbeitung und nicht zuletzt auch Erinnerungskodierung korreliert. Auf diese Zusammenhänge weist auch der italienische Neuropsychologe Christian Agrillo in einer Übersichtsarbeit zur Neuropsychologie der Nahtoderfahrung im *Review of General Psychology* hin:

> Die Frage ist nicht, ob irgendeine Form von Gehirnaktivität vorhanden ist, sondern ob eine Gehirnaktivität vorliegt, die von modernen Neurowissenschaftlern als unverzichtbare Bedingung für bewusste Erfahrungen angesehen wird. Zudem sind Zellen im Hippocampus – einem Bereich, der als entscheidend für die Gedächtnisbildung gilt – besonders anfällig für die Auswirkungen von Anoxie. Im Grunde genommen fällt es schwer zu glauben, dass Nahtoderfahrungen vollständig durch eine hypothetische, residuale Gehirnkapazität erklärt werden können, um solch komplexe Erfahrungen unter diesen kritischen Bedingungen zu verarbeiten und zu speichern.[10]

Damit aber, so scheint es, erfüllt die im Zusammenhang mit dem klinischen Tod auftretende Nahtoderfahrung die von Cunningham genannten Bedingungen, die gegeben sein müssen, um die Anwendungsgrenzen des materialistischen Geist-Gehirn-Modells unmittelbar und direkt zu überprüfen. Die zentrale Frage lautet demnach: Liefert die Nahtoderfahrung Anhaltspunkte, die die These von Bruce Greyson unterstützen, wonach in der Extremsituation der Todesnähe die normalerweise beobachtete Abhängigkeit des Geistes von einer unversehrten Hirnfunktion nicht mehr, oder zumindest nicht im gewohnten Ausmaß, gegeben ist?

An diesem Punkt erweist sich der genaue Zeitpunkt ihres Auftretens während eines medizinischen Notfalls als entscheidende Frage. Die zentrale Herausforderung besteht folglich darin, sicherzustellen, dass Nahtoderfahrungen tatsächlich *während* des klinischen Todes und nicht etwa während der Aufwachphase, d. h. nach der Wiederbelebung oder einem anderen Zustand stattfinden, der dem klassischen Modell zufolge physiologisch mit komplexer mentaler Aktivität vereinbarer ist. Denn nur dann, wenn nachgewiesen werden kann, dass diese Erfahrungen tatsächlich unter Bedingungen auftreten, die herkömmliche Modelle an Erklärungsgrenzen bringen, können wir die These einer vom physischen Zustand des Gehirns unabhängigen Bewusstseinsaktivität ernsthafter in Betracht ziehen.

Ich-Austritt und Wahrnehmungserweiterung

Nur: Wie datiert man subjektive Erfahrungen, wie bindet man sie an objektive Zeitangaben an?

Das Problem wird konkreter und nachvollziehbarer, wenn man sich vor Augen führt, wie Nahtoderfahrungen in den meisten Fällen protokolliert werden: Ein Patient erzählt, oft Stunden oder – was häufiger vorkommt – Tage, nachdem er erfolgreich wiederbelebt wurde, dass er während seiner medizinischen Krise ungewöhnliche Dinge gesehen und gehört habe. Er habe mitbekommen, wie er für tot erklärt worden sei, wie die Maßnahmen zu seiner Wiederbelebung eingeleitet worden seien. Er habe in einem Zustand eigentümlich entspannten Interesses mitverfolgt, wie die Ärzteschaft um sein Überleben gekämpft habe. Vielleicht berichtet er auch von einer Art »Jenseitsreise«, von »Begegnungen mit Verstorbenen« oder anderen »unkörperlichen Wesenheiten«, von einem Lebensrückblick und von Einsichten und Einblicken, die er von dieser Erfahrung in sein wiedererlangtes Leben mitgebracht habe. Die Auskunftsperson ringt zwar nicht selten um Worte, aber sie will dennoch von dem sprechen, was ihr widerfahren ist. Es ist schwer, sich der ernsthaften, manchmal schon erschütternd aufrichtigen Dringlichkeit, mit der diese Zeugen über das Erlebte sprechen, zu entziehen – nicht nur dem Inhalt ihrer Erzählung, sondern auch dem Gestus ihres Erzählens.

Doch ab einem bestimmten Punkt gehen die Interessen des Patienten (er will etwas berichten) und die des Forschers (wir wollen etwas erfahren) unweigerlich weit auseinander. Uns interessiert nicht nur, *was* der Patient erlebte; uns interessiert darüber hinaus etwas, das der Betroffene vermutlich für den am wenigsten relevanten Aspekt seiner Erfahrung hält: *Wann* genau seine Erfahrung stattgefunden hat. Aus der Perspektive der Betroffenen ist es nachvollziehbar: Wer unter dem Eindruck steht, einen flüchtigen Blick auf einen Ort jenseits der zurückgelassenen Notaufnahme oder Intensivstation geworfen zu haben, wird sich vermutlich kaum mit der Frage beschäftigt haben, wie spät es in diesem Zeitfenster war; zumeist kann er es auch schlicht nicht sagen – selbst, wenn er wollte.

Wenn daher ein direkter Nachweis des Zeitpunkts des »Ich-Austritts« nicht möglich ist, müssen wir andere Wege beschreiten, um einzelne Komponenten und Erlebnisinhalte der Nahtoderfahrung mit »objektiven« Ereignissen (und deren Zeitpunkt) in Bezug zu setzen. In der einschlägigen Literatur konzentrieren sich derartige Bemühungen meist auf einen der wenigen Aspekte der Nahtoderfahrung, die sich zumindest prinzipiell von außen verifizieren (und damit zeitlich eingrenzen) lassen: die Aussage immerhin knapp der Hälfte der Nahtoderfahrenen, ihr Ich habe sich »außerhalb ihres Körpers« befunden und sich selbst (bzw. den eigenen Körper) und das sich in der Notaufnahme entfaltende Drama »von außen« oder »von oben« beobachtet:

> 48 Prozent der Betroffenen gaben an, ihren physischen Körper aus einer anderen optischen Perspektive gesehen zu haben. Viele von ihnen berichteten auch, dass sie Zeugen von Vorgängen wurden, die sich um ihren Körper herum abspielten, wie zum Beispiel die Versuche des medizinischen Personals, sie am Unfallort oder in der Notaufnahme wiederzubeleben.[11]

An dieser Stelle soll die Frage offenbleiben, wie wir mit diesen Beschreibungen umgehen sollen; ob die Betroffenen während einer Nahtoderfahrung wirklich »ihren Körper verlassen« oder nicht. Wie bereits angedeutet, zielt unser Alltagsvokabular nicht in erster Linie darauf ab, außergewöhnliche Erfahrungen wie die subjektive Wahrnehmung des Austritts des Ichs oder das Zurücklassen des eben für tot erklärten Körpers in Worte zu fassen. Für unsere konkreten Zwecke spielt das allerdings auch vorerst keine Rolle: Uns interessiert in Hinblick auf Greysons Hypothese einer zustandsspezifischen Geist-Gehirn-Abhängigkeit bzw. -Unabhängigkeit vor allem die Frage, ob die Betroffenen über bewusste Erinnerungen an Ereignisse verfügen, die zu einem Zeitpunkt wahrgenommen und erinnert wurden, zu dem dies angesichts ihrer stark eingeschränkten Hirnaktivität unter Normalbedingungen so gut wie ausgeschlossen werden muss bzw. unmöglich sein sollte.

Zeugen des eigenen Sterbens

Es gibt erst zwei systematische Studien, die der Frage nachgehen, ob die Inhalte der visuellen Wahrnehmungen während der »außerkörperlichen Phase« der Nahtoderfahrung einer objektiven Überprüfung standhalten. Der amerikanische Kardiologe Michael Sabom forderte eine Gruppe von Patienten, die nach einem Herzstillstand erfolgreich reanimiert wurden und sich an eine Nahtoderfahrung erinnerten, sowie eine Kontrollgruppe von ebenfalls reanimierten Patienten, die keine solche Erfahrung hatten, dazu auf, den Reanimationsprozess zu beschreiben, als ob sie ihn von außen beobachteten (bzw. wie ihn die Nahtodgruppe ihren eigenen Angaben nach tatsächlich während der Wiederbelebung von außen beobachtet *hatte*).

Das Ergebnis war beeindruckend eindeutig: Der Mehrheit der Personen innerhalb der Nicht-NTE-Kontrollgruppe – nicht weniger als 87 Prozent – unterlief mindestens ein massiver Fehler in der Beschreibung des Ablaufs der Herz-Lungen-Wiederbelebung. Die Schilderungen der NTE-Gruppe enthielten hingegen nicht einen einzigen Fehler (0 Prozent – eine Trefferquote, die selbst bei unter normaleren Umständen gewonnenen Augenzeugenberichten selten erreicht wird, sich aber mit den Ergebnissen weiterer Studien deckt, denen zufolge die während einer Nahtoderfahrung gewonnenen Erinnerungen außergewöhnlich zuverlässig und »stabil« sind[12]):

> Könnte es sich bei diesen präzisen autoskopischen Berichten über den Ablauf der Reanimation um »falsche Erinnerungen« handeln, die auf einem – sich aus früheren Krankenhausaufenthalten ergebenden – »Laienwissen« beruhen? Um dieser Frage nachzugehen, wurden 25 krankenhauserfahrene Patienten der Koronarstation mit einem ähnlichen Hintergrund wie die NTE-Gruppe, jedoch ohne Nahtoderfahrung, dazu aufgefordert, die Herz-Lungen-Wiederbelebung aus der Sicht eines Beobachters oder einer Beobachterin in der Ecke eines Krankenhauszimmers zu beschreiben. Die Zuverlässigkeit dieser Beschreibungen erschien gering. Zwei der Patienten machten keine Angaben. Ohne konkret danach befragt zu sein, unterliefen 20 der übrigen 23 Personen erhebliche Fehler bei der Beschreibung relevanter Objekte und Vorgänge: »Mund-zu-Mund-Beatmung« für die künstliche Beatmung; »hölzerne Rachenlöffel, so wie ein Eisstiel, nur größer« für die orale Beatmung; »ein Hieb auf den Rücken, um das Herz wieder zum Schlagen zu bringen«; »Öffnen des Brustkorbs, um die Hände um das Herz zu legen und es zu massieren«; »Über die Kabel, die auf dem Brustkorb befestigt und an den Herzmonitor angeschlossen sind, werden Elektroschocks verabreicht«; »Der Elektroschock wird über eine Nadel verabreicht, die durch den Brustkorb in das Herz gestochen wird«; die Defibrillator-Pads »sind an einen Druckluftbe-

> hälter angeschlossen und werden aufgeblasen« oder »sie haben einen Saugnapf an der Unterseite«. Offenbar entsprechen NTE-Aussagen in ihrer Genauigkeit also eher echten Augenzeugenberichten als den Angaben, wie man sie von Patienten zu erwarten hat, die das Geschehen nicht unmittelbar miterlebt haben.[13]

Zudem enthielten die Berichte einiger der Nahtoderfahrenen detaillierte – und wie ein Abgleichen mit den Fallprotokollen zeigte, korrekte – Angaben über unerwartete oder untypische Vorkommnisse während ihrer Wiederbelebung, die dem Anschein nach also tatsächlich in dem Zeitfenster bewusst »wahrgenommen« und erinnert wurden, *während* die Patienten klinisch tot waren:

> Sechs Personen gaben an, während ihrer außerkörperlichen Erfahrung bestimmte Details der Wiederbelebung »gesehen« zu haben, darunter
> (1) das Anlegen einer Sauerstoffmaske (»Sie hatten mir vorher Sauerstoff gegeben, über einen dieser kleinen Nasenschläuche. Den haben sie wieder abgenommen und mir eine Gesichtsmaske aufgesetzt, die Mund und Nase bedeckt«);
> (2) ein präkordialer Faustschlag, gefolgt von einer Herzmassage und dem Einführen eines Beatmungsschlauches in die Luftröhre (»Er schlug genau auf die Mitte meines Brustkorbs. Und dann drückten sie auf meinen Brustkorb … so eine Art künstliche Beatmung. Dann haben sie mir einen Plastikschlauch in den Mund geschoben, so wie man ihn in eine Ölkanne steckt«);
> (3) Defibrillator-Pads (»Eigentlich waren es keine Pads … es waren runde Scheiben mit Griffen daran«);
> (4) Befeuchtung der Pads (»Sie haben etwas auf die Pads aufgetragen, eine Art Befeuchtungsmittel«);

(5) Positionierung der Pads (»Sie haben eines hier oben … und eines hier unten angebracht«);
(6) Aufladen des Defibrillators (»Ich glaube, sie haben den einen Zeiger auf eine bestimmte Position eingestellt, während der andere sich nach oben bewegte«);
(7) Defibrillation (»Ich dachte, sie hätten mir einen zu starken Stromschlag versetzt. Mann, mein Körper sprang etwa einen halben Meter vom Tisch«);
(8) intrakardiale Injektion (»Sie setzten eine Nadel an und … stießen sie so in meine Brust«);
(9) Überprüfung der Pupillenreaktion und des Halsschlagaderpulses (»Sie haben meine Augenlider hochgezogen, um zu sehen, wo meine Pupillen sind, glaube ich … dann tasteten sie um meinen Hals, um zu spüren, wo der Puls ist«);
(10) Einsetzen eines Katheters in die Schlüsselbeinvene (»Dr. B. kam und entschied, einen Katheter in meine linke … also nicht in meine Achselhöhle, sondern auf der linken Seite meines Oberkörpers einzuführen«); sowie
(11) Blutentnahme zur arteriellen Blutgasanalyse aus der Oberschenkelarterie (»Zuerst Stiche in der Leiste irgendwo da unten«) und der Speichenarterie (»… eine kleine Nadel, die sie mir in die Hand steckten. Irgendwas mit den Blutgasen«).

Beim Vergleich mit den Krankenakten und dem Protokoll der Herz-Lungen-Wiederbelebung erwiesen sich diese Berichte als erstaunlich genau. Es ist unwahrscheinlich, dass visuell wahrnehmbare Details der Objekte und Ereignisse, über die in diesen NTEs berichtet wird, von anderen bei der Wiederbelebung Anwesenden besprochen oder von den vollständig bewusstlosen Patienten beobachtet wurden.[14]

In einer über einen Zeitraum von fünf Jahren laufenden (und samt Auswertungen über 500 Seiten starken) Studie konnte die britische Thanatologin Penny Sartori dieses Ergebnis mit Patienten, die mit Herzstillstand wiederbelebt werden mussten, wiederholen. Auch sie stellte fest, dass die Patienten aus der Nahtodgruppe ihre Reanimation und weitere während ihres klinischen Todes im Krankenhaus stattfindende Ereignisse detailliert und zutreffend beschreiben konnten, während Patienten aus der Kontrollgruppe hierzu nicht in der Lage waren.[15]

Neben diesen beiden bislang einzigen systematischen Studien zur »außerkörperlichen Wahrnehmung« gibt es noch eine Vielzahl von ähnlich gelagerten Einzelfallberichten:

> Der Patient Al Sullivan berichtete, dass er sich während einer vierfachen Bypassoperation im Jahr 1998 außerhalb seines Körpers zu befinden schien und dabei den Ablauf der OP beobachtete. Einer der Chirurgen schien »mit den Armen zu fuchteln, als ob er fliegen wolle«. Sowohl der Chirurg selbst als auch der Kardiologe bestätigten Bruce Greyson in diesem Fall, dass der Chirurg während des Eingriffs diese ungewöhnlichen Bewegungen gemacht hatte. Der Chirurg erklärte, er habe sich angewöhnt, seine Hände vor die Brust zu halten und mit den Ellbogen anderen Personen im OP-Saal Anweisungen zu geben, um in der Zeit zwischen dem Anlegen des OP-Kittels und dem Beginn des Eingriffs keine Oberflächen zu berühren. Der Kardiologe bestätigte, dass Mr Sullivan ihm dieses ungewöhnliche Verhalten im Anschluss an die OP beschrieben habe, kurz nachdem er wieder zu Bewusstsein gekommen war.[16]

Die amerikanische NTE-Forscherin Janice Holden analysierte 93 vergleichbare Einzelfallberichte über potenziell nachprüfbare Wahrnehmungen während einer Nahtoderfahrung bzw. während der Wiederbelebung. Rund 43 Prozent dieser Berichte konnten von einem unabhängigen Zeugen bestätigt werden, in weiteren 43 Prozent der Fälle gab es zwar einen unabhängigen Zeugen, allerdings war dieser nicht mehr für ein Interview verfügbar. Lediglich in den verbleibenden 14 Prozent konnten keine Zeugen ausfindig gemacht werden, die in der Lage gewesen wären, die »außerkörperlichen Wahrnehmungen« des Nahtoderfahrenen zu bestätigen. Interessanter allerdings ist die Frage, wie akkurat diese vermeintlich »außerkörperlichen Wahrnehmungen« waren: Nicht weniger als 88 Prozent der von unabhängigen Zeugen beglaubigten Berichte über Wahrnehmungen während der »außerkörperlichen« Phase der NTE waren vollständig korrekt, 10 Prozent enthielten einige (meist geringfügige) Fehler und nur 2 Prozent waren gänzlich falsch.[17]

In der Nahtodliteratur finden sich zudem auch vereinzelt Erwähnungen blinder Patienten, die von visuellen Erlebnissen während ihrer Nahtoderfahrung berichten. Ken Ring hat zusammen mit Sharon Cooper insgesamt einundzwanzig solcher Fälle von blinden Personen untersucht, die angaben, während (jedoch nicht vor und nach) ihrer Nahtoderfahrung ihre Umgebung »gesehen« zu haben (er gab diesem Phänomen den Namen »Mindsight«). Einige der Betroffenen waren von Geburt an blind; andere hatten ihr Augenlicht nach dem fünften Lebensjahr verloren; die übrigen galten zwar offiziell als blind (legal blind), verfügten aber über geringes Restvermögen an Sehfähigkeit (das heißt, sie waren zwar nicht in der Lage, Farben, Formen oder Menschen zu erkennen, konnten aber noch zwischen hell und dunkel unterscheiden). Dennoch berichten diese Patienten von mitunter detaillierten visuellen Wahrnehmungen und Bilderlebnissen während ihrer Nahtoderfahrung:

> Eine der Befragten, deren Sehkraft durch einen im Alter von 22 Jahren erlittenen Schlaganfall vollständig verloren

gegangen und die bis zu diesem Zeitpunkt kurzsichtig gewesen war, erzählte uns, dass sie während ihrer Nahtoderfahrung ihren Körper, ihren Arzt und den Operationssaal sah: »Ich weiß, dass ich sehen konnte, obwohl ich hätte blind sein müssen. … Und ich weiß, dass ich alles sehen konnte. … Alles war sehr klar, während ich bewusstlos war. Ich konnte alles bis ins Detail erkennen.«

Ein Mann, der mit neunzehn Jahren sein Augenlicht bei einem Autounfall verloren hatte, berichtete von einer tröstlichen Vision während seiner NTE, in der er seine verstorbene Großmutter auf der anderen Seite eines Tals erblickte. Diese Vision kommentierte er mit den Worten: »Natürlich konnte ich nicht wirklich sehen, denn meine Augen wurden bei dem Unfall ja komplett zerstört, aber [meine Wahrnehmung] war ganz klar und deutlich. … Ich konnte während dieser Erfahrung perfekt sehen.«

Ein anderer Mann, von Geburt an blind, befand sich während der transzendentalen Phase seiner Nahtoderfahrung in einer gewaltigen Bibliothek und sah »Tausende, Millionen und Abermillionen von Büchern, so weit das Auge reichte«. Auf die Frage, ob er sie optisch wahrgenommen habe, antwortete er: »O ja!« Und ob er sie deutlich habe erkennen können? »Absolut.« Ob er überrascht gewesen sei, klar sehen zu können? »Nicht im Geringsten. Ich sagte zu mir: ›Hey, du kannst doch gar nicht sehen‹, und gab mir selbst die Antwort: ›Aber natürlich kann ich sehen. Schau dir all diese Bücher an. Wenn das kein Beweis dafür ist, dass ich sehen kann.‹« In aller Regel werden die Seheindrücke von den Befragten als klar, ja als ausgesprochen präzise bezeichnet […]; häufig wird das Sehen als »ganz natürlich« oder »so, wie es sein soll« beschrieben. Manchmal jedoch hat diese erstmalige visuelle Wahrnehmung der physischen Welt auf Blinde auch eine verwirrende, mitunter verstörende Wirkung.[18]

Hier sollten wir allerdings wohl kurz ein Interpunktionszeichen setzen. Was man über Mindsight liest, scheint doch sehr unwahrscheinlich. Jede Möglichkeit der Täuschung scheint gegeben. Erwartungsgemäß riefen diese fraglos äußerst ungewöhnlichen Aussagen daher in der Fachwelt erhebliche Skepsis hervor. Kritiker der Untersuchungen von Ring und Cooper haben etwa die Vermutung geäußert, dass diese Erfahrungsberichte schlichtweg erfunden oder aber darauf zurückzuführen seien, dass andere (z. B. auditive oder taktile) Wahrnehmungserlebnisse rückblickend fälschlich als visuelle Erlebnisse rekonstruiert wurden, tatsächlich also keine visuelle Wahrnehmung stattgefunden habe und die Auskunftspersonen sich schlicht täuschten. Nach allem, was wir über Repräsentation und die Funktionsweise des konstruktiven Gedächtnisses wissen, ist es tatsächlich möglich, wenn nicht wahrscheinlich, dass ein derartiger Rekonstruktionsprozess in dem einen oder anderen, vielleicht auch den meisten dieser Fälle stattgefunden haben könnte[19] – es sind diese Befunde im Verhältnis zur terminalen Geistesklarheit oder den verifizierten Wahrnehmungen während der NTE in der Tat vergleichsweise schwach abgesichert.

Allerdings muss man an dieser Stelle auch ins Treffen führen, dass die Tatsache, dass Kritiker die meist recht lebendigen Beschreibungen der Auskunftspersonen ohne Weiteres entweder für Täuschung oder Irrtum halten, der eigentlichen in diesem Zusammenhang aufgeworfenen Frage nach intakten kognitiven und sensorischen Vorgängen bei gleichzeitig dysfunktionalen biologischen Grundlagen systematisch aus dem Weg geht – sie genauer genommen nicht einmal zuzulassen bereit ist: Wenn man aber a priori jegliche noch so erst angedeuteten Hinweise auf Beobachtungen, die dem Materialismus widersprechen, nicht gelten zu lassen bereit ist, eben *weil* sie dem Materialismus widersprechen, immunisiert man sich systematisch dagegen, dass je Evidenz, die materialistischen

Vorhersagen widersprechen könnte, in den Kanon der noch zu erklärenden Befunde aufgenommen und ein erneutes Nachdenken über das Geist-Gehirn-Problem, vor allem im Umfeld des Todes, angestoßen wird.

Jedoch ist die Mindsight-Evidenz derzeit tatsächlich noch mager; sie steht jedenfalls momentan in keinem Verhältnis zum Gewicht ihrer potenziellen philosophischen Implikationen. Ich werde sie in den folgenden Erwägungen daher auch vorerst unter Vorbehalt stellen und nicht in unsere Überlegungen einbeziehen, bis wir ergänzenden oder ihre methodischen Schwächen kompensierenden Daten begegnen – auch wenn man damit die Frage offenlassen muss, ob wir nicht zumindest einigen der von Mindsight berichtenden Patienten schlicht unrecht tun, wenn wir ihre meist sehr lebhaften und glaubwürdigen Schilderungen ohne weitere Überprüfung zur Seite legen.

Das Problem der mangelnden Überprüfbarkeit privater bzw. subjektiver Erfahrungen begleitet die Nahtodforschung aber auch jenseits der exotischeren Mindsight-Fälle seit jeher; einzig in den Arbeiten von Sabom und Sartori sind wesentliche Schwächen der Schilderungen von verifizierten Wahrnehmungen während der Nahtoderfahrung methodisch überzeugend abgefedert worden.

Und bei alledem müssen wir auch einem allzu menschlichen Aspekt dieses Forschungsfelds Rechnung tragen: Geschichten über scheinbar wundersame »außerkörperliche« Erfahrungen und außerweltliche Begegnungen sind faszinierend und tröstlich; sie bringen Licht in ein in der Allgemeinheit oft als dunkel wahrgenommenes Gebiet. Unsere Kultur, auch unser gemeinschaftliches Verstehen der Welt werden von solchen Erzählungen ebenso geprägt, wie umgekehrt ein geteilter Kanon solcher Erzählungen durch unsere Kultur und unser Weltbild geprägt wird. Wir können von und aus solchen Erzählungen lernen; gleichwohl müssen sie für diese Zwecke nicht notwendig realitätsgetreue Berichte sein. Vielmehr handelt es sich manchmal um Gleichnisse, manchmal um Lehrgeschichten – und vereinzelt sind es detailgetreue Wiedergaben dessen, was Menschen tatsächlich während einer Nahtoderfahrung erlebten. Es kann auch Fachleuten mitunter sehr schwerfallen, zwischen diesen Erzählkategorien zu unterscheiden; manchmal ist es schlicht unmöglich: Den Berichten selbst sieht man selten an, welcher Kategorie sie zuzuordnen sind.

Ich selbst habe mehr als einmal eine solch ungemein überzeugende Geschichte gehört, bis mich nach einer Weile ein eigentümliches Gefühl beschlich und mir klar wurde, dass ich die Geschichte schon *kannte*. Ich hatte sie bereits ein Jahr zuvor gehört. Nur hatte sie beim ersten Mal weitaus weniger spektakulär geklungen. All dies ist wie gesagt allzu menschlich. Und es ist verständlich – natürlich wollen wir gute Geschichten erzählen (und hören); umso mehr, als unsere moderne säkulare Kultur kaum mehr existenziell relevante Erzählungen über den Tod kennt, aus denen sich Trost oder Zuversicht schöpfen ließen. Aber all das dient natürlich keineswegs dazu, ihren Beweiswert zu erhöhen. Im Gegenteil.

Möglicherweise stehen also ungeschönten Nahtodberichten nicht wenige Erzählungen gegenüber, die mit jedem Mal, die sie erzählt (und ausgeschmückt) werden, ein wenig spannender, ein wenig dramatischer, ein wenig schlüssiger und überzeugender ausfallen. Und, wie die Gedächtnisforschung zeigt, leider auch mit jedem Mal ein bisschen weniger wahr:

> Die Art und Weise, wie man ein Ereignis wiedergibt, hängt vom Gegenüber und dem Zweck der Schilderung ab. Bei einer Zeugenaussage vor Gericht zum Beispiel oder der Beweisaufnahme durch die Polizei versucht man normalerweise, so wahrheitsgetreu wie möglich zu sein. Erzählt man jedoch eine Anekdote im Freundeskreis, legt man oft mehr

> Wert darauf, seine Zuhörerschaft zu unterhalten, als auf einen wahrheitsgemäßen Bericht. In diesem Fall tendiert man vielleicht dazu, die Geschichte interessanter zu gestalten, indem man bestimmte Aspekte weglässt und andere übertreibt oder ausschmückt. Etwas zu erzählen ist ein kreativer, konstruktiver Prozess, und das Endergebnis hängt von der Perspektive ab, die man als Erzählender einnimmt. Im Guten wie im Schlechten kann diese Perspektive das beeinflussen, woran man sich auch als Erzähler später erinnert oder nicht.[20]

Es gäbe noch sehr viel mehr zu sagen über die fragwürdige Tendenz in einigen Teilen der populären NTE-Bewegung, alle Jahre wieder einzelnen Berichten unverhältnismäßig viel Beachtung zu schenken, während das Gros der immerhin in die Millionen gehenden Nahtoderfahrenen niemals die Aufmerksamkeit einer breiteren Öffentlichkeit auf sich zieht (oder auch nur suchen würde). Innerhalb der NTE-Bewegung führt dies in regelmäßigen Abständen dazu, dass einzelnen Nahtoderfahrenen die Autorität zugesprochen wird, eine Art jenseitige Kartografie anzufertigen oder (allerdings meist unerfüllt bleibende) Prophezeiungen über das Schicksal der Erde bzw. sonstige spirituelle Sonderlehren zu formulieren.[21] Nur will bei näherem Hinsehen nicht recht einleuchten, womit diese Autorität eigentlich begründet wird: Sind es wirklich besondere Eigenheiten der jeweiligen Nahtoderfahrung selbst (beziehungsweise derjenigen, die sie berichten) oder kommen hier womöglich weitaus profanere psychologische oder ökonomische Gründe zum Tragen?

So oder so: Wenn es um die eingangs gestellte Frage geht, ob bestimmte Nahtodphänomene uns darüber Auskunft geben können, wie sich die Beziehung zwischen Geist und Gehirn im Grenzbereich zwischen Leben und Tod verändern kann, müssen wir wohl vorerst zur Kenntnis nehmen, dass der vielversprechendste Ansatz – die Frage, ob Menschen *während* ihres klinischen Todes zu sinnlichen Wahrnehmungen in der Lage sind – noch massiv unterforscht ist. Neben den beiden Studien, die allerdings Hinweise darauf geben, dass Patienten am Höhepunkt ihrer gesundheitlichen Krise (d.h. während der Wiederbelebung) tatsächlich inhaltlich korrekte visuelle Wahrnehmungen machen können bzw. erinnern, verfügen wir über eine Fülle an Schilderungen, von denen wir allerdings nie gesichert wissen werden, ob sie nicht hier und da ausgeschmückt, ein wenig schlüssiger, ein wenig schöner, ein wenig spannender und leider auch ein wenig unwahrer sind als die ihnen eigentlich zugrunde liegende Erfahrung.

Aufleben im Sterben

Es gibt allerdings einen weiteren in der Forschung bislang noch weitgehend vernachlässigten Aspekt der Nahtoderfahrung, der sich für unsere Fragestellung als nicht minder relevant erweisen könnte: Hier geht es weniger darum, *was* Menschen während einer Nahtoderfahrung konkret erfahren oder vermeintlich wahrgenommen haben, als vielmehr darum, *dass* und *wie* sie sich und die Welt während ihrer Erfahrung erlebten.

Menschen, die eine solche Erfahrung machten, unterscheiden etwa sehr deutlich zwischen der Erlebnisqualität der Nahtoderfahrung im Vergleich zum alltäglichen oder etwa im Traumerleben wahrgenommenen Bewusstseinszustand. Nicht wenige behaupten, ihre Erfahrung sei »hyperreal« gewesen – wirklicher als wirklich. Und nicht nur das, was sie erlebten, sei wirklicher als wirklich gewesen; auch auf sie selbst habe das zugetroffen. Immer wieder berichten uns Auskunftspersonen, dass sie ihre Nahtoderfahrung nicht nur bei klarem Bewusstsein mitverfolgten, dass sie für tot erklärt wurden; sie geben auch an, *klarer*, *logischer* und *schneller* gedacht zu haben als je zuvor; viele berichten zudem von außerordentlich starken und lebendigen visuellen Eindrücken bzw. Wahrnehmungsfähigkeiten. Um es in den Worten eines unserer Studienteilnehmer zu sagen: »Ich war niemals so präsent und klar wie zu dem Zeitpunkt, als ich für tot erklärt wurde.« Die Begegnung mit dem eigenen Tod scheint den Menschen paradoxerweise also besonders wach zu halten.

So gaben in einer an der Universität von Virginia durchgeführten (noch unveröffentlichten) Studie mit mehreren Hundert Nahtoderfahrenen insgesamt 80 Prozent an, sie hätten sich selbst und ihr Denken während der Nahtoderfahrung als verhältnismäßig »wacher und klarer« (45 %) beziehungsweise »ebenso wach und klar wie unter Alltagsbedingungen« (35 %) erlebt; insgesamt 65 Prozent der Befragten sagten zudem aus, ihr Denken sei während der Nahtoderfahrung »logischer als unter Alltagsbedingungen« (29 %) beziehungsweise »ebenso logisch wie unter Alltagsbedingungen« (36 %) gewesen.[22] Zudem zeigte sich in einer weiteren Untersuchung ein direkt proportionales Verhältnis zwischen Schwere der gesundheitlichen Krise (sprich: Todesnähe) und Geistesklarheit: Patienten, die von komplexen Denkprozessen und visuellen Eindrücken während ihrer Nahtoderfahrung berichteten, waren signifikant häufiger dem Tod nahe als jene, deren medizinische Krise weniger lebensbedrohlich war.[23]

Diesen Daten zufolge nimmt somit mit der Schwere der physiologischen Krise auch die Wahrscheinlichkeit zu, dass Menschen während einer Nahtoderfahrung komplexe kognitive Prozesse erleben (bzw. darüber berichten). Diese beiden Arbeiten liefern also Hinweise, die für unsere bzw. Greysons Fragestellung hochrelevant sind – nur blieben sie über einen langen Zeitraum hinweg erstens weitgehend unbeachtet, noch gab es daraufhin zweitens neuere Versuche, diese Ergebnisse in einem unabhängigen und größeren Sample zu wiederholen.

Hier wartete mit anderen Worten über lange Zeit eine gewichtige Forschungslücke darauf, geschlossen zu werden. Meine Arbeitsgruppe hat vor diesem Hintergrund kurz nach Abschluss unserer Pilotstudie zur terminalen Geistesklarheit die erste groß angelegte, internationale (im *Journal of Near-Death Studies* publizierte) Replikationsstudie durchgeführt.[24] Von dieser Studie und ihren Folgen für eine Einordnung und Deutung des bisher Erarbeiteten zur terminalen Geistesklarheit und zur Todesnäheerfahrung berichtet das nächste Kapitel.

10.

Das Erleben des eigenen Todes: Studienergebnisse

Denken und Sehen in Todesnähe

Für unsere Untersuchung werteten wir aus einem ursprünglichen Gesamtsample von 1000 Fallbeschreibungen 653 Nahtoderfahrungsberichte aus, die spezifische Informationen über den medizinischen Kontext des Auftretens der Nahtoderfahrung enthielten (Herzstillstand) und mindestens eine explizite, unaufgeforderte Bezugnahme auf visuelle Eindrücke oder Denktätigkeit während der Kernerfahrung thematisierten (zum Beispiel: »Ich sah das Autowrack aus etwa drei Metern Höhe«; »Ich dachte an meine Kinder. Was würden sie nur ohne mich tun?«).

Wir evaluierten diese Berichte mithilfe eines einfachen Bewertungsschlüssels – je nachdem, ob die Betroffenen über eine Veränderung ihres visuellen Erlebens beziehungsweise ihres Denkvermögens (oder beider Bereiche) während ihrer Nahtoderfahrung berichteten; sämtliche Angaben zu visuellen Eindrücken oder bildhaftem Erleben sowie zur Denktätigkeit wurden auf einer Skala Werten zwischen -2 und +2 zugeordnet:

-2: stark beeinträchtigte visuelle Wahrnehmung bzw. Kognition im Vergleich zu einem durchschnittlichen Tag vor der Wiederbelebung
-1: leicht beeinträchtigte visuelle Wahrnehmung bzw. Ko-

gnition im Vergleich zu einem durchschnittlichen Tag vor der Wiederbelebung

0: Sofern ein Bericht visuelle Wahrnehmung bzw. Denktätigkeit, aber keine zusätzlichen Anhaltspunkte beziehungsweise direkten oder indirekten Hinweise auf deren Qualität erwähnte, wurde der entsprechende Fall jeweils der Kategorie 0 (keine Veränderung/kein Deskriptor) zugewiesen.

+1: leicht gesteigerte visuelle Wahrnehmung bzw. Kognition im Vergleich zu einem durchschnittlichen Tag vor der Wiederbelebung

+2: erheblich gesteigerte visuelle Wahrnehmung bzw. Kognition im Vergleich zu einem durchschnittlichen Tag vor der Wiederbelebung

In Übereinstimmung mit gängigen Praktiken in Evaluationsstudien, in denen die Analyse von Berichten durch mehrere Bewerter erfolgt, waren mehrere Testdurchgänge erforderlich, um ein ausreichendes Maß an Übereinstimmung zwischen den Beurteilenden zu gewährleisten. Dieses Verfahren stellte sicher, dass die Kategorisierung der Berichte primär auf ihrem eigentlichen Inhalt basierte und nicht etwa von der individuell variierenden Strenge oder Großzügigkeit der Auswertenden beeinflusst wurde.

Auswertungen

Von den insgesamt 653 Probanden lagen für 489 Personen vollständige demografische Angaben bezüglich Alter und Geschlecht vor. Die Probanden dieser Untergruppe waren zwischen 18 und 74 Jahre alt (mit einem Durchschnittsalter von 54 Jahren), 63 Prozent waren weiblich. Die medizinischen Vorbedingungen der Nahtoderfahrungen variierten stark und umfassten beispielsweise klinischen Tod ohne nähere Angabe,

Komplikationen bei Operationen, Organversagen, Kopfverletzungen, Suizidversuche, anaphylaktischen Schock, Ertrinken oder Tauchunfälle sowie Autounfälle. In der überwiegenden Mehrheit – 504 (oder 77 %) der gesamten Stichprobe – trat die mit der Nahtoderfahrung verbundene klinische Krise (Herzstillstand) abrupt auf, ohne dass ihr eine längere Erkrankungsphase vorausgegangen war. Die übrigen 23 Prozent der Probanden gaben an, sich vor dem Einsetzen der NTE-bezogenen medizinischen Krise bereits längere Zeit in schlechter körperlicher Verfassung befunden und/oder mit einer mittelbar oder unmittelbar bevorstehenden Verschlechterung ihres Gesundheitszustands gerechnet zu haben.

Was sehen Sterbende?

Mit Blick auf bildhafte Erlebnisinhalte während der Nahtoderfahrung enthielten lediglich 41 Berichte (6 %) *keine* ausdrückliche Erwähnung visueller Eindrücke, sondern bezogen sich in erster Linie auf Gefühle, Gedanken oder während der Nahtoderfahrung gewonnene spirituelle Einsichten. Diese 41 Berichte blieben daher in der Kategorie »visuelle Wahrnehmung« unberücksichtigt, womit eine noch immer große Stichprobe von 612 Fällen zur Auswertung übrig blieb.

Etwas weniger als die Hälfte dieser Berichte (252 von 612 oder 41 %) wurden mit 0 bewertet, da die Probanden zwar visuelle Erlebnisse erwähnten, der Bericht aber keine Hinweise auf Veränderungen der Qualität dieser bildhaften Erlebnisse im Vergleich zum normalen Alltagserleben enthielt. Diese Personen berichteten somit von »normalen« visuellen Eindrücken während ihrer Nahtoderfahrung. Das mag anfänglich nicht sonderlich bemerkenswert klingen; bis man sich wieder daran erinnert, dass diese Menschen einen Herzstillstand erlitten hatten, bewusstlos bzw. klinisch tot waren – und allem Anschein nach dennoch normal zu »sehen« berichteten:

> Ich sah, dass mein Vater und meine Stiefmutter einen besorgten Gesichtsausdruck hatten, und wollte fragen, warum, aber sie konnten mich nicht hören.

> Es war zwar nicht normal, tot zu sein, aber es fühlte sich sehr normal an. Der einzige Unterschied war, dass ich gerade gehört hatte, wie der Arzt »Reanimation!« rief, und es dauerte eine Weile, bis ich begriff, dass er mich (oder vielmehr meinen Körper) damit meinte.

> Obwohl ich gerade einen Herzinfarkt erlitten hatte, war ich sehr ruhig und gelassen, und alles fühlte sich ganz normal und natürlich an. Ich war ich. Aber mein Körper war nicht ich. Ich sah mich um und dachte: »Was für ein kaltes und hässliches Krankenhauszimmer.«

Nur 73 der 612 Probanden (12 % der Stichprobe) gaben an, dass ihr visuelles Vermögen während ihrer Nahtoderfahrung zumindest vorübergehend reduziert gewesen sei. In der Mehrzahl (84 %) dieser 73 Fälle führten die Betroffenen die Minderung oder den Ausfall der visuellen Wahrnehmung jedoch auf ihre Umgebung und nicht auf einen Verlust oder die Verminderung ihrer visuellen Wahrnehmungsfähigkeit selbst zurück:

> Es war nichts zu erkennen, alles war dunkel.

> Ich konnte nichts sehen, es herrschte völlige Finsternis.

> Es war sehr dunkel, und ich sah nur einige Schatten in der Ferne, konnte aber nicht erkennen, wer sie waren.

Die Mehrzahl derjenigen, die von einer vorübergehend reduzierten Fähigkeit zur visuellen Wahrnehmung berichteten, gab außerdem an, dass sich diese im weiteren Verlauf der Nahtoderfahrung entweder wieder normalisierte oder sich das bildhafte Erleben merklich intensivierte:

> Ich befand mich inmitten einer vollkommen warmen Finsternis, ansonsten nichts, absolut nichts. Ich hatte keine Angst, aber es gab nur diese völlige Dunkelheit und Wärme. Nach einer Weile sah ich einen winzig kleinen Lichtstrahl, der die Finsternis durchdrang, dann zwei, dann Dutzende, und schon bald wimmelte es um mich herum von bunten Lichtstrahlen. Es war das Außergewöhnlichste, das ich je gesehen habe. Ich »sah« es nicht nur, sondern lebte darin.

> Anfänglich habe ich nichts gesehen. Es war sehr dunkel. Aber es hatte nichts Beängstigendes … das schönste Schwarz, das ich je »gesehen« habe. Dann war es plötzlich so, als hätte jemand das Licht angemacht. Und was für ein Licht! Ein warmes, friedliches, unbeschreiblich schönes Licht, das ich mit meinem Herzen sah, nicht mit meinen Augen. Nach diesem Licht sehne ich mich seither jeden Tag.

Nahezu die Hälfte der verbleibenden 287 Probanden (47 %) berichtete entweder von einer moderaten (149 Probanden oder 24 %) oder deutlichen (139 Probanden oder 23 %) Intensivierung ihrer visuellen Wahrnehmungsfähigkeit während ihrer Nahtoderfahrung:

> Eine Brille brauchte ich nicht mehr! Ich konnte auch so hervorragend sehen.

> Ich setzte mich auf und war erstaunt, wie klar alles erschien. Mein ganzes Leben lang hatte ich eine Brille oder Kontakt-

linsen getragen, und so war ich erstaunt über die klaren Konturen des Raumes um mich herum und die Lebendigkeit der Farben. Auch konnte ich eine Energie wahrnehmen, die alles umgab. Die Bücher, der Schreibtisch, die Möbel im Raum: Von allem schien ein leises Leuchten auszugehen. Kaum hatte ich das bemerkt, wurde mir klar, dass ich 360 Grad im Umkreis sehen konnte, ohne den Kopf zu wenden. Ich schaute einfach hin und sah alles. Hinter mir lag mein Körper, und in diesem Augenblick wusste ich, dass ich gestorben war.

Ich konnte dort meine Umgebung deutlich sehen, was mir normalerweise ohne Brille völlig unmöglich ist. Die Farben waren so viel intensiver und klarer als auf der Erde.

Ich bin eigentlich sehr kurzsichtig und hatte vor der Operation meine Brille abgenommen. Aber ich konnte die Dinge im Krankenhaus so deutlich sehen, als hätte ich meine Brille auf. Als ich auf der »anderen Seite« war, konnte ich die Farben in einer Intensität und überhaupt alles so klar erkennen wie noch nie zuvor.

Es war eine ganz andere Art von »Sehen«, als man es normalerweise definiert. Dort hat das »Sehen« etwas Umfassendes. Die Bilder wurden in meinem Bewusstsein durch große Schwingungen erzeugt, und alle Energie kam durch verschiedene Frequenzen zum Ausdruck. Über das Licht wurden mir Gedanken übermittelt, die sich dann zu Bildern formten, aber nicht vor meinen Augen, sondern in meinem Geist, so als ob ich sie mit Augen gesehen hätte.

Weder vor noch nach meiner wunderbaren Erfahrung waren meine Augen besonders gut, aber währenddessen war meine Sehkraft enorm. Ich erkannte jeden kleinen Riss in den Wänden des Krankenhauszimmers, ich sah die kleinsten Spinnen und Fliegen in den Fensterecken, und sie sahen so wunderschön aus! Ein großes Netz des Lebens, in dem alles Lebendige zutiefst miteinander verbunden ist. Und in diesen winzigen Geschöpfen und um sie herum sah ich Funken von Leben und Licht. Ich sah einen Baum im Garten des Krankenhauses, und ich brauchte mich nicht näher darauf »zuzubewegen«, um jedes Blatt in seiner Struktur und mit seinen Adern zu erkennen. Und dann sah ich einen Stein – es muss ein normaler Kieselstein gewesen sein. Aber ich sah jedes Detail, seine Beschaffenheit, seine immense Schönheit! Und das alles von meinem Krankenhauszimmer aus und ohne mich auch nur einen Zentimeter dem Garten anzunähern … es war eine herrliche Zeit außerhalb meines Körpers!

Mein Sehvermögen hatte eine ganz andere Form angenommen. Es war kein normales »Sehen«, es war eher ein »Spüren«. Ich konnte jedes Detail der Notaufnahme wahrnehmen und verstehen, und zwar alles auf einmal! Das war wie vierdimensionales Sehen – mit einer zusätzlichen Dimension von Farbe, Klarheit, Substanz und Schwingung!

Wie denken Sterbende?

Etwa ein Drittel der Fallberichte (226 Fälle oder 35 % der gesamten Stichprobe von 653 Fällen) enthielt keinerlei Erwähnungen kognitiver Prozesse, die im Verlauf der Nahtoderfahrung stattgefunden hätten. Diese Berichte wurden daher nicht weiter ausgewertet, obwohl in der Mehrzahl (191 der 226 Fälle oder 85 %, die in die Kategorie »Kognition nicht explizit erwähnt« fielen) indirekte Hinweise auf oft komplexe Erfahrungs- bzw. Denkinhalte auftauchten, die auf normale, wenn nicht gesteigerte Denkfähigkeit hindeuteten:

> Es war wunderschön, aber ich sehnte mich auch danach, bei meinen Kindern zu sein. Sie allein zu lassen, so klein, wie sie noch waren, schien mir unendlich schmerzhaft.
>
> Ich sehnte mich danach, meinem Mann und meiner Mutter sagen zu können, dass es mir gut geht.

Die verbleibenden 427 Berichte enthielten explizite Hinweise auf Denkvorgänge während der Nahtoderfahrung; unter diesen 427 Fallberichten gab es nur einen einzigen (0,2 %), aus dem eine deutliche *Abnahme* an Denkvermögen hervorging:

> Ich fühlte mich einfach wie im Halbschlaf. Wann immer ich während der Zeit, in der ich nicht in meinem Körper war, »aufwachte«, fand ich die Aussicht darauf, zu überleben, einfach zu ermüdend und überhaupt nicht sehr aufregend und fiel zurück in etwas, das ich mit einem unruhigen Halbschlaf vergleichen würde.

Und lediglich 13 Probanden (3 %) berichteten von Erfahrungen, die auf eine leichte Verringerung einzelner Aspekte des Denkvermögens (Denkflüssigkeit, Inhalte, Kombinationsgabe), jedoch auf keine Bewusstseinstrübung schließen ließen:

> Sehr präsent und wach, aber auch äußerst entspannt. Mein Denken war seltsam zäh und träge.
>
> Ich wollte einfach nur dieses schöne warme gelbliche Licht betrachten. Das ist alles. Ich schaute dem einfach zu und genoss mein »Leben« (den Tod?) zum ersten Mal seit den traurigen und schmerzhaften Wochen im Krankenhaus.
>
> Ich fühlte mich friedvoll, empfänglich. Ich war völlig leer, aber auf eine sehr positive und beschwingte Weise. »Jetzt

> bin ich endlich zu Hause«, wiederholte ich immer wieder, wie ein Mantra. In meinem Inneren geschah nicht viel. Alles geschah da draußen, und ich sah zu und war glücklich, sehr, sehr glücklich.
>
> Die Reise fühlte sich an wie ein Traum. Aber es war kein Traum, und die Gefühle waren äußerst intensiv, aber von traumgleicher Art.
>
> Es erinnerte mich an meine Studentenzeit, als wir LSD einwarfen: einfach überwältigend.

Insgesamt 262 (das entspricht 61 % der auswertbaren Stichprobe) berichteten, während der Nahtoderfahrung ihrer selbst und ihrer Umgebung bewusst gewesen zu sein und über Umstände oder Inhalte ihrer Erfahrung nachgedacht zu haben. Jedoch enthielten ihre Schilderungen keine weiteren beschreibenden Hinweise auf die Qualität dieser Bewertungsdimensionen und wurden daher mit 0 bewertet, d. h. »keine Veränderung«:

> Ich war sehr überrascht, wach zu sein! Ich fragte mich, ob dies bedeutete, dass ich tot war, oder ob es die Wirkung eines Medikaments war, das mir die Ärzte gegeben hatten.

Die übrigen 151 Probanden (35 % der auswertbaren Gruppe) berichteten entweder von leicht (70 Probanden oder 16 %) oder deutlich (81 Probanden oder 19 %) erhöhter Wachheit/mentaler Präsenz sowie gesteigertem Denkvermögen:

> Ich fühlte mich hochgradig bewusst, vollkommen präsent, hellwach und konzentriert. Im Rückblick kommt es mir so vor, als wäre mein Leben ein Halbschlaf gewesen und als wäre ich erst, nachdem man mich für tot erklärt hatte, völlig erwacht.

Mein Geist fühlte sich klarer an, und meine Gedanken schienen schnell und zielstrebig abzulaufen. Ich empfand ein Gefühl großer Freiheit und war ganz froh, meinen Körper los zu sein. Mit allem, was mich umgab, fühlte ich mich auf eine Weise verbunden, die ich nicht beschreiben kann. Ich hatte das Gefühl, schneller zu denken oder dass sich der Ablauf der Zeit erheblich verlangsamt hatte.

Während dieser Zeit erinnerte ich mich an alles in meinem Leben, und zwar sehr genau und mit allen Einzelheiten, von meiner Geburt bis zum Zeitpunkt des Unfalls. Ich erinnerte mich an alle Menschen, die ich kannte, auch an diejenigen, denen ich nur ein- oder zweimal begegnet war. Ich konnte mich auch an all die Ereignisse erinnern, wichtige und unwichtige, als ich noch nicht mal ein Jahr alt war. An all das erinnerte ich mich in allen Einzelheiten. Es zog wie ein Kinofilm in nur fünfzehn Minuten an mir vorbei. Als man mich aus dem Auto herausholte, war ich bei vollem Bewusstsein. Ich spürte, dass ich nicht mehr im Auto war, oder anders gesagt, dass ich existierte und nicht existierte, ein Gefühl, das schwer zu beschreiben ist.

Während ich bewusstlos am Unfallort lag, schwebte ich über der gesamten Szene und schaute von dort herab. Ich sah das Auto am Baum liegen, den Krankenwagen, Schaulustige aus der Umgebung und haltende Autos. Ich fühlte mich nicht in Gefahr und hatte keine Schmerzen. Ich war mir dessen, was sich unter mir abspielte, vollkommen bewusst und befand mich in einem Zustand völliger Gelassenheit. Es gab kein Unbehagen, keine Bewertung und keine Bedenken. Meine Seele verließ meinen Körper und befand sich in einem höheren Bewusstseinszustand. Seltsamerweise war meine Seele, obwohl ich »bewusstlos« war, wacher und bewusster, als sie es hätte sein können, solange sie noch mit meinem Körper verbunden war.

Sie brachten mich in den Krankenwagen und wir fuhren los. Mein Mann folgte der Ambulanz. Später erzählte er mir, er habe während der Fahrt so sehr geweint, dass er nicht wisse, wie er das geschafft habe. Im Krankenwagen verlor ich das Bewusstsein, aber ich dachte mit aller Kraft: »Halte durch.« Ich spürte, wie ich der Ohnmacht nahe war. Als Nächstes bemerkte ich, dass ich keine Schmerzen mehr hatte. Nie war mein Geist wacher, klarer und lebendiger gewesen als in diesem Moment.

Bewusster und präsenter als sonst. Tatsächlich war ich viel gescheiter! Vielleicht ein bisschen zu gescheit, denn ich habe mit Jesus darüber verhandelt, mich dableiben zu lassen! Mental und »körperlich« habe ich mich insgesamt einfach besser gefühlt.

Während ich über allem schwebte, war ich wacher und bewusster als je zuvor.

Bewusster und präsenter als normalerweise. Ich würde aber sagen, dass ich nur deshalb präsenter war, weil ich die Gegenwart himmlischer Wesen erfuhr und Klarheit über den Tod gewonnen hatte. Ansonsten war ich nicht mehr oder weniger wach als in irgendeinem anderen Augenblick meines Lebens.

Sowohl in meinem Fühlen als auch in meinem Denken erfuhr ich eine Erweiterung. Es ging nicht um die Frage von Kopf oder Herz, beide Ebenen funktionierten bestens – besser, als ich es je in meinem normalen Leben erlebt hatte. Und ich konnte mich an alles erinnern. An jeden Tag meines Lebens, an jedes Gespräch und an jedes Wort – jedes Wort! – aus den Büchern, die ich gelesen hatte, und ich hatte viel gelesen, obwohl nichts dabei gewesen war, das mich auf meine Nahtoderfahrung hätte vorbereiten können. Aber ich erinnerte mich an Gedichte, die mir seit zwanzig oder dreißig Jahren nicht mehr in den Sinn gekommen waren. Als ich später nachsah, ob ich sie richtig in Erinnerung hatte, stellte sich heraus, dass es tatsächlich so war. *Irgendwo im Universum muss es einen zweiten Gedächtnisspeicher geben, zu dem ich vollkommen mühelos Zugang hatte.* Ich war vollkommen klar, vollkommen bewusst und vollkommen ruhig.

Das Wissen war einfach da. Ich glaube, dass ich mich aus diesem Grund viel präsenter fühlte. Es war so, als wäre ein USB-Stick in mich gesteckt worden, mit dem mir sämtliche Daten meines Lebens und meiner Familie überspielt wurden. Dieses Wissen enthielt Antworten auf alles. In diesem Sinne war ich also erleuchtet?

Als ich in das Licht trat, fiel mir etwas Bemerkenswertes auf. Ich wusste, dass mein normales, altes Ich davon überwältigt sein würde. Es wäre einfach zu viel gewesen. Aber jetzt verstehe ich etwas sehr Wesentliches. Ich wurde auf eine neue Ebene des Denkens und Fühlens gehoben, sodass ich diesem Licht begegnen konnte und nicht völlig davon überwältigt war. Ich konnte schneller denken, meine Gefühle waren komplexer und differenzierter, und mein ganzer Zustand war von großer Klarheit. Ich dachte an die »neue Schöpfung« aus der Bibel oder an den Körper aus Licht. Es war aber eher wie ein Geist aus Licht.

Ich war hellwach, hoch konzentriert und völlig klar. Ich konnte viel schneller und logischer denken als sonst. Es war etwa so, als würde ich einer äußerst präzisen und komplexen Maschine dabei zusehen, wie sie eine riesige Datenmenge verarbeitet und mir das Ergebnis liefert. Es war, als

> hätte sich mein Gehirn in einen Supercomputer verwandelt. So verrückt es klingt, aber ich war ein Genie, als ich tot war. Und nie zuvor war ich so wach wie an dem Tag, an dem ich starb. Verrückt, oder?

Zusammengefasst bestätigen diese Ergebnisse die zuvor meist anekdotischen Berichte, denen zufolge eine signifikante Anzahl der Probanden von normalen oder sogar verstärkten visuellen Wahrnehmungen während ihrer Nahtoderfahrung berichtete. Einige gaben einen Verlust oder eine Minderung ihres visuellen Vermögens an, wobei dieser Rückgang in den meisten Fällen eher der Umgebung als der visuellen Fähigkeit der betroffenen Personen selbst zugeschrieben wurde. Zudem gaben die meisten derjenigen, die anfänglich eine Reduktion der visuellen Wahrnehmung erlebten, an, dass sich im weiteren Verlauf der Nahtoderfahrung ihr Sehvermögen wieder normalisierte oder verbesserte. Des Weiteren berichtete ein Großteil von entweder »normalen« oder moderat bis stark erhöhten kognitiven Fähigkeiten während ihrer Nahtoderfahrung.

Aus den Ergebnissen unserer Studie geht somit hervor, dass komplexe visuelle Verarbeitung und kognitive Prozesse bei der Nahtoderfahrung während schwerer physiologischer Krisen (Herzstillstand) relativ häufig auftreten. Dieses Ergebnis fügt sich also gut ein in unsere bisherigen Beobachtungen zur terminalen Geistesklarheit und stützt Greysons Hypothese, der zufolge im Umfeld von Tod und Sterben eine Neugewichtung des unter Normalbedingungen beobachteten Abhängigkeitsverhältnisses zwischen Geist und Gehirn sichtbar wird, ja der zufolge dieses Abhängigkeitsverhältnis vielmehr bis zu einem gewissen Grad gelöst zu werden scheint.

11.

Sterben von innen und von außen gesehen

Terminale Geistesklarheit und Nahtoderfahrung zusammendenken

Es ist wieder Zeit für eine Zwischenbilanz: Was haben wir bisher gefunden? Einerseits liegen uns Berichte von Personen vor, die Zeugen der terminalen Geistesklarheit wurden. Andererseits existieren Hinweise, die auf ein im Vergleich zum Ausgangsniveau trotz eingeschränkter Großhirntätigkeit unverändertes oder gesteigertes Denkvermögen und visuelles Erleben während einer Nahtoderfahrung hindeuten; und wir haben einige Indizien dafür, dass Menschen in der Phase des »Ich-Austritts« der Nahtoderfahrung zu verifizierbaren Wahrnehmungen ihrer Außenwelt imstande sind.

Noch stehen diese Befunde aber nebeneinander; noch ist die Frage offen, inwieweit diese Befunde einander ergänzen oder gegenseitig stützen oder schwächen. Wenn wir aber versuchen, komplexe und mehrdeutige Fälle und Befunde zu verstehen bzw. in vorhandene Bezugssysteme zu integrieren, sind es zumeist nicht nur *einzelne* Indizien, die über die Plausibilität einer These entscheiden. Vieles hängt auch von der Beantwortung der Frage ab, in welchem Zusammenhang und Verhältnis diese Indizien zueinanderstehen: Um eine Verbindungslinie zu ziehen, bedarf es mehrerer Punkte.

Zweitens führt uns eine Zusammenschau nicht nur zu den jeweiligen Stärken unserer Befunde, sondern auch zu ihren potenziellen Schwächen. Vor allem der Blick auf diese Schwächen ermöglicht nicht nur eine Bestandsaufnahme des bisher vorgestellten und gesichteten Materials; es kann uns auch Aufschluss darüber geben, ob und inwieweit diese Schwächen womöglich durch ergänzende Befunde oder Teilbefunde kompensiert werden können. Sehen wir uns das nun genauer an.

Mit Blick auf die Nahtoderfahrung erwähnte ich bereits zwei wesentliche Schwachpunkte: (a) die verbleibende Restungewissheit darüber, wann genau während der medizinischen Krise die Nahtoderfahrung auftritt (dazu gleich mehr), und (b) die Tatsache, dass die Nahtoderfahrung, wie jede persönliche Erfahrung, rein subjektiv ist – das heißt, der Evidenzwert der zuletzt diskutierten Studienergebnisse steht und fällt nicht zuletzt mit der Frage, wie weit wir den Aussagen der Probanden Glauben zu schenken bereit sind: Waren ihre Bildeindrücke während der Nahtoderfahrung wirklich lebhafter, intensiver und ausgeprägter im Vergleich zur visuellen Wahrnehmung in gesunden Zeiten? War ihr Denken wirklich klarer und logischer als je zuvor, ihre Auffassungsgabe beschleunigt, ihr Erinnerungsvermögen gesteigert?

Es gibt gute Gründe, diese Fragen zu stellen. Die Psychologie weiß, dass Menschen vor allem in kognitiven und psychologischen Ausnahmesituationen nicht besonders geübt darin sind, über ihren eigenen kognitiven Zustand zu urteilen. Darauf deuten neben unserer Alltagserfahrung auch zahlreiche Studien aus der sogenannten Metakognitionsforschung (d. i. das Nachdenken über das Denken) hin – man kann zwar subjektiv sehr sicher, zugleich aber ausgesprochen unfähig darin sein, den eigenen kognitiven Zustand adäquat einzuschätzen.[25] Fragt man etwa einen alkoholisierten Menschen, ob er wirklich noch in der Lage sei, Auto zu fahren, eine Maschine zu bedienen oder sich über komplexe Sachverhalte zu unterhalten, so wird er vermutlich ab einem bestimmten Alkoholisierungsgrad aus voller Überzeugung antworten, dass alles in bester Ordnung und er dazu ganz sicher imstande sei. Sieht man sich dann aber sein tatsächliches kognitives Leistungsvermögen in diesen Situationen an, wird man ihn wohl schnellstmöglich vom Steuer oder von der Maschine entfernen und das Gespräch auf weniger komplexe Themen lenken wollen.

Wenn aber Selbsteinschätzungen des kognitiven Status sich schon unter alltäglicheren Bedingungen als dermaßen unzuverlässig erweisen können, wie verlässlich sind dann die Aussagen unserer Probanden, denen zufolge sie während ihrer Nahtoderfahrung »wacher« waren und klarer, schneller und logischer zu denken vermochten als in ihrem normalen Alltagsleben? Es liegen zwar derzeit noch keine klinischen oder empirischen Daten zur Zuverlässigkeit der kognitiven Selbsteinschätzung während der Nahtoderfahrung vor; aber wir wissen zumindest so viel: dass erstens es sich bei der Nahtoderfahrung um eine Ausnahmeerfahrung handelt und dass zweitens gerade in Situationen hoher affektiver Erregtheit unsere Fähigkeit zur Selbsteinschätzung mitunter ebenso stark beeinträchtigt sein kann wie etwa unter Alkoholeinfluss.

Grenzen der Selbstbeurteilung

Eines der bekannteren literarischen Beispiele für das hier angesprochene Problem findet sich in William James' Aufzeichnungen zu seinen philosophischen Experimenten mit Distickstoffmonoxid (Lachgas), das zu seiner Zeit vor allem als Betäubungsmittel in der Zahnmedizin Verwendung fand. Neben seinen schmerzstillenden Eigenschaften hat Lachgas eine dosisabhängige psychedelische Wirkung; William James konsumierte es daher gelegentlich, um »tiefe mystische Einsichten in das Wesen des Universums« zu gewinnen – zumal er etwas überrascht feststellte, dass Lachgas ihn vielleicht zum ersten

Mal dazu befähigte, Hegel zu lesen und vollumfänglich zu begreifen (»Ich verstand dadurch besser als je zuvor sowohl die Stärke als auch die Schwäche der hegelschen Philosophie«):

> Ich empfehle anderen dringend, das Experiment zu wiederholen, das mit reinem Gas ausgeführt kurz und harmlos genug ist. [...] Bei mir, wie bei allen anderen Personen, von denen ich vernommen habe, ist der Grundton der Erfahrung das ungemein aufregende Gefühl einer großen metaphysischen Hellsichtigkeit. In tiefster Tiefe liegt die Wahrheit für den Finderblick in geradezu blendender Helligkeit offen zutage. Der Geist erkennt alle logischen Zusammenhänge des Seins mit einer offenkundigen Finesse und Spontaneität, für die sich in seinem normalen Bewusstsein keine Entsprechung findet.[26]

Eines Tages nun entschloss sich James, seine unter dem Einfluss von Lachgas gewonnenen »tiefen Einsichten« zu Papier zu bringen. Als er jedoch in ausgenüchtertem Zustand diese Notizen las, fand er bloß, wie er später schrieb, unverständliches »krauses Zeug« vor, das objektiv betrachtet nur als »sinnloses Gestammel erscheinen konnte, das aber im Moment der Niederschrift mit dem Feuer der unendlichen Vernunft verschmolzen war«:

> Was ist ein Fehlgriff anderes als eine Art Griff?
> Was ist Abscheu anderes als eine Art Scheu?
> Nüchtern, betrunken, -unken, Erstaunen.
> Alles kann zum Gegenstand der Kritik werden –
> Wie kritisieren ohne etwas zum Kritisieren?
> Einigkeit – Uneinigkeit!!
> Gemütsbewegung – Bewegung!!!!
> Bei Gott, wie das schmerzt! Bei Gott, wie das nicht schmerzt!
> Versöhnung zweier Extreme.

Bei George, nichts als ichts!
Das klingt wie Nonsens, ist aber reiner Onsens!
Der Gedanke tiefer als die Sprache …!
Medizinische Schule; göttliche Schule, Schule! SCHULE!
O mein Gott, o Gott; o Gott![27]

So viel bzw. so wenig blieb von der vermeintlich ungemein luziden und mystischen Erfahrung des kosmischen Bewusstseins und den Einblicken des unter Drogeneinfluss stehenden William James: Nüchtern betrachtet überzeugen diese Einsichten dann letztlich nicht. Wenn James in seinem äußerst lesenswerten Essay »Subjective Effects of Nitrous Oxide« auch letztlich zu einer wohlwollenderen Bewertung der während des Lachgasrausches gewonnenen Einsichten gelangt, demonstriert sein Fall doch, wie wenig stichhaltig die Einschätzung des eigenen Zustands während einer spirituellen oder mystischen Erfahrung mitunter sein kann.

Nur: Was bedeutet das für die Bewertung der eben besprochenen Schilderungen unserer Probanden? Wie können wir wissen, dass nicht zumindest einige der Aussagen der Studienteilnehmer, ihr Denken sei logischer, schneller, ja »genial« gewesen, ebenso unzuverlässig sind? Es ist leider kaum möglich, diese Frage zufriedenstellend zu beantworten: Die subjektive Selbsteinschätzung hinsichtlich des »klaren und logischen Denkens« beziehungsweise einer echten oder vermeintlichen Bewusstseinserweiterung gerät hier sehr bald an ihre Grenzen. Man müsste zuallererst gesichert zu klarem und logischem Denken imstande sein – und dies als Studienleiter durch objektive Kriterien »von außen« bestätigen können –, ehe man zuverlässig beurteilen kann, ob jemand in einer bestimmten Situation wirklich klar und logisch oder auch klarer und logischer als sonst zu denken in der Lage ist oder war. Selbstberichte zur Selbsteinschätzung des eigenen Bewusstseinszustands sind also offenkundig höchst irrtumsanfällig, und dieser Sachverhalt schwächt zweifellos den Evidenzcharakter dieses Aspekts unserer Studie deutlich ab. Zumindest täte er es dann, wenn die Selbstbeurteilung des eigenen Bewusstseinszustands während der Nahtoderfahrung das Einzige wäre, worauf wir in diesem Zusammenhang zurückgreifen könnten.

Erinnern und Wahrnehmen an der Schwelle

Es ist allerdings weitaus fraglicher, inwieweit – und ob überhaupt – diese Einschränkungen auch für die Berichte gesteigerter visueller Verarbeitung geltend gemacht werden müssen. Zudem berichten unsere Probanden zweitens (sowohl in unserer Studie als auch in anderen Forschungsarbeiten) nahezu einhellig, dass sie während ihrer Nahtoderfahrung nicht nur den Eindruck hatten, schneller und klarer denken zu können, sondern auch in der Lage waren, sich (oft bis ins kleinste Detail) an längst vergessen geglaubte Ereignisse und Tatsachen zu erinnern:

> Mein Gedächtnis war enorm. Ich erinnerte mich an alles, an jedes kleine Detail in meinen Klassenzimmern (von vor dreißig Jahren!), an die Gesichter und Namen meiner Lehrerinnen und Lehrer, an jedes Wort, das ich in meinen Hausaufgaben geschrieben, an jedes Buch, das ich gelesen, daran, welche Kleidung ich an welchem Tag getragen hatte. Es war alles wieder da.

Nun ist das subjektive Gefühl, über ein besseres Gedächtnis zu verfügen, zunächst auch nicht mehr als ein weiterer – und ebenso irrtumsanfälliger – Aspekt der Metakognition. Allerdings lassen sich im Unterschied zur selbst bewerteten Denkqualität Erinnerungen oftmals durch Dritte oder objektive

Quellen überprüfen. Wir müssen uns folglich in diesem Punkt nicht alleine auf die subjektive Einschätzung der Studienteilnehmer verlassen – und tatsächlich stellte sich in einer Reihe von Fällen bei der nachträglichen Überprüfung heraus, dass die durch die Nahtoderfahrung wiedergewonnenen Erinnerungen nicht etwa fiktiv oder irrig waren, sondern sich auf wirklich einst Erlebtes und Gewusstes bezogen:

> Ich wusste wieder Dinge, die ich längst vergessen hatte. Mein Gedächtnis war einfach verblüffend. Später überprüfte ich einige der Ereignisse, an die ich mich wieder erinnern konnte, indem ich das Fotoalbum meiner Eltern durchging, wobei sich diese Erinnerungen als richtig erwiesen.

> Das war sehr ungewöhnlich. Ich konnte mich an alles erinnern. Ich war natürlich neugierig, ob ich mir das nur eingebildet hatte, und habe daraufhin über viele Wochen versucht, möglichst viele meiner Nahtoderinnerungen zu überprüfen. Ich habe Verwandte und Freunde befragt, in der Erinnerungskiste meiner Eltern nach Hinweisen gesucht. Es stellte sich heraus, dass *alles* stimmte. Ich bin eigentlich ein sehr vergesslicher Mensch und es tröstet mich, dass diese Erinnerungen gar nicht vergessen sind. Nur habe ich halt unter normalen Umständen keinen Zugang zu ihnen. Erst als ich gestorben war, hat mein Gedächtnis wieder wirklich gut funktioniert. Ich weiß aber schon, wie seltsam das klingt.

> Mein Gedächtnis war unglaublich. Als ich später mit meiner Frau unsere alten Fotoalben durchgegangen bin, haben sich alle Erinnerungen, die ich während des Lebensrückblicks »gesehen« hatte, bestätigt.

> Ich habe normalerweise ein gutes Gedächtnis – aber als ich tot war, fielen mir wieder Dinge ein, von denen ich gar nicht mehr wusste, dass ich sie wusste. Beispielsweise erinnerte ich mich auf einmal, wo ich beim letzten Umzug vor Jahren die Briefe meiner Großeltern verräumt hatte. Ich hatte sie lange gesucht und irgendwann ganz vergessen. Aber jetzt wusste ich es wieder; es war eigentlich nur ein flüchtiger Augenblick meines Lebensrückblicks. Ich sah, wie ich sie verpackte und wo ich sie hingab. Und da waren sie dann tatsächlich! Ich erinnerte mich auch auf einmal wieder an meine alten Telefonnummern – vom Vorschulalter bis zum heutigen Tage, und das waren bestimmt mehr als zehn längst vergessen geglaubte Telefonnummern. Als ich nachprüfte, war ich sehr erstaunt. Sie stimmten. Ich erinnerte mich aber nicht an die Nummern allein, sondern daran, wie ich sie als Kind gewählt habe, wenn mich meine Eltern von der Schule oder von Freunden abholen sollten. Es war sehr biografisch, aber vor allem stimmten alle Erinnerungen, die ich nachprüfte.

Zumindest eine der Dimensionen gesteigerter kognitiver Fähigkeiten, die prinzipiell durch Dritte verifizierbar sind – die Erinnerungsfähigkeit –, hält somit jedenfalls innerhalb der Grenzen dessen, was sich in solchen Fällen verifizieren lässt, einer Überprüfung stand. Zwar bedarf es noch weiterer Studien, um das Phänomen gesteigerter Erinnerungsfähigkeit in der Nahtoderfahrung noch besser und genauer auszuleuchten; aber wenigstens zeichnen sich hier erste Hinweise darauf ab, dass einige Schilderungen der als gesteigert wahrgenommenen kognitiven Fähigkeiten während der Nahtoderfahrung nicht allein fehlerhaften Selbsteinschätzungen geschuldet sind.

Zweitens liegt uns auch eine hohe Zahl von Berichten über eine intensivere visuelle Wahrnehmung und Verarbeitung während der Nahtoderfahrung vor, und es scheint offensichtlich, dass diese Berichte weit weniger von dem Problem der Grenzen der Metakognition betroffen sind: Man mag sich darüber täuschen, wie bewusstseinsklar und rational man zu einem bestimmten Zeitpunkt ist oder war; und es ist auch durchaus möglich, sich in Bezug auf die Genauigkeit der eigenen Erinnerungen zu irren, sofern man keine Gelegenheit hat oder wahrnimmt, diese Erinnerungen durch Dritte zu überprüfen.

Es ist allerdings weitaus weniger wahrscheinlich, sich über die Klarheit oder Intensität visueller Erfahrungen zu täuschen. Auch ist zu beachten, dass visuelle Wahrnehmungssteigerungen die bei Weitem am häufigsten genannte positive Veränderung in den von uns ausgewerteten Berichten waren: Immerhin 83 Prozent der Teilnehmer unserer Stichprobe gaben an, dass die visuellen Erlebnisse während der Nahtoderfahrung entweder unverändert oder aber detailreicher, klarer und intensiver waren als unter Normalbedingungen. Für unsere Fragestellung ist das auch insofern von Bedeutung, als Sehen tatsächlich ein neurokognitiv hochkomplexer Vorgang ist. Unter Normalbedingungen gilt jedenfalls, dass die in die visuelle Verarbeitung eingebundenen Hirnareale und neuronalen Regelkreisläufe deutlich umfangreicher sind als diejenigen, die für die Verarbeitung von Sinneseindrücken anderer Sinnessysteme zuständig sind – womit nun aber erst recht wieder die Frage im Raum steht, wie unter diesen Umständen komplexe visuelle Verarbeitung bei massiv eingeschränkter höherer neuronaler Aktivität (d.h. dem klinischen Tod) möglich sein kann.

Wie sind vor diesem Hintergrund die Ergebnisse unserer Studie also insgesamt zu bewerten? Einerseits müssen wir anerkennen, dass es – wie das Beispiel von William James zeigt (und zahlreiche Studien zur Metakognition belegen) – klare Grenzen der subjektiven Einschätzung der eigenen kognitiven

Fähigkeiten gibt. Wären wir daher bei der Beurteilung des Bewusstseinszustands während einer Nahtoderfahrung allein auf diese Selbsteinschätzung angewiesen, hätten wir nicht viel in der Hand. Andererseits gibt es Aspekte, visuelle Verarbeitung und nachprüfbare Gedächtnisinhalte, die weitaus weniger der Gefahr der Fehleinschätzung unterliegen als die eigene Rationalität und Denkfähigkeit. Diese beiden Aspekte wurden zugleich von unseren Probanden signifikant häufiger genannt als die Steigerung von Wachheit oder Denkvermögen.

Sterben von innen und von außen gesehen

Aber es bleibt eine letzte und entscheidende Unsicherheit bestehen mit Blick auf die Frage, wann genau die Nahtoderfahrung stattfindet – auch wenn zwei Arbeiten nahelegen (Sabom und Sartori), dass sie in einigen Fällen tatsächlich exakt mit dem Zeitpunkt zusammenfällt, an dem die Betroffenen für klinisch tot erklärt und wiederbelebt wurden. Dennoch: Unsicherheiten bleiben.

Idealerweise fänden sich daher ergänzende Befunde, die als weitere Anhaltspunkte die Ergebnisse unserer Studie bzw. die Haltbarkeit von Greysons Hypothese absichern könnten. Nur: Im Grunde sind uns diese ergänzenden Befunde bereits hundertfach begegnet – in der terminalen Geistesklarheit. Im Gegensatz zur Nahtoderfahrung, bei der – abgesehen von dokumentierten Fällen verifizierter Wahrnehmungen während des Herzstillstands (Sabom und Sartori) – letzte Zweifel, ob die Erfahrung wirklich während des Höhepunkts der physiologischen Krise stattfand, im Einzelfall nicht restlos auszuräumen sind, haben wir es bei der terminalen Geistesklarheit mit einem Ereignis zu tun, das per Definition in Anwesenheit anderer Menschen stattfindet und in Realzeit bezeugt wird: voll ausgebildetes Ich-Bewusstsein (bisweilen sogar erweitertes

Bewusstsein) in einem gesicherten Zeitfenster, von dem wir aus der präluziden Phase wissen, dass sowohl die höhere Hirntätigkeit als auch die von ihr abhängigen kognitiven Fähigkeiten erwiesenermaßen hochgradig eingeschränkt gewesen sind.

So sehr also die Nahtoderfahrung eine subjektive Erfahrung bzw. zum Zeitpunkt der Berichterstattung und wissenschaftlichen Auswertung bereits nur mehr eine Erinnerung ist – behaftet mit allen epistemischen Unsicherheiten und Unschärfen, die subjektiven Erfahrungen bzw. Erinnerungen innewohnen –, so sehr ist die terminale Geistesklarheit ein von außen beobachtetes, intersubjektives Ereignis: Wir wissen von der terminalen Geistesklarheit *allein deshalb*, weil und sofern andere zugegen sind, die die unerwartete Bewusstseinsklarheit des Patienten feststellen und bezeugen können.

Es liegt somit einerseits im Wesen der Nahtoderfahrung, eine private und daher von außen nicht einsehbare Erfahrung zu sein, die unter diesem Vorzeichen stets noch genügend Raum für letzte Unsicherheiten lässt, sofern wir nicht über weitere Verifikationen einzelner Elemente der Erfahrung verfügen. Und es liegt andererseits im Wesen der terminalen Geistesklarheit, dass wir von ihr nur dann wissen, weil und wenn Zeugen zugegen sind, die das unerwartet luzide Verhalten des Patienten von außen beobachten.

Die Ergebnisse der TG-Forschung kompensieren somit die Schwächen einiger unserer NTE-Daten und umgekehrt. Die Nahtoderfahrung gewährt einen subjektiven Einblick in die Geist-Gehirn-Beziehung während des eigenen Sterbens aus der Perspektive der ersten Person: Das Sterben wird von innen gesehen. Im Gegensatz dazu ermöglicht die terminale Geistesklarheit uns einen Einblick in die Beziehung zwischen Geist und Gehirn in Todesnähe aus der Perspektive der dritten Person: Das Sterben wird von außen gesehen.

Mit diesem Zwischenergebnis stellt sich an diesem Punkt

somit auch die Frage, ob angesichts der kumulativen Indizienlast nicht womöglich der eine oder andere Mindsight-Bericht anders – oder überhaupt – zu gewichten und zu werten ist. Es ist einsichtig, warum: Wertet man Fallberichte (Anekdoten) aus, und ist unsicher, ob man diesem oder jenem Fallbericht Glauben schenken kann, wirft man nicht nur die Glaubwürdigkeit des Berichterstatters in die Waagschale, sondern auch den Gehalt des Berichts selbst. Das setzt aber voraus, dass wir über einigermaßen gesichertes Hintergrundwissen verfügen. Geht man etwa davon aus, dass das Ich unter allen Umständen und Bedingungen, also auch in Todesnähe, eine Funktion des Gehirns sei (Materialismus), sind natürlich sämtliche Mindsight-Berichte unglaubwürdig und müssen bzw. können nicht weiter ernst genommen werden – selbst dann, wenn wir darüber hinaus keinen weiteren Grund dazu haben, anzunehmen, die Berichterstatter seien unglaubwürdig.

Wenn wir andererseits etwas besser abgesicherten Befunden begegnen, die darauf hindeuten, dass zumindest in Todesnähe das Ich-Bewusstsein weniger eng an die Hirnfunktion angebunden ist als unter Alltagsbedingungen, dann hat sich unser Hintergrundwissen grundlegend geändert. Und unter diesem geänderten Hintergrundwissen fällt daraufhin auch die Wahrheitswahrscheinlichkeit der zuvor fragwürdigen Mindsight-Berichte anders aus. Es scheint mir an dieser Stelle angebracht, auf diesen Umstand der Vollständigkeit halber hinzuweisen; dennoch werde ich die Ergebnisse der Mindsight-Studie in den folgenden Ausführungen nicht weiter berücksichtigen.

So oder so spricht an dieser Stelle aber kumulativ einiges dafür, dass wir unsere gewohnten Anschauungen des unter allen Umständen und Bedingungen von intakter Hirnfunktion und -tätigkeit abhängigen Ichs infrage stellen müssen, sofern unsere vorläufigen Ergebnisse und Analysen halten. Die Berichte und Daten, die wir gesammelt haben, deuten aber gerade an, dass sie halten – und das umso mehr, wenn wir die Berichte und Ergebnisse nicht nur nebeneinanderstellen, sondern sie auch miteinander in Verbindung setzen.

12.

Geist

Nach der Sonnenfinsternis

Nur: Wie deuten wir diese Ergebnisse konkret? Welche Modelle und Beziehungstheorien zwischen Ich und Gehirn können wir nun in Stellung bringen? Eines jedenfalls scheint sich hier mit einiger Wahrscheinlichkeit bereits abzuzeichnen: Jede der Deutungsmöglichkeiten der bisher berichteten Daten und Befunde bewegt sich notwendig jenseits des klassischen Materialismus. Entweder haben wir es bei todesnahen Ereignissen wie der terminalen Geistesklarheit und der Nahtoderfahrung – wie von Bruce Greyson vorgeschlagen – mit dem Sichtbarwerden eines spezifisch todesbezogenen Theorieübergangs zu tun, der mit der Auflösung der unter normalen Lebensumständen beobachteten engen Verschränkung von Gehirn- und Bewusstseinsereignissen einhergeht. In diesem Fall wären Tod und Sterben Momente, in denen die unter Alltagsbedingungen geltende enge Geist-Gehirn-Anbindung nicht länger greift und unser Ich-Bewusstsein eine Eigenständigkeit und Unabhängigkeit von seinen bisherigen neuronalen Grundlagen entfaltet, die zu Lebzeiten bzw. unter Normalbedingungen noch nicht gegeben ist (d.h. ein Dualismus, der sich erst mit dem Sterben entfaltet).

Die zweite Möglichkeit wäre, dass die Eigenständigkeit des Ich-Bewusstseins sich nicht erst in Todesnähe entfaltet, sondern durchgängig gegeben ist, aber aufgrund der unter Normalbedingungen stets vorgefundenen wechselseitigen Abhängigkeit von Gehirn und Geist schlicht nicht »sichtbar« und erkennbar ist (d. h. ein lebenslanger Dualismus, der sich allerdings erst unter Grenzbedingungen als solcher zu erkennen gibt).

Man kann dieses Sichtbarwerden mit einer Analogie illustrieren, die ich einem Freund und Kollegen, dem israelischen Physiker Avshalom Elitzur, verdanke.[28] Demzufolge gleicht die unter Normalbedingungen beobachtete Beziehung zwischen Geist und Gehirn einer totalen Sonnenfinsternis.

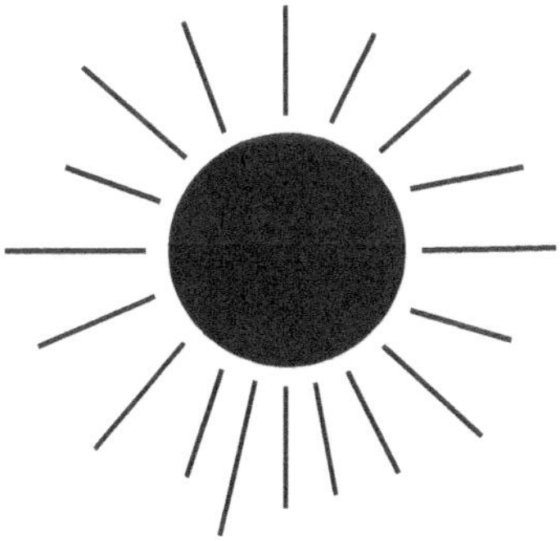

Der Mond verdeckt die Sonne vollständig; lediglich die Korona (der »Strahlenkranz«) ist als schwacher Hinweis auf einen weiteren Himmelskörper hinter dem Mond sichtbar. Wüssten wir es aber nicht besser, gäbe es dem Augenschein nach keinen zwingenden Grund, die Existenz einer Sonne (Seele) hinter dem Mond (Gehirn) anzunehmen. Um dem Prinzip der Erklärungseinfachheit treu zu bleiben – es besagt, dass wir in unseren Theorien und Hypothesen so wenige Entitäten oder Variablen wie möglich postulieren sollten –, würde man zunächst von dem einzigen – sichtbaren und messbaren – Himmelskörper ausgehen und nicht etwa von zwei oder mehreren: Dem ersten Augenschein nach gäbe es genau genommen auch gar keinen Grund, die Existenz von zwei Körpern zu vermuten. Stattdessen würde man wahrscheinlich annehmen, dass der Mond eine Aura aus Lichtfäden besitzt, deren Auftreten zwar vorerst noch ungeklärt ist, sich aber eines Tages aufgrund bislang noch unentdeckter Eigenschaften der Mondoberfläche erschließen lassen sollte (das entspricht, auf das Bewusstsein übertragen, dem heutigen Erklärungsstand und -potenzial des Materialismus). Die Rahmenbedingungen scheinen diese Annahme zu rechtfertigen – wie gesagt lautet eine Grundregel des rationalen Diskurses, dass die Zahl der Variablen nicht unnötig zu vergrößern sei. Es sei denn, es erweist sich als absolut notwendig, weitere einzuführen: beispielsweise aufgrund neuer Forschungsergebnisse oder neuerdings sichtbar werdender Phänomene, die mit unserem bisherigen Erklärungsmodell (nur Mond/nur Gehirn) nicht länger in Einklang zu bringen sind. Sollten wir also durchgängig beobachten, dass Geist- und Gehirnaktivität vereint auftreten und voneinander abhängen, wird es zunächst naheliegen, anzunehmen, dass Bewusstseinsaktivität letzten Endes wirklich nichts anderes sei als Hirnaktivität (siehe Kapitel 2: »Als Erstes streicht man die Seele. […] In der Wissenschaft gibt es keinen Platz für Seelen.« [Provine]).

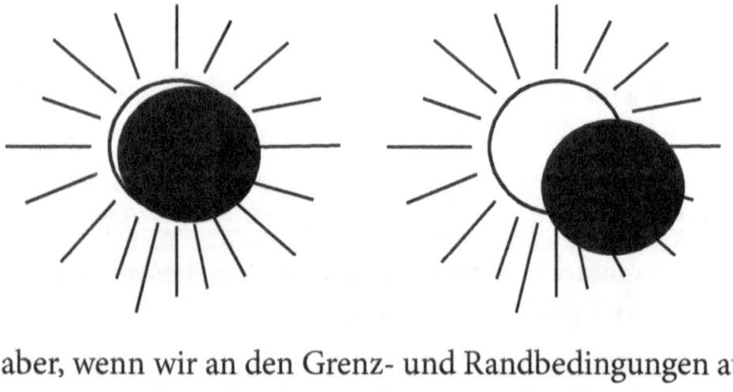

Was aber, wenn wir an den Grenz- und Randbedingungen auf Phänomene stoßen, die den Vorhersagen des Materialismus diametral zuwiderlaufen, wie etwa das Auftreten von klarem Ich-Erleben und höherer Bewusstseinstätigkeit bei gleichzeitig kompromittierter Hirnfunktion? Avshaloms Bild zufolge entsprechen solche Fälle weitgehend dem, was am Ende der totalen Sonnenfinsternis sichtbar wird: Wenn der Mond den

Blick auf die dahinterliegende Sonne freigibt, sehen wir uns erstmalig mit der unmittelbaren Beobachtung konfrontiert, dass es sich bei der Sonnenfinsternis um das Zusammenwirken von *zwei* eigenständigen Himmelskörpern handelte. Und erst wenn in der Todesstunde ein Ich-Bewusstsein jenseits seiner bis dahin vorausgesetzten neuronalen Bedingungen aufscheint, haben wir einen unmittelbaren Hinweis darauf, dass das Ich mehr ist als nur ein Produkt neuronaler Aktivität.

An diesem Punkt, so Avshalom, wäre der Materialismus nicht weiter haltbar und wir müssten uns daher nach anderen Erklärungsmodellen umsehen – wie etwa dem Leib-Seele-Dualismus –, die mit der während der Sonnenfinsternis sichtbaren Korona ebenso in Einklang stehen wie mit dem freien Blick auf zwei Himmelskörper nach dem Ende der Sonnenfinsternis. Ebenso scheint es, als ob wir mit der terminalen Geistesklarheit und einigen Phänomenen innerhalb der Nahtoderfahrung (und – sollten sich diese Befunde erhärten – auch Mindsight) Konstellationen begegnen, in denen der Blick freigegeben wird auf ein intaktes Ich-Bewusstsein, *ohne dass dem zugleich ein adäquat funktionales neuronales Korrelat zuzuweisen ist*: Wenn die Sonnenfinsternis ein Ende findet.

Bewusstsein aus sich selbst

Neben dem Dualismus erlebt in den letzten Jahren ein alternatives Modell eine Art Renaissance, das ebenfalls in der Lage ist, der Herausforderung des eingangs unserer Diskussion erwähnten scheinbaren Widerspruchs zwischen im Alltag beobachteter enger Bindung zwischen Geistes- und Gehirntätigkeit und ihrer relativen Unabhängigkeit in Tod und Sterben gerecht zu werden. Es wurde ursprünglich von dem französischen Philosophen und Literaturnobelpreisträger Henri Bergson, den britischen Philosophen C. D. Broad und Ferdinand

Schiller sowie zeitweise William James vertreten und später vor allem von Aldous Huxley (in *The Doors of Perception*) populär gemacht: Demnach ist das Ich als solches in seiner »natürlichen Form« eingebunden in ein gewaltiges Reservoir des Bewusstseins und des Wissens. Jedoch geschieht es nur ganz gelegentlich, dass das Ich in den strahlenden Urzustand seiner eigentlichen Größe eintritt: durch geistige Übungen wie Gebet und Meditation, durch Kunst- und Naturerfahrungen oder auch – davon war zumindest Huxley überzeugt – durch psychoaktive Substanzen wie Meskalin oder LSD. Zugleich sind derartige Zustände Ausnahmeerlebnisse des Bewusstseins und evolutionär gesehen für das Bestehen und Überleben in der freien Wildnis bzw. ihrem heutigen Gegenbild der Hektik der Großstädte keineswegs adaptiv.

Damit wir daher im Alltagsleben bestehen, als Individuum überleben und uns individualisiert weiterentwickeln können, kommt dem Gehirn diesem Modell zufolge in erster Linie die Aufgabe zu, uns davor zu schützen, von diesem gewaltigen Ozean bewusster Erfahrungen gleichsam überflutet zu werden. Bergson schlug daher vor, dass das Gehirn nicht Verursacher, sondern *Hemm*faktor des Ich-Bewusstseins ist. Als Filter reduziert es die überwältigende Menge an Erlebnisweite und Informationen, die auf uns einströmen, auf ein handhabbares Maß, damit wir uns im täglichen Leben zu bewähren in der Lage sind. Dieses Modell geht folglich davon aus, dass das Gehirn bereits unter Normalbedingungen nicht die Funktion eines biologischen Substrats des Ich-Bewussteins innehat, sondern die eines Regulators oder Reduzierers. Aufgabe des Gehirns sei es lediglich, aus der Vielfalt der Eindrücke der objektiven Welt ausschließlich diejenigen abzuschöpfen und zum Ich vordringen zu lassen, die dem unmittelbaren »biologischen Überleben« des Individuums dienlich sind. Das Gehirn wäre demnach, wie Huxley es formuliert, im Wesentlichen nicht mehr als ein bloßes »Reduktionsventil« – oder wie

Bergson es nannte, »das Organ des Handelns« bzw. »das Organ der Lebensanpassung«, das primär dazu dient, unser Überleben und unser Navigieren und Handeln im physischen Raum zu steuern und zu koordinieren:

> […] Aber insofern wir Tiere sind, besteht unsere Aufgabe darin, um jeden Preis zu überleben. Um das biologische Überleben zu ermöglichen, muss der allumfassende Geist durch das Reduktionsventil des Gehirns und des Nervensystems geschleust werden. Was am anderen Ende herauskommt, ist ein kümmerliches Rinnsal jener Art von Bewusstsein, das uns dabei hilft, auf der Oberfläche dieses speziellen Planeten am Leben zu bleiben.[29]

Nun wurde dieses Modell ursprünglich nicht entwickelt, um die Auswirkungen neurologischer Erkrankungen auf Ich-Erleben, Geist und Bewusstsein oder gar Phänomene wie terminale Luzidität und die Nahtoderfahrung zu erklären. Und doch ist die Filtertheorie ebenso gut wie der Dualismus dazu geeignet, das in Todesnähe wiederhergestellte Ich-Bewusstsein bei zuvor kognitiv beeinträchtigten Patienten theoretisch plausibel, bis zu einem gewissen Grad sogar absehbar zu machen. Denn die Filtertheorie stellt in diesem Zusammenhang nicht nur ein allgemeines Bewusstseinsmodell vor, sondern ermöglicht auch Vorhersagen darüber, inwiefern eine überbordende Hemmfunktion des dysfunktionalen Gehirns Ich-Bewusstsein und Geist stark beeinträchtigen kann (wie wir es bei Demenz oder anderen neurologischen Erkrankungen beobachten). Sie kann zudem auch der Beobachtung gerecht werden, dass es physiologische Mechanismen im Vorfeld des eigenen Todes gibt, die diese Hemmfunktion wieder ganz oder teilweise aufzuheben imstande sind.

Weiterhin sollten wir im Rahmen der Filtertheorie erwarten, dass diese Zustände einer abgeschwächten Filterung teilweise mit einem erweiterten Bewusstseinserleben einhergehen, was wiederum zu den Berichten der Nahtoderfahrenen passt, ihr Bewusstsein sei während ihrer NTE unermesslich, »kosmisch« und »allumfassend« gewesen, wohingegen das normale Wachbewusstsein – »wenn ich wieder im Körper bin«, wie sie sich manchmal ausdrücken – als vergleichsweise dumpf und gehemmt wahrgenommen wird.

Beide Modelle – der Dualismus und die Filtertheorie – stehen auch nicht notwendig als Alternativen nebeneinander. Sie können einander vielmehr auch erklärungstheoretisch gut ergänzen – wenn man etwa die Filtertheorie nicht so sehr als eigenständige Theorie des Bewusstseins geltend machte, sondern konkreter als Modus Operandi der wechselseitigen Beziehung zwischen Geist und Gehirn.

Ein weiterer (zudem sowohl mit dem Dualismus als auch der Filtertheorie, oder einer Kombination aus beiden vereinbarer) Deutungsversuch geht auf den Theologen und frühen Pionier der deutschsprachigen Nahtodforschung Johann Christoph Hampe zurück. Dieser Deutungsversuch liegt bisher nur in Andeutungen und Bildern vor. Dieser Umstand ist jedoch nicht Hampes mangelndem Willen geschuldet, die Vielfalt der Implikationen der hier besprochenen Sachverhalte mit Blick auf das Ich in seinem Verhältnis zum Leib zu Ende zu denken oder auszubuchstabieren. Er spiegelt vielmehr Hampes bemerkenswerten Versuch wider, einen Aspekt des Verhältnisses von Leben und Tod zu beleuchten, dem wir in der bisherigen Diskussion selbst nur zwischen den Zeilen begegnet sind: die mit unseren Mitteln derzeit unbeantwortbare Frage nach dem Schicksal des Ich-Bewusstseins, nachdem alle neuronale Funktion endgültig erloschen ist. Hampe nähert sich vor diesem Hintergrund der Frage an, was die Nahtoderfahrung uns über das Geist-Gehirn-Verhältnis zu sagen hat, mit Blick nicht nur auf das Ich-Erleben als solches, sondern auch auf die Begriffe des *Lebens* und Todes insgesamt:

> Ich könnte das, was die Sterbeerlebnisse andeuten und was die moderne Wissenschaft herausgefunden hat […], in einem Bilde wiederfinden: dem von der Orgel und ihrem Spieler. Es ist jedoch das, was wir unter Leben verstehen, nicht einerseits die Orgel als der Körper und andererseits der Spieler als die Seele, sondern das Spiel. Menschliches Leben wäre die Erscheinung dieses Zusammenwirkens der beiden getrennten und zugleich funktional geeinten Substanzen im Spiel, das wir hören. Wenn der Spieler aufsteht, ist das Leben wirklich und radikal zu Ende, wie eben der Tod nur radikal zu denken ist, und wir sehen nicht mehr als die tote, aus sich selbst alleine nicht mehr klingende Orgel. Mit dem, was es zu hören gab, was Leben als Leib-Geist-Einheit und Frucht ihres Zusammenwirkens schenkte, ist es vorbei. Ich mag in den Sterbeerlebnissen gerade noch erkennen, dass der Spieler aufsteht. Er geht fort. Wohin? Kann er ohne dieses Instrument sein? Offenbar. Aber wer, was wird er sein?[30]

Hampe schließt seine Betrachtung mit dem Satz, dass wir »nicht wissen, *wer* wir sein werden«, er aber angesichts seiner Sammlung von Hunderten Sterbeerlebnissen und Nahtoderfahrungen von der persönlichen Gewissheit getragen sei, »*dass* wir sein werden«. Unsere Arbeiten weisen in eine ähnliche Richtung; aber auch sie führen nicht sehr viel weiter als bis zu diesem Punkt. Immerhin aber führen sie uns dorthin.

Auch bleibt die Frage vorerst offen, wie ein konkretes Modell, das sowohl der Geist-Gehirn-Beziehung unter Normalbedingungen als auch in Todesnähe gerecht wird, aussehen könnte und sollte. Aber es geht mir an dieser Stelle ohnedies nicht darum, eine abschließende Theorie der Beziehung zwischen Gehirn und Geist oder des Lebendig-Seins hier oder dort vorzulegen. Ich sagte es schon mehrfach: Wir sind erst einige Meter in ein Niemandsland vorgerückt und können allemal ahnen, wie weit es wirklich ist. Wohl aber finden wir Hinweise darauf, dass es prinzipiell möglich ist, der terminalen Geistesklarheit und einigen Nahtodphänomenen auch theoretisch Rechnung zu tragen.[31] Der klassische Materialismus kann es nicht.

Damit können wir schon sehr viel mehr sagen, als wir am Beginn dieses Buchs zu sagen in der Lage waren.

TEIL IV

Was es bedeutet, ein Ich zu sein

Jede Erfahrung der Schönheit verweist auf die Ewigkeit.
Hans Urs von Balthasar

13.

Ein geborgenes Ich

Ein bewahrtes Ich

Wir sind in diesem Buch dem Selbst- und Personsein bis zu jener entscheidenden Weggabelung gefolgt, an der Materialismus und Dualismus bzw. Idealismus einander diametral entgegengesetzte Vorhersagen machen: an jene Weggabelung, an der das Ich ohne einen ausreichend funktionierenden neuronalen Apparat auf sich selbst gestellt ist. Wir haben uns das Ich im Sterben angesehen. Was wir an dieser Weggabelung vorfanden, war ein bewahrtes Ich – bewahrt gegen jede biologische Wahrscheinlichkeit: ein Ich, das, anstatt in Bewusstlosigkeit zu entgleiten und sich ganz zu verlieren, im Fall der terminalen Geistesklarheit wieder zu sich selbst zurückfindet und im Fall der Nahtoderfahrung aufzublühen scheint – stärker teilweise noch, als es jemals im normalen Alltagsleben der Fall gewesen sein mag. Wieder und wieder haben wir damit Hinweise und Anhaltspunkte gefunden, die zu bestätigen scheinen, was Sir John C. Eccles vor Jahren während unseres letzten Gesprächs über das Wesen des Ichs sagte:

> Ich möchte hinzufügen, dass für mich nur noch eines wichtig ist: das Geheimnis unseres bewussten Selbst. […] Wie kommt es zustande? Was ist seine künftige Bestimmung? […] Ich denke, wir müssen einfach anerkennen, dass unserer Existenz ein Geheimnis innewohnt, das jede biologische oder materialistische Logik übersteigt.

Was uns in den vergangenen Kapiteln somit entgegengetreten ist, ist ein Stück Wirklichkeit des Menschen, das wir im Alltagsleben so nicht sehen, wenngleich wir es gelegentlich erahnen können. Wir fanden Indizien dafür, dass das Ich die »biologische oder materialistische Logik übersteigt«; wir sind einem individuellen Ich begegnet, das durch seine »Rückkehr« in der terminalen Geistesklarheit den Umstehenden signalisiert, dass es (wieder) Zugang zu seinen persönlichen, einst verloren geglaubten Erinnerungen und Erlebnissen hat. Menschen, die eine Nahtoderfahrung hatten, treten als weitere Bürgen für dieses Ich ein: Auch sie haben es erlebt. Und mehr noch: Was sie uns berichten, zeugt von mehr als der Bewahrung des Ichs; es zeugt auch davon, dass nicht nur das Ich, sondern auch sein Lebensweg auf eine noch kaum verstandene Weise bewahrt bleibt. Diese Zeugen sagen uns etwa, dass keine Einzelheit, keine Begegnung, keine Erfahrung in der Biografie dieses Ichs zu unbedeutend erscheint, um nicht in den Lebensrückblick aufgenommen zu sein. Keine Entscheidung ist zu belanglos, kein Wort zu beiläufig, um nicht auf die eine oder andere Weise Einfluss auf das Leben anderer Menschen zu haben und vor allem erinnert zu werden:

> Dann zog jede einzelne Sekunde meines gesamten Lebens wie in Lichtgeschwindigkeit vor meinem geistigen Auge vorbei, und doch konnte ich alles erfassen. Nicht nur jedes Ereignis, sondern auch jede Begegnung, die ich jemals hatte. Ich sah, wie sich meine Worte und Handlungen auf andere ausgewirkt hatten und was sie über mich dachten, ob im Guten oder im Schlechten.

> Ich fand mich dann in der Dunkelheit wieder und sah in allen Einzelheiten einem Rückblick auf mein Leben bis zu diesem Zeitpunkt zu. Es war, als würde ich ihn auf einer riesigen Kinoleinwand in 3-D betrachten, und er war un-

glaublich detailreich, da er buchstäblich jedes Ereignis in meinem Leben umfasste. Ich erinnerte mich wieder an Ereignisse, Menschen und Orte, die ich längst vergessen hatte. Es war, als würde ich tatsächlich mein ganzes Leben noch einmal durchleben, wenn auch in Zeitraffer.

Ich konnte jeden Abschnitt meines Lebens, jedes Ereignis, jede Begebenheit zugleich sehen. Und obwohl es sich in einem Augenblick abzuspielen schien, wusste ich um jeden einzelnen Moment. Heute würde ich sagen, dass ich meine gesamte Festplatte heruntergeladen habe. Damals verglich ich es, glaube ich, mit dem Abspielen einer Kassette im schnellen Vorlauf.

Zu diesem Zeitpunkt war es mir vollkommen gleichgültig, ob ich am Leben war oder nicht. Mein Interesse galt allein dem, was sich vor mir abspielte. Eine Art Filmrolle befand sich direkt vor mir, nur ein wenig erhöht. Es war, als würde ich auf einen riesigen, sehr klaren Fernsehbildschirm schauen. Ich sah Bilder von jedem einzelnen Ereignis in meinem Leben. Mein ganzes Leben, alles in Bildern. Das Bemerkenswerteste daran war, dass ich mit jedem Bild, mit all den Bildern (es waren unzählige) die ursprünglichen Gefühle, von denen sie begleitet waren, wiedererlebte. Und all dies geschah zugleich! Ich konnte tatsächlich mein Leben als eine Reihe von Bildern sehen und das mit jedem einzelnen Bild verbundene Gefühl oder gewonnene Wissen wieder in mir spüren! Alles auf einmal und in völligem Einklang miteinander. Es war die unglaublichste Erfahrung! Allerdings ganz und gar nicht so, wie wir üblicherweise das Leben erfahren. Dabei sieht man ein Bild, etwa ein Foto, und hat eine Erinnerung. Dann schaut man sich ein anderes Bild an und hat eine andere Erinnerung. Aber bei dieser Erfahrung war mir das gesamte Wissen über all die Ereignisse in mei-

> nem Leben in Form von Bildern zugänglich, und ich erlebte die Erinnerung an jedes Bild im selben Augenblick! Ich habe seither nie vergessen, wie es war, mich auf diese Weise auf mein Leben zu besinnen. Alles war so glasklar, so lebendig!
>
> Ich habe so vieles daraus gelernt. Wie groß die Auswirkungen meiner vermeintlich unbedeutenden Handlungen aufs Ganze gesehen waren. Wie sich meine Entscheidungen und mein Verhalten auf das Leben unzähliger anderer Menschen auswirkten. Wie sich die Liebe, die ich anderen entgegenbrachte, wie ein Lauffeuer verbreitete. Wie es andere Menschen zutiefst verletzte und belastete, wenn ich sie schlecht behandelte, und wie dieser Schmerz, die Angst und die Irritation dann auch im Leben anderer Spuren hinterließen. In der »Zeit«, die ich damit verbrachte, all das noch einmal zu durchleben, entwickelte ich eine tiefe Dankbarkeit für viele Dinge. Zum einen für die Erfahrung des Lebens selbst. Sodann für die Menschen und die Herzen, die meine Seele auf wunderbare Weise berührt haben, zusammen mit der Zerbrechlichkeit des menschlichen Seins.

Diese Berichte decken sich auch mit dem, was uns die terminale Geistesklarheit zu offenbaren scheint: dass die Person mitsamt ihrer Biografie nicht nur in biologischer, sondern in noch einer weiteren Hinsicht wirksam und bewahrt bleibt. Über die Gründe für diesen umfassenden Erhalt des Ichs können wir wie gesagt nur spekulieren. Aber auch diese Befunde erinnern an das philosophische Bekenntnis von John C. Eccles,

> … dass unserer Existenz und den Erfahrungen, die wir im Leben machen, ein großes Mysterium innewohnt, das nicht in materialistischer Weise zu erklären ist. Dieser Rest, der

verbleibt, nachdem alles andere seine Erklärung gefunden hat, ist dasjenige, was letzten Endes den eigentlichen und entscheidenden Wert unserer Welt ausmacht.[1]

Einer unserer Studienteilnehmer formulierte es nach seiner Nahtoderfahrung so:

> Irgendwo im Universum muss es einen zweiten Gedächtnisspeicher geben, zu dem ich vollkommen mühelos Zugang hatte.

Ein bewahrungswürdiges Ich

Damit aber schließt sich auch der Kreis zu der eingangs dieses Buchs zitierten Stelle aus Platons *Phaidon*, in der der zu Tode verurteilte Sokrates seinen Schülern letzte Anweisungen erteilt: die Aufforderung und Ermutigung, für die Seele, das Ich, Sorge zu tragen, weil es weitgehend von uns und unserem täglichen Tun und Lassen abhängt, was einerseits hier von diesem Ich und andererseits später mit ihm verbleiben wird. Dies war die letzte Unterweisung des Sokrates an seine Schüler:

> Nun aber […] kann es ja für [die Seele] keine Sicherheit vor dem Übel geben und kein Heil, als nur wenn sie so gut und vernünftig geworden ist als möglich. Denn nichts anderes kann sie doch mit sich haben, wenn sie in die Unterwelt kommt, als nur ihre Bildung und Nahrung, die ihr ja auch, wie man sagt, gleich so, wie sie gestorben ist, den größten Nutzen oder Schaden bringt, gleich am Anfang der Wanderung dorthin.

Sokrates' Rat lautet, für die Seele zu sorgen; etwas Gutes aus den uns anvertrauten Anlagen und Möglichkeiten zu machen, damit unsere Lebensgeschichte, unser Beitrag zur Geschichte der Welt ein Kapitel ist, das es auch wert ist, bewahrt zu werden; und nicht eine Spur der Verwüstung, des Egoismus, der Lieblosigkeit, der Gleichgültigkeit und des Mangels.

Die Frage nach der Natur und dem Schicksal des Ichs spricht vor diesem Hintergrund nicht alleine an, wer wir *sind*, sondern auch wesentlich, was wir *werden* – wie wir mit uns selbst, unseren Anlagen, Aufgaben und Schwächen, mit anderen Menschen und der Welt umgehen. In diesem Zusammenhang will ich hier etwas weiter- und wiedergeben, das ich in einer der letzten Vorlesungen des damals neunzigjährigen Viktor Frankl an der Wiener Medizinischen Universität hörte. Als er nach seiner Einschätzung des Konzepts der »Selbstverwirklichung« gefragt wurde, dachte er einen Moment lang nach. Dann antwortete er:

> Ja, aber verwirklichen Sie bitte nicht alles, was in Ihrem Selbst schlummert. Verwirklichen Sie bitte nur diejenigen Aspekte, die es wert sind und es verdienen, verwirklicht zu werden.

Auch hier – eigentlich über den gesamten Bericht dieses Buchs hinweg, auch wenn wir meist vom Sterben sprachen – tritt uns das *Werden* entgegen, nicht nur das Sein: Man berichtet etwa, Sokrates sei als junger Mensch sich schon früh dessen bewusst gewesen, dass er über eine hohe Intelligenz, schnelle Auffassungsgabe und ein beachtliches rhetorisches Talent verfügte. Und so sei er vor der Wahl gestanden, ein vermutlich erfolgreicher Trickbetrüger zu werden, der die Bürger Athens mit Leichtigkeit um den Finger wickeln konnte – oder aber seine Fähigkeiten in den Dienst der Erkenntnis zu stellen und ein Weisheitslehrer und Philosoph zu werden. Wir wissen, wofür Sokrates sich entschied: Er verwirklichte nicht blindlings die Talente und Möglichkeiten – gute wie schlechte –, die in ihm schlummerten. Er traf eine Wahl; er entschied über sein Werden.

Diejenigen, die eine Nahtoderfahrung durchlebten, sagen uns übereinstimmend, dass es diese Entscheidungen sind, auf die es ankommt – und auch weiterhin ankommen wird; denn diese Entscheidungen sind es, die uns zu dem machen, was wir sind, und auf die wir eines Tages zurückblicken werden, wenn es an der Zeit ist, auf unser Leben Rückschau zu halten. Und vor dem Hintergrund der vorangegangenen Kapitel haben wir tatsächlich gute Gründe zur Annahme, dass diese Entscheidungen zählen; dass etwas auf dem Spiel steht, für uns und für diese Welt.

14.

Das Wesentliche

Zur Würdigung eines Vermächtnisses

Ich habe in diesem Buch versucht, das Vermächtnis dreier herausragender Lehrer zu würdigen, von denen zu lernen ich als junger Student Mitte der 1990er-Jahre das Glück hatte: John C. Eccles, Viktor E. Frankl und Elisabeth Kübler-Ross. Diese drei Lehrer haben Generationen von Studenten und künftigen Wissenschaftlern ermutigt, ja geradezu aufgefordert, unter keinen Umständen den Glauben an die unveräußerliche Würde, Freiheit und Verantwortung des Menschen aufzugeben; niemals im Menschen nur eine wunderbar komplexe Maschine – aber eben doch nur eine Maschine – zu sehen, sondern stets ein einmaliges und einzigartiges Ich. Unsere Frage sollte niemals lauten: Was ist der Mensch? Sie sollte lauten: *Wer* ist der Mensch – und auf was hin, *warum* ist er?

Alle drei waren zugleich Zeugen dessen, was geschehen kann, wenn der Mensch den Glauben an seine Menschlichkeit aufgibt – den Glauben an die eigene Würde und die Würde der anderen, insbesondere der Kranken, Alten, Schwachen, Sterbenden, die Würde der Natur, die Würde der Welt. Das 20. Jahrhundert war ein Jahrhundert der Ideologien, die den Glauben an diese Würde gegen Reduktionismen eintauschten, die Millionen das Leben kosteten und noch viel mehr Menschen verführten und ihnen ihre Unschuld raubten.

Was diese drei Lehrer uns über die sozialen, historischen, philosophischen, moralischen und metaphysischen Konsequenzen des Reduktionismus und Nihilismus sagten, prägte uns als Studierende ebenso wie ihre Bitte, ihr Werk in der einen oder anderen Weise fortzuführen. Viele von uns bemühen sich seither darum, ihrem Aufruf zu folgen – wenngleich es stets nur Versuche bleiben werden; mehr nicht. Diese Lehrer hingegen zeugten für das, wofür sie eintraten, mit der Glaubwürdigkeit derer, die mit eigenen Augen gesehen oder – wie Frankl – an eigenem Leib erfahren hatten, was geschieht, wenn der Mensch die Bedeutung, die Würde, die Einzigartigkeit und den Wert des Ichs und des menschlichen Geistes – des Geistigen überhaupt – nicht mehr wahrzunehmen und zu würdigen weiß (Frankl hatte vier Konzentrationslager überlebt, und fast seine gesamte Familie ist im Holocaust ermordet worden).

Und es war die Generation, die gesehen hat, wie viel vom einzelnen Menschen abhängt – auch wenn er Gefahr läuft, vom Schicksal (oder schlimmer noch: von anderen Menschen) seiner Würde beraubt zu werden. Aber diese Zeitzeugen haben uns auch gelehrt, dass man dem Menschen diese Würde tatsächlich gar nicht nehmen kann; aber man kann sie ihm aus ideologischer Verblendung heraus absprechen. Nur beruht dieses Leugnen auf einem fatalen Irrtum: Ihm liegt ein Mangel an Einsicht und Begegnungsbereitschaft mit der menschlichen Natur zugrunde, wie sie uns in unseren Arbeiten entgegentrat – just an dem Punkt, an dem der Mensch in eine seiner vulnerabelsten Phasen eintritt: in sein Sterben.

Und doch zeigte sich selbst – oder gerade – hier: Allen Leugnungs- und Entmenschlichungsversuchen zum Trotz – der Mensch kann und wird sich und seine Würde nicht verlieren. Im Hinblick auf die drei Jahre, die er in Konzentrationslagern verbrachte, schreibt Frankl:

> Wir haben den Menschen kennengelernt wie vielleicht bisher noch keine Generation. Was also ist der Mensch? Er ist

> das Wesen, das immer entscheidet, was es ist. Er ist das Wesen, das die Gaskammern erfunden hat; aber zugleich ist er auch das Wesen, das in die Gaskammern gegangen ist, aufrecht und ein Gebet auf den Lippen.[2]

Heute jedoch wächst eine Generation ohne die Möglichkeit heran, dieses Zeugnis aus erster Hand zu empfangen. Heute ist dieses Zeugnis den Nachgeborenen anvertraut: das Zeugnis zum Beispiel, dass der Reduktionismus des vergangenen Jahrhunderts uns vor Augen führte, wie Frankl es formulierte, erstens, wessen der Mensch fähig ist (Auschwitz), zweitens dessen, was auf dem Spiel steht (Hiroshima). Und doch steht die heutige Generation, wie jede Generation vor ihr, vor denselben Fragen: Was ist, wer ist der Mensch? Was zu sein und zu werden ist ihm zugedacht? Hat sein – hat mein – Leben Sinn, tiefere Bedeutung, eine höhere Bestimmung? Oder soll mein Ich nichts weiter sein als ein kurzes Aufflackern des Bewusstseins, das eines Tages wieder in ein großes Nichts versinken wird? »Lohnt es sich eigentlich, auch nur einen Tag zu leben, wenn unser Leben nur darauf zielt, dass es jüngerem Leben Platz macht?«, fragt der schon zitierte Johann Christoph Hampe. Oder erinnern wir uns an den Klagebrief von Louie Savva:

> Wir alle sind ein Produkt [unserer Biologie] und […] ich glaube nicht, dass ich im Universum eine Rolle spiele […]. Das Leben hat keinen Sinn.[3]

Oder man nehme David Lindleys Äußerung zur Stellung des Menschen im Kosmos: ein Abgesang auf die Würde und den Wert des Menschseins, erschienen im auflagenstarken Massenblatt *USA Today*:

> Wir Menschen sind nichts als Krümel organischer Materie, die sich an der Oberfläche eines winzigen Brockens Gestein ansammeln. Kosmisch gesehen hat es mit uns nicht mehr auf sich als mit Schimmel auf einem Duschvorhang.[4]

Solche Stimmen finden Gehör. Sie bewirken etwas. Ihr Zynismus schädigt eine ohnehin schon verwundete Welt – *wir* haben sie, und uns, verwundet –, die nichts dringlicher braucht als unseren Einsatz, unsere Bereitschaft, anzuerkennen, dass das Leben zählt, dass unsere Entscheidungen über unser Werden und das Werden der Welt mit darüber bestimmen, was und wer bewahrt bleibt – nicht nur für unser individuelles Leben, sondern auch für die Welt als Ganzes. Man denke nur an die neun Millionen Menschen – neun Millionen Individuen –, die in diesem Jahr verhungern (»jedes verhungerte Kind ist ein ermordetes Kind« – Jean Ziegler), oder an die 350 000 Kinder, die auch in diesem Jahr aufgrund von Mangelernährung erblinden werden – obwohl wir die Möglichkeiten und Kapazitäten haben, es zu verhindern. Oder man denke an das Elend, das sich – abgesehen von der Not in ärmeren Landstrichen – in Form von innerer Leere, Erkaltung und Wohlstandsverwahrlosung auch inmitten der reichen Industrienationen abspielt: an den erloschenen Blick derer, die in der Routine ihres Alltags verhaftet sind, gefangen in Gleichgültigkeit und Entfremdung und Abgeklärtheit.

Oder man denke daran, wie wir mit uns selbst, wie wir miteinander, mit der Natur, mit dieser Welt umgehen. Und dann bedenke man, was unsere Forschungsarbeiten und die bisherigen Überlegungen darüber aussagen, wer wir wirklich sind, wie viel die Natur und das Leben in uns und unseren Erhalt investieren. Nichts von alledem geschieht in einem Vakuum. Es formt diese Welt, es prägt den Zeitgeist. Denn wenn *wir* nicht für das Leben Sorge tragen, wenn wir »als Erstes die Seele streichen« (Provine), wenn wir dem Ich nicht mehr Bedeutung zuzugestehen bereit sind als dem »Schimmel auf einem Duschvorhang« – dann wäre unsere Hoffnung wirklich vergebens. Eigentlich wäre alles vergebens.

Zur Rehabilitation der Hoffnung

Tatsächlich sagt uns die Sozial- und Einstellungsforschung, dass unsere Generation großes Misstrauen gegenüber ihren eigenen Hoffnungen hegt, Misstrauen auch gegenüber ihren Hoffnungen auf eine Wirklichkeit, die über Materie und Dinglichkeit hinausgeht.

Margaret Mead hat in diesem Zusammenhang einmal angemerkt, dass wir auf dem Weg durch das vergangene Jahrhundert und seine Zivilisationsbrüche den Glauben an das Gute verloren, dafür aber den Glauben an das Schlechte bewahrt haben – als wäre das Schlechte wirklicher und glaubwürdiger als das Gute; und als wären wir nur passive Beobachter der Welt, denen nichts anderes übrig bleibt, als ihre Mängel und Übel zu beklagen; und schließlich: als wären wir nicht auch Mitgestalter dieser Welt. Als könnten (und sollten) wir also das Gute, das wir missen, nicht auch selbst in die Welt zu setzen versuchen, auch wenn es immer Stückwerk bleiben wird.[5]

Die vielerorts konstatierte gegenwärtige Sinnkrise des modernen Menschen äußert sich daher vielfach in einem tiefen Misstrauen gegenüber jeglicher Sinn- und Wertorientierung, gegenüber jeder Vorstellung vom Geistigen, Unvergänglichen, Guten, Schönen, Wahren und Erhabenen – als ob das Grobmaterielle, Schlechte, Falsche und Entwürdigende in irgendeiner Weise realer wären als die Hoffnung und das Vertrauen auf das Gute.[6]

Aber treten wir einen Schritt zurück: Der Mensch ist das einzige uns bekannte Lebewesen, das mit seiner Ankunft in dieser Welt stets auch Hoffnung zum Ausdruck bringt – die

Hoffnung, dass das, was im Argen liegt, geheilt werden kann; und dass da, wo Heilung oder Linderung nicht möglich ist, getröstet werden soll. Er ist das einzige Lebewesen, das Utopien entwirft, Visionen und Konzepte für eine bessere, gerechtere und idealere Welt; der Einzige, der von Idealen weiß, die noch nicht realisiert sind. Unter allen bekannten Kreaturen ist ausschließlich der Mensch mit dem Wissen um Glauben, Hoffnung und Liebe ausgestattet. Wir verdanken Platon die Einsicht, dass wir diese Ideale womöglich überhaupt deswegen kennen, weil sie als ferne Erinnerung an unser eigentliches Wesen in uns nachhallen: Wir erschaffen sie nicht; wir erkennen sie wieder – obwohl wir dafür in der natürlichen Welt kaum Vorbilder finden.

So sieht der Mensch im Mangel nicht nur einen Anlass des Bedauerns, sondern auch eine Aufforderung zum Handeln: Leid zu lindern, Krankheiten zu bekämpfen, Trost zu spenden, den Schwachen zu helfen – nicht nur menschlich zu handeln, sondern menschlich zu *sein*.

Das ganze Wesen der kulturellen und geistigen Evolution verdankt sich dieser Begegnung von Ideal und der Wirklichkeit. Es scheint paradox, aber daraus folgt gleichermaßen, dass eine der stärksten Gegenstimmen gegen den dogmatischen Nihilismus – neben dem, was wir in diesem Bericht über unser Wesen erfahren haben, und neben der Art, wie wir der Welt mit Hoffnung begegnen – auch die Welt selbst ist, gerade in ihrer Unvollkommenheit und Verwundung. Denn diese Unvollkommenheit führt uns vor Augen: Die Welt ist nicht heil; sie ist auf unsere Hoffnung und unser Bemühen angewiesen, und nur der Mensch bringt diese Hoffnung in die Welt. Gibt er sie auf, verschwindet sie mit ihm – mit weitreichenden Folgen nicht nur für die Welt, sondern auch für das Selbst.[7] Denn diese Hoffnung ist uns anvertraut. Wir sind ihre Treuhänder.

Das bedeutet, dass Hoffnung und unsere Ideale nicht aus

einem Mangel heraus entstehen, sondern grundlegend im Menschen angelegt sind: Sie sind unser größtes Gut. Der wirkliche Mangel zeigt sich vielmehr in der Abwendung von Hoffnung und Sinn – es wäre die Abkehr von einem wesentlichen Merkmal unseres Selbst- und Welterlebens.

Wenn eine Kerze abbrennt, geht das Wachs zur Neige – so wie unsere Tage zur Neige gehen. Aber das Wachs ist nicht verloren. Es verwandelt sich in Licht. Auch unser Weg durch das Leben kann sich in Licht verwandeln – doch im Gegensatz zur abbrennenden Kerze geschieht diese Verwandlung nicht von selbst. Vielmehr liegt sie in unserer Hand. Sie ist eine Willensentscheidung.

Für den religiösen Menschen bleibt die zusätzliche Hoffnung, dass sein Licht in ein größeres Licht eingefügt ist, das alles, auch ihn selbst sogar noch über Krankheit, Alter und Tod hinweg, trägt und bewahrt.

Wie ich in diesem Buch zu zeigen versucht habe, haben wir gute Gründe, diese Hoffnung zu hegen. Sie steht auf einem sicheren Fundament. Weiter als das kann unsere Analyse nicht reichen, aber immerhin so weit reicht sie. Und doch geht es hier nicht nur um die Hoffnung, dass wir selbst bewahrt und beschützt und getröstet werden, sondern auch um die Hoffnung und Verantwortung, dass wir zu Lebzeiten für andere Schutz und Tröster sind.

Wir sind alle darauf angewiesen, heute mehr denn je.

DANKSAGUNGEN

Ich hätte dieses Buch nicht schreiben können, hätten mir nicht so viele Menschen ihre Berichte über den Tod und das Sterben von Angehörigen, nahestehenden Personen oder Patienten anvertraut. Besonderer Dank gilt denjenigen, die mir erlaubt haben, ihre Berichte in dieses Buch aufzunehmen.

Ich danke meinen Kolleginnen und Kollegen sowie meinen Studenten und Assistenten sowohl an der Universität Wien als auch am Forschungsinstitut für Theoretische Psychologie und Personalistische Studien an der Pázmány-Universität in Budapest. Sie haben meine Arbeit zu einer Zeit unterstützt, als noch keineswegs absehbar war, dass die terminale Geistesklarheit einmal zu einem eigenen Forschungsgebiet avancieren würde.

Bedanken möchte ich mich auch bei den zahlreichen Angehörigen der helfenden Berufe in Pflegeheimen, Hospizen und Krankenhäusern. Sie alle haben mir ein besseres Verständnis der besonderen Bedürfnisse und Anliegen von Menschen vermittelt, die in ihrer täglichen Arbeit unmittelbar mit der terminalen Geistesklarheit konfrontiert sind. Ich danke ihnen für ihre Offenheit, ihre Ermutigung und für die »Hausaufgaben«, die sie mir anvertraut haben. Ich hoffe, dass es mir mit diesem Buch zumindest teilweise gelungen ist, diesem Vertrauen gerecht zu werden.

Großer Dank geht an Kenneth Ring, Freund und Kollege und in vielerlei Hinsicht seit meiner Studienzeit ein akademisches Vorbild – lange bevor wir uns persönlich kannten. Nun hat uns dieses Buch auch persönlich zusammengeführt. Ich danke Ken für seine kritische Durchsicht der verschiedenen Versionen dieses Buchs – und seinen wertvollen Rat, den zweiten Teil vollständig zu überarbeiten.

Ebenso gilt mein Dank George Witte, dem Programmleiter von St. Martin's Press – nicht nur für sein Interesse an diesem

Thema, seine Geduld und seinen unerschütterlichen Glauben an dieses Projekt, sondern auch die sorgfältige Lektüre und das gewissenhafte Lektorat mehrerer Manuskriptfassungen –, sowie meinem amerikanischen Agenten Nat Sobel für seine Unterstützung und freundliche Beratung.

Noch viele Menschen gibt es, denen ich dankbar bin – mehr, als ich hier auflisten kann. Ich danke Michael Nahm für seine Pionierarbeit zur terminalen Geistesklarheit und seine Hilfe bei der statistischen Auswertung der ersten Analysen der zweiten Pilotphase der Ergebnisse unserer Fragebogenstudie, wie sie zum Teil in Kapitel 8 beschrieben wird; oder Georg-Philipp von Pezold für seine Übersetzungsarbeit am ersten Entwurf dieses Buchs; oder Basil Eldadah, Elena Fazio und Kristina McLinden vom National Institute on Aging für die Organisation des ersten Forschungsworkshops zur paradoxen Luzidität am NIA, der sich in vielerlei Hinsicht als wegweisend für die in diesem Buch behandelten Forschungen erwiesen hat.

Dem Redaktionsteam des *Journal of Near-Death Studies* der International Association for Near-Death Studies (IANDS) danke ich für die freundliche Genehmigung, ausführlich aus meinem Artikel »Complex Visual Imagery and Cognition during Near-Death Experiences« zu zitieren (zuerst veröffentlicht im *Journal of Near-Death Studies*, Ausgabe 34:2, 2015).

Ich danke Horst Kappen für die dann von mir grundlegend überarbeitete Erstübersetzung der amerikanischen Originalfassung dieses Buchs und Andreas Klaus für die gute Zusammenarbeit.

Mein erster Dank aber gilt unseren beiden Töchtern und vor allem meiner Frau Juliane für ihre Geduld, ihre Unterstützung und die vielen wunderbaren Gespräche und Ideen, von denen viele in meine Forschungsarbeit und schließlich auch in dieses Buch eingeflossen sind – und für so vieles mehr.

LITERATUR

Aminoff, M. J., Scheinman, M. M., Griffin, J. C., & Herre, J. M. (1988). »Electrocerebral Accompaniments of Syncope Associated with Malignant Ventricular Arrhythmias«, in *Annals of Internal Medicine*, 108, 791–796.

Bateson, M. C. (2001). *Composing a Life*. New York: Grove Press.

Batthyány, A. (2015). »Complex Visual Imagery and Cognition during Near-Death Experiences«, in *Journal of Near-Death Studies*, 34(2), 65–83.

Batthyány, A. (2017). *Die Überwindung der Gleichgültigkeit. Sinnfindung in einer Zeit des Wandels*. München: Kösel.

Batthyány, A. (2018). *Foundations of Near-Death Research: A Conceptual and Phenomenological Map*. Durham: IANDS Press.

Batthyány, A. (2020). *Zur Psychologie einer Grundangst. Über abwehrende und existentielle Zugänge zum eigenen Tod*. München: Alber.

Batthyány, A., & Elitzur, A. (Eds.) (2009). *Irreducibly Conscious: Selected Papers on Consciousness*. Heidelberg: Universitätsverlag Winter.

Batthyány, A., & Elitzur, A. (Eds.) (2006). *Mind and Its Place in the World: Non-Reductionist Approaches to the Ontology of Consciousness*. Berlin: De Gruyter.

Batthyány, A., & Greyson, B. (2020). »Spontaneous Remission of Dementia before Death Results from a Study on Paradoxical Lucidity«, in *Psychology of Consciousness: Theory, Research, and Practice*, 1:2020.

Batthyány, A., & Lukas, E. (2023). *Die Welt ist nicht heil, aber heilbar*. Innsbruck: Tyrolia.

Begley, S. (2009). »Of Voodoo and the Brain«, in *Newsweek*, VLIII(25).

Bering, J. (2014). »One Last Goodbye: The Strange Case of Terminal Lucidity«, in *Scientific American*. Abgerufen auf: https://blogs.scientificamerican.com/bering-in-mind/one-last-goodbye-the-strange-case-of-terminal-lucidity/ (19.08.2023).

Bloch, O. (1903). *Vom Tode. Eine gemeinverständliche Darstellung*. Berlin: Juncker.

Brayne, S., Lovelace, H., & Fenwick, P. (2008). »End-of-life Experiences and the Dying Process in a Gloucestershire Nursing Home as Reported by Nurses and Care Assistants«, in *American Journal of Hospice and Palliative Medicine*, 25(3), 195–206.

Carruthers, G. (2018). »Confabulation or Experience? Implications of Out-of-Body Experiences for Theories of Consciousness«, in *Theory & Psychology*, 28(1), 122–140.

Chalmers, D. (1996). *The Conscious Mind: In Search of a Fundamental Theory*. Oxford: Oxford University Press.

Cox-Chapman, M. (1995). *The Case for Heaven: Near-Death Experiences as Evidence of the Afterlife*. New York: Putnam.

Crabtree, V. (1996). *Emotions Without Souls: How Biochemistry and Neurology Account for Feelings*. Arbeitspapier.

Crick, F. (1994). *The Astonishing Hypothesis: The Scientific Search for the Soul*. New York: Simon and Schuster.

Cunningham, P. F. (2011). »Are Religious Experiences Really Localized within the Brain? The Promise, Challenges, and Prospects of Neurotheology«, in *The Journal of Mind and Behavior*, 223–249.

Dainton, B. (2002). *Stream of Consciousness: Unity and Continuity in Conscious Experience*. Milton Park/Oxfordshire: Routledge.

Dudukovic, N. M., Marsh, E. J., & Tversky, B. (2004). »Telling a Story or Telling it Straight: The Effects of Entertaining Versus Accurate Retellings on Memory«, in *Applied Cognitive Psychology*, 18(2), 125–143.

Eccles, J. C. (2013). *Facing Reality: Philosophical Adventures by a Brain Scientist*. New York: Springer.

Eccles, J. C. (1980). *The Human Psyche: The Gifford Lectures, University of Edinburgh 1978–1979*. New York: Springer Science.

Edwards, P. (2001). *Reincarnation: A Critical Investigation*. Buffalo, NY: Prometheus Books.

Eldadah, B. A., Fazio, E. M., & McLinden, K. A. (2019). »Lucidity in Dementia: A Perspective from the NIA«, in *Alzheimer's & Dementia*, 15(8), 1104–1106.

Elitzur, A. C. (1995). »Consciousness Can no More Be Ignored«, in *Journal of Consciousness Studies*, 2(4), 353–357.

Elitzur, A. C. (2009). »Consciousness Makes a Difference: A Reluctant Dualist's Confession«, in Batthyány, A., & Elitzur, A. C. (Eds.), *Irreducibly Conscious: Selected Papers on Consciousness*. Heidelberg: Universitätsverlag Winter, 43–72.

Elitzur, A. C. (2006). »What's the Mind-Body Problem with You Anyway? Prolegomena to any Scientific Discussion on Consciousness«, in Batthyány, A., & Elitzur, A. C. (Eds.), *Mind and its Place in the World*. Frankfurt/M.: Ontos, 15–22.

Ernst, E. (2002). »A Systematic Review of Systematic Reviews of Homeopathy«, in *British Journal of Clinical Pharmacology*, 54(6), 577–582.

Fenwick, P., & Brayne, S. (2011). »End-of-Life Experiences: Reaching Out for Compassion, Communication, and Connection-Meaning of Deathbed Visions and Coincidences«, in *American Journal of Hospice and Palliative Medicine*, 28, 7–15.

Fenwick, P., Lovelace, H., & Brayne, S. (2010). »Comfort for the Dying: Five-Year Retrospective and One-Year Prospective Studies of End of Life Experiences«, in *Archives of Gerontology and Geriatrics*, 51, 173–179.

Fox, M. (2003). *Religion, Spirituality and the Near-Death Experience*. Milton Park/Oxfordshire: Routledge.

Frankl, V. E. (2013). *Das Leiden am sinnlosen Leben. Psychotherapie für heute*. Freiburg: Herder.

Frankl, V. E. (1949). *Der unbedingte Mensch. Metaklinische Vorlesungen*. Wien: Viktor-Frankl-Archive.

Frankl, V. E. (1949). *Metaklinische Vorlesungen*. Wien: Viktor-Frankl-Archive.

Frankl, V. E. (1959). »The Spiritual Dimension in Existential Analysis and Logotherapy«, in *Journal of Individual Psychology*, 15(2), 157.

Frankl, V. E. (2005). *… Trotzdem Ja zum Leben sagen: Ein Psychologe erlebt das Konzentrationslager*. Gesammelte Werke, Band 1, hrsg. von Alexander Batthyány, Karlheinz Biller & Eugenio Fizotti. Wien: Böhlau.

Frederick, S., Verduyn, P., Koval, P., et al. (2013). »The Relationship Between Arousal and the Remembered Duration of Positive Events«, in *Applied Cognitive Psychology*, 27(4), 493–496.

Gauld, A. (2019). *The Founders of Psychical Research*. Milton Park/Oxfordshire: Routledge.

Gendle, M. H. (2011). »Discussing Philosophy of Mind in Introductory Neuroscience Classes«, in *Journal of Undergraduate Neuroscience Education*, 9(2), E5.

Gibson, A. S. (2000). »Religious Wars or Healthy Competition in the NDE Movement?«, in *Journal of Near-Death Studies*, 18(4), 273–276.

Greyson, B. (2021). *After: A Doctor Explores what Near-Death Experiences Reveal About Life and Beyond*. New York: Random House.

Greyson, B. (2008). »Beyond the Mind-Body Problem: New Paradigms in the Science of Consciousness«. Podiumsdiskussion, United Nations, New York, 11.09.2008.

Greyson, B. (2007). »Consistency of near-death experience accounts over two decades: Are reports embellished over time?«, in *Resuscitation*, 73(3), 407–411.

Greyson, B. (2010). »Implications of Near-Death Experiences for a Postmaterialist Psychology«, in *Psychology of Religion and Spirituality*, 2(1), 37.

Griffiths, P. (Ed.) (1994). *Philosophy, Psychology and Psychiatry*. Cambridge: Cambridge University Press.

Halford, H. (1842). *Essays and Orations, Read and Delivered at the Royal College of Physicians: To Which is Added an Account of the Opening of the Tomb of King Charles I*. London: John Murray.

Hampe, J. C. (1975). *Sterben ist doch ganz anders: Erfahrungen mit dem eigenen Tod*. München: Kreuz Verlag.

Hodgson, D. (1994). »Neuroscience and Folk Psychology, an Overview«, in *Journal of Consciousness Studies*, 1(2), 205–216.

Holden, J. M. (2009). »Veridical Perception in Near-Death Experiences«, in Holden, J. M., Greyson, B., & James, D. (Eds.), *The Handbook of Near-Death Experiences: Thirty Years of Investigation*. London: Bloomsbury, 185–211.

Holden, J. M., Greyson, B., & James, D. (Eds.) (2009). *The Handbook of Near-Death Experiences: Thirty Years of Investigation*. London: Bloomsbury.

Hope, T. (1994). »Personal Identity and Psychiatric Illness«, in Griffiths, P. (Ed.), *Philosophy, Psychology and Psychiatry*. Cambridge: Cambridge University Press.

Huxley, A. (1954). *The Doors of Perception: And Heaven and Hell*. London: Chatto and Windus.

Jackson, F. (1982). »Epiphenomenal Qualia«, in *Philosophical Quarterly*, 32, 127–136.

James, W. (1896). »Address of the President before the Society for Psychical Research«, in *Science*, 3(77), 881–888.

James, W. (1896). »Subjective Effects of Nitrous Oxide«, in James, W., *Collected Essays and Reviews*. London: Longmans, Green and Company.

Jenner, E. (1801). »On the Origin of the Vaccine Inoculation«, in *The Medical and Physical Journal*, 5(28), 505.

Jünger, E. (2015). *In Stahlgewittern*. Stuttgart: Klett-Cotta.

Kelly, E. F., et al. (2007). *Irreducible Mind*. Lanham, MD: Rowman & Littlefield.

Kelly, E. W., Greyson, B., & Kelly, E. F. (2007). »Unusual Experiences near Death and Related Phenomena«, in Kelly, E. F., Kelly, E. W., Crabtree, A., Gauld, A., Grosso, M., & Greyson, B., *Irreducible Mind*. Lanham, MD: Rowman & Littlefield.

Kelly, E. W., Greyson, B., & Stevenson, I. (2000). »Can Experiences near Death Furnish Evidence of Life After Death?«, in *OMEGA – Journal of Death and Dying*, 40(4), 513–519.

Koriat, A., & Levy-Sadot, R. (1999). »Processes Underlying Metacognitive Judgments: Information-Based and Experience-Based Monitoring of One's Own Knowledge«, in Chaiken, S., & Trope, Y. (Eds.), *Dual-process Theories in Social Psychology*. New York: The Guildford Press, 483–502.

Kübler-Ross, E. (1989). *Leben und Sterben: Ein Vortrag* (Tonbandmitschnitt). Telfs: Audiotex.

Lehrer, J. (2009). *The Decisive Moment: How the Brain Makes up its Mind*. Edinburgh: Canongate Books, 102–104.

Leubuscher, R. (1848). »Wiederkehr des Bewußtseins vor dem Tode einer Blödsinnigen«, in *Medicinische Zeitung von dem Verein für Heilkunde in Preussen*, 48.

Lim, C. Y., Park, J. Y., Kim, D. Y., Yoo, K. D., Kim, H. J., Kim, Y., & Shin, S. J. (2018). »Terminal Lucidity in the Teaching Hospital Setting«, in *Death Studies*, 44(5), 285–291.

Lindley, D. (2020). »Response to Robert Lanza«, in *USA Today*. Abgerufen auf: http://www.usatoday.com/tech/science/2007-03-09-lanzaresponse_N.htm (21.11.2020).

Löhr, J. (1848). »Über das Wiedererwachen des Bewusstseins kurz vor dem Tode der Irren«, in *Zeitschrift für die Staatsarzneikunde*, 55.

Lukas, E. (1988). *Rat in ratloser Zeit*. Freiburg: Herder.

Macleod, A. D. (2009). »Lightening Up before Death«, in *Palliative & Supportive Care*, 7(4), 516.

Martens, P. R. (1994). »Near-Death Experiences in Out-of-Hospital Cardiac Arrest Survivors. Meaningful Phenomena or just Fantasy of Death?«, in *Resuscitation*, 27(2), 171–175.

Mashour, G. A., Frank, L., Batthyány, A., et al. (2019). »Paradoxical Lucidity: A Potential Paradigm Shift for the Neurobiology and Treatment of Severe Dementias«, in *Alzheimer's and Dementia*, 15, 1107–1114.

Mast, B. T. (2014). *Second Forgetting: Remembering the Power of the Gospel during Alzheimer's Disease*. Grand Rapids/Michigan: Zondervan.

Mays, R. G., & Mays, S. B. (2015). »Explaining near-death experiences: Physical or non-physical causation?«, in *Journal of Near-Death Studies*, 33(3), 125–149.

Mays, R. G., & Mays, S. B. (2020). »Near-death experiences: Extended naturalism or promissory physicalism? A response to Fischer's article«, in *Journal of Consciousness Studies*, 27(11–12), 222–236.

Medawar, P. B., & Jean, S. (1997). *The Life Science: Current Ideas of Biology*. New York: HarperCollins Publishers.

Moody, R. A. (1975). *Life After Life*. New York: Mockingbird.

Munk, W. (1887). *Euthanasia: Or Medical Treatment in Aid of an Easy Death*. London: Longmans, Green and Co., 34–37.

Nahm, M. (2009). »Terminal Lucidity in People with Mental Illness and Other Mental Disability: An Overview and Implications for Possible Explanatory Models«, in *Journal of Near-Death Studies*, 28(2), 87.

Nahm, M. (2012). *Wenn die Dunkelheit ein Ende findet – Terminale Geistesklarheit und andere ungewöhnliche Phänomene in Todesnähe*. Amerang: Crotona.

Nahm, M., & Greyson, B. (2009). »Terminal Lucidity in Patients with Chronic Schizophrenia and Dementia: A Survey of the Literature«, in *The Journal of Nervous and Mental Disease*, 197(12), 942–944.

Nahm, M., Greyson, B., Kelly, E.W., & Haraldsson, E. (2012). »Terminal Lucidity: A Review and a Case Collection«, in *Archives of Gerontology and Geriatrics*, 55, 138–142.

Noyes Jr., R., & Kletti, R. (1976). »Depersonalization in the Face of Life-Threatening Danger: A Description«, in *Psychiatry*, 39(1), 19–27.

Noyes Jr., R., & Kletti, R. (1976). »Depersonalization in the Face of Life-Threatening Danger: An Interpretation«, in *OMEGA – Journal of Death and Dying*, 7(2), 103–114.

Owens, J.E., Cook, E.W., & Stevenson, I. (1990). »Features of ›Near-Death Experience‹ in Relation to whether or not Patients Were near Death«, in *The Lancet*, 336, 1175–1177.

Palmieri, A., et al. (2014). »›Reality‹ of near-death-experience memories: evidence from a psychodynamic and electrophysiological integrated study«, in *Frontiers in Human Neuroscience*, 8, 429.

Parnia, S., Waller, D.G., Yeates, R., & Fenwick, P. (2001). »A Qualitative and Quantitative Study of the Incidence, Features and Aetiology of Near-Death Experiences in Cardiac Arrest Survivors«, in *Resuscitation*, 48(2), 149–156.

Platon (1918). *Platons Ausgewählte Werke in fünf Bänden, Deutsch von Schleiermacher.* Band 4. München: Georg Müller Verlag.

Popper, K., & Eccles, J.C. (1977). *The Self and Its Brain. An Argument for Interactionism.* New York: Springer.

Provine, W. (circa 1995). Mitschrift eines öffentlichen Vortrags. New York.

Ring, K. (2022). »Miraculous Returns: Terminal Lucidity and the Work of Alexander Batthyány«, in ders., *Blogging Toward Infinity: Last Notes from the Ringdom.* Tucson: Wheatmark.

Ring, K. (2000). »Religious Wars in the NDE Movement: Some Personal Reflections on Michael Sabom's Light & Death«, in *Journal of Near-Death Studies*, 18(4), 215–244.

Ring, K., & Cooper, S. (2008). *Mindsight: Near-Death and*

Out-of-Body Experiences in the Blind. Bloomington/Indiana: iUniverse.

Ring, K., & Cooper, S. (1997). »Near-Death and Out-of-Body Experiences in the Blind: A Study of Apparent Eyeless Vision«, in *Journal of Near-Death Studies,* 16(2), 101–147.

Sabom, M. (2000). »Response to Kenneth Ring's ›Religious Wars in the NDE Movement: Some Personal Reflections on Michael Sabom's Light & Death‹«, in *Journal of Near-Death Studies,* 18(4), 245–271.

Sabom, M. (2003). »The Shadow of Death«, in *Christian Research Journal,* 26(2).

Sabom, M. B. (1982). *Recollections of Death: A Medical Investigation.* New York, NY: Harper and Row, 111–113.

Sabom, M. B. (1981). »The Near-death Experience: Myth or Reality? A Methodological Approach«, in *Anabiosis: The Journal of Near-Death Studies,* 1, 44–56.

Sanders, M. A. (2007). *Nearing Death Awareness: A Guide to the Language, Visions, and Dreams of the Dying.* London: Jessica Kingsley Publishers.

Sartori, P. (2008). *The Near-death Experiences of Hospitalized Intensive Care Patients: A Five-Year Clinical Study.* Lewiston: Edward Mellen Press.

Searle, J. R. (1993). *Die Wiederentdeckung des Geistes.* München: Artemis & Winkler.

Sherrington, C. S. (1951). *Man on His Nature.* Cambridge: Cambridge University Press.

Simmons, E. J. (1937). *Pushkin.* London: Oxford University Press.

Smart, J. C. (1980). »Religion and Science«, in *The Encyclopedia of Philosophy,* vol. 7. New York.

Smith, K. A. (2011). »Edward Jenner and the Smallpox Vaccine«, in *Frontiers in Immunology,* 2(21).

Spaemann, R. (1996). *Personen: Versuche über den Unterschied zwischen »etwas« und »jemand«.* Stuttgart: Klett-Cotta.

Stark, F.M. (1948). *Perseus in the Wind.* London: Cox & Wyman Ltd.

Swinburne, R. (2006). »Interview on Mind-Body-Dualism«, in *Science and Religion News.*

Tobias, S., & Everson, H.T. (1997). »Studying the Relationship between Affective and Metacognitive Variables«, in *Anxiety, Stress, and Coping,* 10(1), 59–81.

Tomberg, V. (2021). *The Art of the Good: On the Regeneration of Fallen Justice.* New York: Angelico Press. Deutsch: *Degeneration und Regeneration der Rechtswissenschaft.* Schriften zur Rechtslehre und Politik, Band 66, hrsg. v. Ernst von Hippel. Bonn 1946; 2. Auflage Bonn 1974: Bouvier.

Trost, M. (1983). *Friedrich Happich.* Marburg: Eigenverlag.

Turetskaia, B.E., & Romanenko, A.A. (1975). »Предсмертные ремиссии в конечных стадиях шизофрении [Agonale Remission in den terminalen Stadien der Schizophrenie]«, in *Журнал нейропатологии и психиатрии,* 75, 559–562.

Van Lommel, L. (2010). *Consciousness Beyond Life.* New York: HarperCollins. Deutsch: *Endloses Bewusstsein: Neue medizinische Fakten zur Nahtoderfahrung.* Ostfildern 2023: Patmos.

Van Lommel, P., Van Wees, R., Meyers, V., & Elfferich, I. (2017). »Near-death experience in survivors of cardiac arrest: a prospective study in the Netherlands«, in *Lancet,* 91–97.

Vik-Mo, A.O., Giil, L.M., Borda, M.G., Ballard, C., & Aarsland, D. (2020). »The Individual Course of Neuropsychiatric Symptoms in People with Alzheimer's and Lewy Body Dementia: 12-Year Longitudinal Cohort Study«, in *The British Journal of Psychiatry,* 216(1), 43–48.

Whitrow, M. (1990). »Wagner-Jauregg and Fever Therapy«, in *Medical History,* 34(3), 294–310.

Wittneben, W. (1934). »Erziehung, Behandlung und Pflege Geistesschwacher«, in *Geisteskrankenpflege,* 38.

Wooten-Green, R. (2001). *When the Dying Speak: How to*

Listen to and Learn from Those Facing Death. Chicago: Loyola.

Zaleski, C. (1988). *Otherworld Journeys: Accounts of Near-death Experience in Medieval and Modern Times*. Oxford: Oxford University Press.

ANMERKUNGEN

Teil I

1 G. A. Mashour, L. Frank, A. Batthyány et al.: »Paradoxical Lucidity: A Potential Paradigm Shift for the Neurobiology and Treatment of Severe Dementias«, in: *Alzheimer's and Dementia* 15, 2019, S. 1107–1114.

2 K. Ring: »Miraculous Returns: Terminal Lucidity and the Work of Alexander Batthyány«, in: Ders.: *Blogging Toward Infinity: Last Notes from the Ringdom.* Wheatmark, Tucson 2022.

3 B. Greyson: *After: A Doctor Explores What Near-Death Experiences Reveal about Life and Beyond.* Random House, New York 2021. Deutsch: *Nahtod – Grenzerfahrungen zwischen den Welten.* Ansata, München 2021.

4 Es war Michael Nahm, der den Begriff der *terminalen Geistesklarheit* prägte. Manchmal wird das Phänomen auch als »the final goodbye« (»letzter Abschied«), »the last hurrah« (»letztes Sich-Aufbäumen«) oder »end of life rally« (»allerletzte Zusammenkunft«) bezeichnet.

5 A. Batthyány (2020). *Zur Psychologie einer Grundangst. Über abwehrende und existentielle Zugänge zum eigenen Tod.* München: Alber, S. 9.

6 B. T. Mast: *Second Forgetting: Remembering the Power of the Gospel during Alzheimer's Disease.* Zondervan, Grand Rapids/Michigan 2014, S. 9.

7 *Platons Ausgewählte Werke in fünf Bänden, Deutsch von Schleiermacher.* Band 4: *Phaidon [107].* Georg Müller Verlag, München 1918.

8 *Platons Ausgewählte Werke in fünf Bänden, Deutsch von Schleiermacher.* Band 4: *Phaidon [115].* Georg Müller Verlag, München 1918.

9 Englisch *Decade of the Brain*; eine von der US-Regierung unter G. H. Bush ins Leben gerufene, von 1990 bis 1999 bestehende Initiative zur Intensivierung der neurowissenschaftlichen Forschung (Anm. d. Übers.).

10 S. Begley: »Of Voodoo and the Brain«, in: *Newsweek* VLIII, no. 25, 2009.

11 Valentin Tomberg: *The Art of the Good: On the Regeneration of Fallen Justice*. Angelico Press, New York 2021. Deutsch: *Degeneration und Regeneration der Rechtswissenschaft*. Schriften zur Rechtslehre und Politik, Band 66, hrsg. v. Ernst von Hippel, Bonn 1946. 2. Auflage Bouvier, Bonn 1974.

12 K. R. Popper & J. C. Eccles: *The Self and Its Brain. An Argument for Interactionism*. Springer, New York 1977. Deutsch: *Das Ich und sein Gehirn*. Piper, München 1982.

13 J. C. Eccles: *How the Self Controls Its Brain*. Springer, New York 1994. Deutsch: *Wie das Selbst sein Gehirn steuert*. Piper, München 1996.

14 J. Lehrer: *The Decisive Moment: How the Brain Makes up its Mind*. Canongate Books, Edinburgh 2009, S. 102–104.

15 J. J. C. Smart: »Religion and Science«, in: *The Encyclopedia of Philosophy*, vol. 7, Academia, New York 1980, S. 161.

16 P. Edwards: *Reincarnation: A Critical Investigation*. Prometheus Books, Buffalo, NY, 2001, S. 286.

17 V. Crabtree: *Emotions Without Souls: How Biochemistry and Neurology Account for Feelings*. Arbeitspapier, 1996.

18 F. Crick: *The Astonishing Hypothesis: The Scientific Search for the Soul*. Simon and Schuster, New York 1994, S. 1 f. Deutsch: *Was die Seele wirklich ist: Die naturwissenschaftliche Erforschung des Bewusstseins*. Cornelsen, Berlin 1994.

19 W. Provine. Mitschrift eines öffentlichen Vortrags, ca. 1995.

20 Louie Savva: Offener Brief an Susan Blackmore (2006). Der offene Brief ist auf Savvas Website EverythingIsPointless.com nicht mehr verfügbar, kann aber unter folgender Adresse abgerufen werden: https://web.archive.org/web/20110923061215/

http://www.everythingispointless.com/2006/11/conversation-with-susan-blackmore.html

21 M. Nahm: *Wenn die Dunkelheit ein Ende findet – Terminale Geistesklarheit und andere ungewöhnliche Phänomene in Todesnähe.* Crotona, Amerang 2012; M. Nahm et al.: »Terminal Lucidity: A Review and a Case Collection«, in: *Archives of Gerontology and Geriatrics* 55, no. 1, 2012, S. 138–142; M. Nahm: »Terminal Lucidity in People with Mental Illness and Other Mental Disability: An Overview and Implications for Possible Explanatory Models«, in: *Journal of Near-Death Studies* 28, no. 2, 2009, S. 87.

22 O. Bloch: *Vom Tode. Eine gemeinverständliche Darstellung von Oscar Bloch.* Juncker, Berlin 1903, S. 545 f.; zit. nach M. Nahm: *Wenn die Dunkelheit ein Ende findet – Terminale Geistesklarheit und andere ungewöhnliche Phänomene in Todesnähe.* Crotona, Amerang 2012, S. 13.

23 G. A. Mashour, L. Frank, A. Batthyány et al.: »Paradoxical Lucidity: A Potential Paradigm Shift for the Neurobiology and Treatment of Severe Dementias«, in: *Alzheimer's and Dementia* 15, 2019, S. 1107–1114.

24 M. Nahm: *Wenn die Dunkelheit ein Ende findet – Terminale Geistesklarheit und andere ungewöhnliche Phänomene in Todesnähe.* Crotona, Amerang 2012, S. 35.

25 Zit. nach J. Löhr: »Über das Wiedererwachen des Bewusstseins kurz vor dem Tode der Irren«, in: *Zeitschrift für die Staatsarzneikunde* 55, 1848, S. 266 f.

26 R. Leubuscher: »Wiederkehr des Bewußtseins vor dem Tode einer Blödsinnigen«, in: *Medicinische Zeitung von dem Verein für Heilkunde in Preussen* 48, 1848, S. 227; zit. nach M. Nahm: *Wenn die Dunkelheit ein Ende findet – Terminale Geistesklarheit und andere ungewöhnliche Phänomene in Todesnähe.* Crotona, Amerang 2012, S. 35 f.

27 R. Leubuscher: »Wiederkehr des Bewußtseins vor dem Tode einer Blödsinnigen«, in: *Medicinische Zeitung von dem Verein für Heilkunde in Preussen* 48, 1848, S. 228; zit. nach M. Nahm:

Wenn die Dunkelheit ein Ende findet – Terminale Geistesklarheit und andere ungewöhnliche Phänomene in Todesnähe. Crotona, Amerang 2012, S. 36.

28 M. Nahm & B. Greyson: »The Death of Anna Katharina Ehmer: A Case Study in Terminal Lucidity«, in: *OMEGA – Journal of Death and Dying* 68, no. 1, 2014, S. 77–87.

29 R. Happich, zit. nach M. Nahm: *Wenn die Dunkelheit ein Ende findet – Terminale Geistesklarheit und andere ungewöhnliche Phänomene in Todesnähe.* Crotona, Amerang 2012, S. 61.

30 W. Wittneben: »Erziehung, Behandlung und Pflege Geistesschwacher«, in: *Geisteskrankenpflege* 38, 1934, S. 153; zit. nach M. Nahm: *Wenn die Dunkelheit ein Ende findet – Terminale Geistesklarheit und andere ungewöhnliche Phänomene in Todesnähe.* Crotona, Amerang 2012, S. 63.

31 R. Happich, zit. nach M. Nahm: *Wenn die Dunkelheit ein Ende findet – Terminale Geistesklarheit und andere ungewöhnliche Phänomene in Todesnähe.* Crotona, Amerang 2012, S. 63 f.

32 M. Nahm & B. Greyson: »Terminal Lucidity in Patients with Chronic Schizophrenia and Dementia: A Survey of the Literature«, in: *The Journal of Nervous and Mental Disease* 197, no. 12, 2009, S. 942–944; M. Nahm: »Terminal Lucidity in People with Mental Illness and Other Mental Disability: An Overview and Implications for Possible Explanatory Models«, in: *Journal of Near-Death Studies* 28, no. 2, 2009, S. 87.

33 A. S. Macleod: »Lightening Up before Death«, in: *Palliative & Supportive Care* 7, no. 4, 2009, S. 513.

34 E. J. Simmons: *Pushkin.* Oxford University Press, London 1937, S. 422.

35 M. Nahm et al.: »Terminal Lucidity: A Review and a Case Collection«, in: *Archives of Gerontology and Geriatrics* 55, 2012, S. 138–142.

36 S. Brayne, H. Lovelace & P. Fenwick: »End-of-life Experiences and the Dying Process in a Gloucestershire Nursing Home as Reported by Nurses and Care Assistants«, in: *American Jour-*

nal of Hospice and Palliative Medicine 25, no. 3, 2008, S. 195–206.

37 A. S. Macleod: »Lightening Up before Death«, in: *Palliative & Supportive Care* 7, no. 4, 2009, S. 513–516.

38 E. Jenner: »On the Origin of the Vaccine Inoculation«, in: *The Medical and Physical Journal* 5, no. 28, 1801, S. 505; K. A. Smith: »Edward Jenner and the Smallpox Vaccine«, in: *Frontiers in Immunology* 2, no. 21, 2011.

39 J. Bering: »One Last Goodbye: The Strange Case of Terminal Lucidity«, in: *Scientific American Blog*, November 2014.

40 V. E. Frankl: *Das Leiden am sinnlosen Leben. Psychotherapie für heute.* Herder, Freiburg 2013; V. E. Frankl: »The Spiritual Dimension in Existential Analysis and Logotherapy«, in: *Journal of Individual Psychology* 15, no. 2, 1959, S. 157.

41 V. E. Frankl: *Der unbedingte Mensch. Metaklinische Vorlesungen.* Viktor-Frankl-Archive, Wien 1949.

42 E. Kübler-Ross: *Leben und Sterben: Ein Vortrag* (Tonbandmitschnitt). Audiotex, Telfs 1989.

43 A. S. Macleod: »Lightening Up before Death«, in: *Palliative & Supportive Care* 7, no. 4, 2009, S. 513–516.

Teil II

1 R. G. Mays & S. B. Mays: »Explaining Near-Death Experiences: Physical or Non-Physical Causation?«, in: *Journal of Near-Death Studies* 33, no. 3, 2015, S. 125–149; R. G. Mays & S. B. Mays: »Near-Death Experiences: Extended Naturalism or Promissory Physicalism? A Response to Fischer's Article«, in: *Journal of Consciousness Studies* 27, no. 11–12, 2020, S. 222–236.

2 R. A. Moody: *Life After Life.* Rider, London 2001. Deutsch: *Leben nach dem Tod – Die Erforschung einer unerklärlichen Erfahrung.* Rowohlt, Reinbek 2001.

3 R. Wooten-Green: *When the Dying Speak: How to Listen to*

and Learn from Those Facing Death. Loyola, Chicago 2001, S. 119. Den Hinweis auf diesen Fall und das ausgezeichnete Buch von Ron Wooten-Green verdanke ich Michael Nahm, der ihn in seinem Buch zitiert.

4 A. Batthyány & B. Greyson: »Spontaneous Remission of Dementia before Death: Results from a Study on Paradoxical Lucidity«, in: *Psychology of Consciousness: Theory, Research, and Practice* (2020).

5 A. O. Vik-Mo et al.: »The Individual Course of Neuropsychiatric Symptoms in People with Alzheimer's and Lewy Body Dementia: 12-year Longitudinal Cohort Study«, in: *The British Journal of Psychiatry* 216, no. 1, 2020, S. 43–48.

6 B. E. Turetskaia und A. A. Romanenko: »Predsmertnye remissii v konechnykh sostoianiiakh shizofrenii [Agonal remission in the terminal stages of schizophrenia]«, in: *Journal of Neuropathology and Psychiatry* 75, 1975, S. 559–562.

7 P. Fenwick & S. Brayne: »End-of-life Experiences: Reaching Out for Compassion, Communication, and Connection-Meaning of Deathbed Visions and Coincidences«, in: *American Journal of Hospice and Palliative Medicine* 28, 2011, S. 7–15; P. Fenwick, H. Lovelace & S. Brayne: »Comfort for the Dying: Five-year Retrospective and One-year Prospective Studies of End-of-life Experiences«, in: *Archives of Gerontology and Geriatrics* 51, 2010, S. 173–179.

8 Diesen Hinweis verdanke ich Ron Wooten-Green, dessen Buch *When the Dying Speak* ich allen, die sich für die Kommunikation mit Sterbenden interessieren und denen es zumal darum geht, ihnen zuzuhören und von ihnen zu lernen, wärmstens empfehlen möchte.

9 M. A. Sanders: *Nearing Death Awareness: A Guide to the Language, Visions, and Dreams of the Dying.* Jessica Kingsley Publishers, London 2007, S. 27.

10 A. S. Macleod: »Lightening Up before Death«, in: *Palliative & Supportive Care* 7, no. 4, 2009, S. 516.

11 Lim, C. Y.; Park, J. Y.; Yoo, K. D.; Kim, H. J.; Kim, Y. & Shin, S. J. (2018). »Terminal lucidity in the teaching hospital setting«, in: *Death Studies*.

12 P. Fenwick & S. Brayne: »End-of-life Experiences: Reaching Out for Compassion, Communication, and Connection-Meaning of Deathbed Visions and Coincidences«, in: *American Journal of Hospice and Palliative Medicine* 28, 2011, S. 7–15.

Teil III

1 William Munk: *Euthanasia: or Medical Treatment in Aid of an Easy Death*. Longmans, Green and Co., London 1887, S. 34–37.

2 Happich 1932, zit. nach M. Trost: *Friedrich Happich*. Eigenverlag, Marburg 1983, S. 9.

3 W. James: »Address of the President before the Society for Psychical Research«, in: *Science* 3, no. 77, 1896, S. 881–888.

4 P. F. Cunningham: »Are Religious Experiences Really Localized within the Brain? The Promises, Challenges, and Prospects of Neurotheology«, in: *The Journal of Mind and Behavior* 2011, S. 223–249.

5 G. A. Mashour, L. Frank, A. Batthyány et al.: »Paradoxical Lucidity: A Potential Paradigm Shift for the Neurobiology and Treatment of Severe Dementias«, in: *Alzheimer's and Dementia* 15, 2019, S. 1107–1114.

6 B. Greyson (Podiumsdiskussion): »Beyond the Mind-Body Problem: New Paradigms in the Science of Consciousness«. United Nations, New York (11. September 2008).

7 R. Noyes Jr. & R. Kletti: »Depersonalization in the Face of Life-Threatening Danger: A Description«, in: *Psychiatry* 39, no. 1, 1976, S. 19–27; R. Noyes Jr. & R. Kletti: »Depersonalization in the Face of Life-Threatening Danger: An Interpretation«, in: *OMEGA – Journal of Death and Dying* 7, no. 2, 1976, S. 103–114; G. Carruthers: »Confabulation or Experience?

Implications of Out-of-Body Experiences for Theories of Consciousness«, in: *Theory & Psychology* 28, no. 1, 2018, S. 122–140; P. R. Martens: »Near-Death Experiences in Out-of-Hospital Cardiac Arrest Survivors: Meaningful Phenomena or Just Fantasy of Death?«, in: *Resuscitation* 27, no. 2, 1994, S. 171–175.

8 M. Cox-Chapman: *The Case for Heaven: Near-Death Experiences as Evidence of the Afterlife*. Putnam, New York 1995. Deutsch: *Begegnungen im Himmel – Beweise für ein Leben nach dem Tod*. Ullstein, Berlin 1997.

9 B. Greyson: »Implications of Near-Death Experiences for a Post-Materialist Psychology«, in: *Psychology of Religion and Spirituality* 2, 2010, S. 37–45.

10 C. Agrillo: »Near-Death Experience: Out-of-body and Out-of-brain?«, in: *Review of General Psychology* Vol. 15, no. 1, 2011, S. 1–10.

11 Ebenda S. 37.

12 B. Greyson: »Consistency of near-death experience accounts over two decades: Are reports embellished over time?«, in: *Resuscitation* 73 (3), 2007, S. 407–411; A. Palmieri et al.: »›Reality‹ of near-death-experience memories: evidence from a psychodynamic and electrophysiological integrated study«, in: *Frontiers in Human Neuroscience* 8, 2014, S. 429.

13 M. Sabom: »The Shadow of Death«, in: *Christian Research Journal* 26, no. 2, 2003; vgl. auch M. Sabom: »The Near-Death Experience: Myth or Reality? A Methodological Approach«, in: *Anabiosis: The Journal of Near-Death Studies* 1, 1981, S. 44–56.

14 Ebenda.

15 P. Sartori: *The Near-death Experiences of Hospitalized Intensive Care Patients: A Five-Year Clinical Study*. Edward Mellen Press, Lewiston 2008.

16 E. W. Kelly, B. Greyson & I. Stevenson: »Can Experiences Near Death Furnish Evidence of Life After Death?«, in: *OMEGA – Journal of Death and Dying* 40, no. 4, 2000, S. 513–519.

17 J. M. Holden: »Veridical Perception in Near-Death Experiences«, in: J. M. Holden, B. Greyson & D. James (Hrsg.): *The Handbook of Near-Death Experiences: Thirty Years of Investigation*. Bloomsbury, London 2009, S. 185–211.

18 K. Ring & S. Cooper: »Near-Death and Out-of-Body Experiences in the Blind: A Study of Apparent Eyeless Vision«, in: *Journal of Near-Death Studies* 16, no. 2, 1997, S. 101–147; K. Ring & S. Cooper: *Mindsight: Near-Death and Out-of-Body Experiences in the Blind*. iUniverse, Bloomington/Indiana 2008. Deutsch: *Wenn Blinde sehen – MINDSIGHT: Nahtoderfahrungen von Blinden*. Verlag Santiago, Goch 2011.

19 M. Nahm: *Wenn die Dunkelheit ein Ende findet – Terminale Geistesklarheit und andere ungewöhnliche Phänomene in Todesnähe*. Crotona, Amerang 2012, S. 184.

20 N. M. Dudukovic, E. J. Marsh & B. Tversky: »Telling a Story or Telling it Straight: The Effects of Entertaining Versus Accurate Retellings on Memory«, in: *Applied Cognitive Psychology* 18, no. 2, 2004, S. 125–143.

21 K. Ring: »Religious Wars in the NDE Movement: Some Personal Reflections on Michael Sabom's Light & Death«, in: *Journal of Near-Death Studies* 18, no. 4, 2000, S. 215–244; A. S. Gibson: »Religious Wars or Healthy Competition in the NDE Movement?«, in: *Journal of Near-Death Studies* 18, no. 4, 2000, S. 273–276; M. Sabom: »Response to Kenneth Ring's ›Religious Wars in the NDE Movement: Some Personal Reflections on Michael Sabom's Light & Death‹«, in: *Journal of Near-Death Studies* 18, no. 4, 2000, S. 245–271.

22 E. W. Kelly, B. Greyson & E. F. Kelly: »Unusual Experiences Near Death and Related Phenomena«, in: E. F. Kelly et al.: *Irreducible Mind*. Rowman & Littlefield, Lanham, MD, 2007, S. 386.

23 J. E. Owens, E. W. Cook & I. Stevenson: »Features of ›Near-death Experience‹ in Relation to whether or not Patients Were Near Death«, in: *The Lancet* 336, 1990, S. 1175–1177.

24 A. Batthyány: »Complex Visual Imagery and Cognition Du-

ring Near-Death Experiences«, in: *Journal of Near-Death Studies* 34, no. 2, 2015, S. 65–83.

25 S. Tobias & H. T. Everson: »Studying the Relationship between Affective and Metacognitive Variables«, in: *Anxiety, Stress, and Coping* 10, no. 1, 1997, S. 59–81; A. Koriat & R. Levy-Sadot: »Processes Underlying Metacognitive Judgments: Information-Based and Experience-Based Monitoring of One's Own Knowledge«, in: S. Chaiken & Y. Trope (Hrsg.): *Dual-process Theories in Social Psychology*. The Guildford Press, New York 1999, S. 483–502.

26 W. James: »Subjective Effects of Nitrous Oxide«, in: *Collected Essays and Reviews*. Longmans, Green and Company, London 1920.

27 Ebenda.

28 A. C. Elitzur: »Consciousness can no more be ignored«, in: *Journal of Consciousness Studies* 2(4), 1995, S. 353–357.

29 A. Huxley: *The Doors of Perception: And Heaven and Hell*. Chatto and Windus, London 1954. Deutsch: *Die Pforten der Wahrnehmung / Himmel und Hölle: Erfahrungen mit Drogen*. Piper, München 1970.

30 J. C. Hampe (1975). *Sterben ist doch ganz anders: Erfahrungen mit dem eigenen Tod*. München: Kreuz Verlag, S. 123.

31 Einige Kollegen – so etwa Richard Swinburne (Univ. of Oxford), John C. Eccles (Univ. Oxford und Melbourne), John Beloff (Univ. Edinburgh), Charles Taliaferro (St. Olaf College), Daniel N. Robinson (Univ. of Georgetown), William Hasker (Univ. Edinburgh), Uwe Meixner (Univ. Regensburg), Geoffrey Madell (Univ. Edinburgh), John Foster (Univ. of Oxford), Mark C. Baker (Rutgers Univ.), Stewart Goetz (Ursinus College), Dean Zimmermann (Rutgers Univ.) und andere – haben an komplexen dualistischen oder anderweitig nicht-materialistischen Theorien des bewussten Geistes gearbeitet bzw. arbeiten noch daran, und ich möchte interessierte Leser an diese Autoren verweisen.

Teil IV

1 J. C. Eccles: *The Human Psyche: The Gifford Lectures, University of Edinburgh 1978–1979*. Springer Science, New York 2012. Deutsch: *Die Psyche des Menschen. Die Gifford Lectures an der Universität von Edinburgh 1978–1979*. Piper, München 1985.

2 Viktor E. Frankl: … *Trotzdem Ja zum Leben sagen: Ein Psychologe erlebt das Konzentrationslager.* Gesammelte Werke, Band 1, hrsg. von Alexander Batthyány, Karlheinz Biller & Eugenio Fizotti. Böhlau, Wien 2005, S. 112.

3 Louie Savva: Offener Brief an Susan Blackmore (2006).

4 D. Lindley: »Response to Robert Lanza«, abrufbar unter: http://www.usatoday.com/tech/science/2007-03-09-lanza-response_N.htm

5 A. Batthyány und Elisabeth Lukas (2023). *Die Welt ist nicht heil, aber heilbar.* Innsbruck: Tyrolia, S. 7.

6 Ebenda.

7 A. Batthyány: *Die Überwindung der Gleichgültigkeit. Sinnfindung in einer Zeit des Wandels.* Kösel, München 2017, S. 36.

REGISTER